全国高等医药院校教材配套用书

轻松记忆"三点"丛书

U0297267

诊断学速记

（第3版）

阿虎医考研究组　编

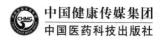

中国健康传媒集团

中国医药科技出版社

内容提要

本书是"轻松记忆'三点'丛书"之一，根据全国高等教育五年制临床医学专业教学大纲和执业医师考试大纲编写而成。本书为全国高等教育五年制临床医学专业教材《诊断学》的配套辅导用书。内容共分8篇，涉及常见症状、问诊、体格检查、实验诊断等，重点突出、条理清晰、切中要点又充分保留了学科系统的完整性，重点、难点和考点一一呈现，章末的"小结速览"高度概括本章的主要内容。

本书是各院校五年制医学生专业知识复习、记忆和应考的必备辅导书，同时也可作为执业医师考试的备考用书。

图书在版编目（CIP）数据

诊断学速记／阿虎医考研究组编. —3 版 . —北京：中国医药科技出版社，2020.3
（轻松记忆"三点"丛书）
ISBN 978 - 7 - 5214 - 1542 - 1

Ⅰ.①诊… Ⅱ.①阿… Ⅲ.①诊断学—医学院校—教学参考资料 Ⅳ.①R44

中国版本图书馆 CIP 数据核字（2020）第 020902 号

美术编辑 陈君杞
版式设计 南博文化

出版 **中国健康传媒集团** | 中国医药科技出版社
地址 北京市海淀区文慧园北路甲 22 号
邮编 100082
电话 发行：010 - 62227427 邮购：010 - 62236938
网址 www.cmstp.com
规格 787×1092mm ⅟₃₂
印张 15⅝
字数 314 千字
初版 2010 年 4 月第 1 版
版次 2020 年 3 月第 3 版
印次 2022 年 4 月第 2 次印刷
印刷 北京市密东印刷有限公司
经销 全国各地新华书店
书号 ISBN 978 - 7 - 5214 - 1542 - 1
定价 **48.00 元**

获取新书信息、投稿、为图书纠错，请扫码联系我们。

出 版 说 明

轻松记忆"三点"丛书自2010年出版以来，得到广大读者的一致好评。应读者要求，我们进行了第三次修订，以更加利于读者对医学知识"重点、难点、考点"的掌握。

为满足普通高等教育五年制临床医学专业学生考研、期末复习和参加工作后执业医师应考需要，针对医学知识难懂、难记、难背的特点，本丛书编者收集、整理中国协和医科大学、北京大学医学部、中国医科大学、中山大学中山医学院、华中科技大学同济医学院等国内知名院校优秀本科、硕士（博士）研究生的学习笔记和学习心得，在前两版的基础上对丛书内容进一步优化完成编写。

本丛书依据普通高等教育本科临床医学专业教学大纲编写而成，有利于学生对医学知识的全面把握；编写章节顺序安排与相关教材呼应，符合教学规律；对专业知识进行梳理，内容简洁精要，既保留学科系统的完整性又切中要点，重点突出；引入"重点、难点、考点"模块，让学生能够快速理解和记忆教材内容与要点，"小结速览"模块能够加深和强化记忆，方便学生记忆应考。

我们鼓励广大读者将本丛书内容同自己正在进行的课程学习相结合，充分了解自己学习的得失，相互比较，互通有无。相信经过努力，必定会有更多的医学生能亲身感受到收获知识果实的甜美和取得成功的喜悦。

本丛书是学生课前预习、课后复习识记的随身宝典，可供普通高等教育五年制临床医学专业本科、专科学生学习使用，也可作为参加医学研究生入学考试、国家执业医师资格考试备考的复习用书。

中国医药科技出版社

2020 年 1 月

前言
QIANYAN

诊断学是一门研究如何运用诊断疾病的理论、知识、技能和诊断思维对患者提出诊断的学科。主要学习内容包括病史采集、交流与沟通基本技能、常见症状、体格检查、常见体征和实验室检查等，是临床各科的入门和基础，是从基础医学过渡到临床医学的桥梁。

诊断学的知识思维逻辑性强，需要掌握的内容也相应较多。因此，本书是根据全国高等教育五年制临床医学专业教学大纲和执业医师资格考试大纲的要求，在保持系统性和实用性的基础上精心编写而成，保留了读者必须掌握的临床基本技能，力求做到重点突出、条理清晰。

本书按章节编写，每章的开篇都先对重点、考点和难点进行点拨，以表格的形式呈现，提纲挈领。如体格检查这一章节，胸部检查肺和胸膜是重点部分，心脏检查是难点部分，呼吸系统、循环系统常见疾病的症状和体征是常见考点，这样使读者的学习目标清晰明了。

在每章的末尾部分，巧妙设计导图小结，使读者在完成整章的学习基础上对思路进行简单梳理，如腹部检查，对腹部的视、听、叩、触等知识点进行简单总结，便于读者再次复习和加深记忆。

诊断学是连接基础和临床学科的重要桥梁学科之一，是培养学生学习、掌握和应用临床基本技能的一门重要课程。本书体积小、内容精练简洁，方便您随身携带和随时学习诊断学知识，是您医学路上的必备辅导用书。总之，希望在本书的陪伴下，读者能再攀医学高峰。

编　者
2019 年 12 月

目录
MULU

第一篇　常见症状

第二篇　问　　诊

第三篇　体格检查

第四篇　实验诊断

第五篇　辅助检查

第六篇　病历书写

第七篇　诊断疾病的步骤和临床思维方法

第八篇　临床常用诊断技术

第一篇

常见症状

- ● **重点** 头痛、咯血、呼吸困难、呕血与黑便的病因。
- ○ **难点** 各型黄疸的病因、临床表现及实验室检查特点；咯血和呕血的鉴别。
- ★ **考点** 发热、头痛、胸痛、腹痛、咳嗽与咳痰、咯血、呼吸困难、水肿、恶心与呕吐、呕血与黑便、黄疸、抽搐、意识障碍的临床意义。

第一节 发 热

一、发热的定义

当机体在致热原作用下或各种原因引起体温调节中枢的功能障碍时，体温升高超过正常范围，称为发热。

二、正常体温与生理变异

1. 正常体温 正常体温一般为36～37℃。

2. 生理变异 24小时内，下午体温高于上午，剧烈运动、劳动或进餐后体温略可升高，但波动范围 <1℃。女性月经前及妊娠期可稍升高。老年人稍低于年轻人。

三、发生机制

1. 致热原性发热

（1）外源性致热原：多为大分子物质，不能通过血脑屏障直接作用于体温调节中枢。包括：①病原体及其产物；②炎性渗出物及无菌性坏死组织；③抗原抗体复合物；④类固醇；⑤多糖体成分及多核苷酸、淋巴细胞激活因子等。

（2）内源性致热原：为小分子物质，存在于单核细胞及巨噬细胞内。如 IL-1、TNF、IL-6 和 IFN 等。

2. 非致热原性发热

（1）体温调节中枢直接受损：颅脑外伤、出血、炎症等。

（2）引起产热过多的疾病：癫痫持续状态、甲状腺功能亢进症等。

（3）引起散热减少的疾病：广泛性皮肤病、心力衰竭等。

四、病因与分类

1. 感染性发热　各种病原体感染均可能引起。

2. 非感染性发热

（1）无菌性坏死物质的吸收：由于组织细胞坏死、组织蛋白分解及组织坏死产物的吸收，由无菌性炎症所致，亦称为吸收热。

（2）变态反应性疾病：如风湿热、血清病、药物热、溶血反应等。

（3）内分泌与代谢疾病：如甲状腺功能亢进症等。

（4）皮肤散热减少：由广泛性皮炎、鱼鳞癣及慢性心衰等引起，一般为低热。

（5）体温调节中枢功能失常：直接损害体温调节中枢，使体温调定点上移后发出调节冲动所致，称为中枢性发热。见于中暑、安眠药中毒、脑出血、脑震荡、颅骨骨折等。特点是高热无汗。

（6）自主神经功能紊乱。

（7）血液病：如白血病、淋巴瘤、恶性组织细胞病等。

（8）恶性肿瘤：各种恶性肿瘤均有可能出现发热。

五、临床表现

1. 发热的分度

以口腔温度为标准，按发热的高低可分为：

（1）低热：37.3~38℃

（2）中等度热：38.1~39℃

（3）高热：39.1~41℃

（4）超高热：41℃以上

2. 发热的临床过程及特点

（1）体温上升期：体温上升期常有疲乏无力、肌肉酸痛、皮肤苍白、畏寒或寒战等现象。体温上升有两种方式：

①骤升型：体温在几小时内达39~40℃或以上，常伴有寒战。

②缓升型：体温逐渐上升在数日内达高峰，多不伴寒战。

（2）高热期：是指体温上升达高峰之后保持一定时间，持续时间的长短可因病因不同而有差异。

（3）体温下降期：由于病因的消除，致热原的作用逐渐减弱或消失，体温中枢的体温调定点逐渐降至正常水平，产热相对减少，散热大于产热，使体温降至正常水平。此期表现为出汗多，皮肤潮湿。体温下降有两种方式：

①骤降：指体温于数小时内迅速下降至正常，有时可略低于正常，常伴有大汗淋漓。常见于疟疾、急性肾盂肾炎、大叶性肺炎及输液反应等。

②渐降：指体温在数天内逐渐降至正常，如伤寒、风湿热等。

六、热型及临床意义

1. 热型的定义
发热患者在不同时间测得的体温数值分别

记录在体温单上，将各体温数值点连接起来成体温曲线，该曲线的不同形态称为热型。

2. 常见热型

（1）稽留热：是指体温恒定地维持在 39～40℃以上的高水平，达数天或数周，24 小时内体温波动范围不超过 1℃。常见于大叶性肺炎、斑疹伤寒及伤寒高热期。

（2）弛张热：又称败血症热型。体温常在 39℃以上，波动幅度大，24 小时内波动范围超过 2℃，但都在正常水平以上。常见于败血症、风湿热等。

（3）间歇热：体温骤升达高峰后持续数小时，又迅速降至正常水平，无热期（间歇期）可持续 1 天至数天，如此高热期与无热期反复交替出现。常见于疟疾、急性肾盂肾炎等。

（4）波状热：体温逐渐上升达 39℃或以上，数天后又逐渐下降至正常水平，持续数天后又逐渐升高，如此反复多次。常见于布鲁氏菌病。

（5）回归热：体温急骤上升至 39℃或以上，持续数天后又骤然下降至正常水平。高热期与无热期各持续若干天后规律性交替一次。可见于回归热、霍奇金淋巴瘤等。

（6）不规则热：发热的体温曲线无一定规律，可见于结核病、风湿热、支气管肺炎、渗出性胸膜炎等。

七、伴随症状

伴寒战、结膜充血、单纯疱疹、淋巴结肿大、肝脾大、出血、关节肿痛、皮疹、昏迷等。

第二节　皮肤黏膜出血

皮肤黏膜出血因机体止凝血机制障碍引起，以全身性或局限性皮肤黏膜自发性出血或损伤后难以止血为临床特征。

一、病因与发生机制

（一）血管壁功能异常

1. 遗传性出血性毛细血管扩张症、血管性假性血友病。

2. 过敏性紫癜、单纯性紫癜、老年性紫癜及机械性紫癜等。

3. 严重感染、化学物质或药物中毒及代谢障碍、维生素 C 或维生素 PP 缺乏、尿毒症、动脉硬化等。

（二）血小板异常

1. 血小板减少

（1）血小板生成减少：再生障碍性贫血、白血病、感染、药物性抑制等。

（2）血小板破坏过多：特发性血小板减少性紫癜、药物免疫性血小板减少性紫癜。

（3）血小板消耗过多：血栓性血小板减少性紫癜、DIC。

2. 血小板增多

（1）原发性：原发性血小板增多症。

（2）继发性：慢性粒细胞白血病、脾切除后、感染、创伤等。

3. 血小板功能异常

（1）遗传性：血小板无力症等。

（2）继发性：药物、尿毒症、肝病、异常球蛋白血症等。

（三）凝血功能障碍

（1）遗传性：血友病、低纤维蛋白原血症、凝血酶原缺乏症、低凝血酶原血症、凝血因子缺乏症等。

（2）继发性：严重肝病、尿毒症、维生素 K 缺乏等。

（3）循环血液中抗凝物质增多或纤溶亢进：异常蛋白血症、类肝素抗凝物质增多、抗凝药物治疗过量、原发性纤溶或弥散性血管内凝血所致的继发性纤溶等。

二、临床表现

1. 血管壁功能异常引起的出血　特点为皮肤、黏膜的瘀点、瘀斑，表现为血液淤积于皮肤或黏膜下，形成红色或暗红色斑，压之不褪色。以出血面积大小可分为：① <2mm 瘀点。②3～5mm 紫癜。③>5mm 瘀斑。片状出血伴有皮肤显著隆起称为血肿。

2. 凝血功能障碍引起的出血　常表现有内脏、肌肉出血或软组织血肿，亦常有关节腔出血，且常有家族史或肝脏病史。

三、伴随症状

1. 四肢对称性紫癜伴有关节痛及腹痛、血尿者，见于过敏性紫癜。

2. 紫癜伴有广泛性出血，见于血小板减少性紫癜、弥散性血管内凝血。

3. 紫癜伴有黄疸，见于肝病。

4. 自幼有轻伤后出血不止，且有关节肿痛或畸形者，见于血友病。

第三节　水　　肿

一、水肿的定义

水肿是指人体组织间隙有过多的液体积聚使组织肿胀。水肿可分为全身性与局部性。当液体在体内组织间隙呈弥漫性分布时呈全身性水肿（常为凹陷性）；液体积聚在局部组织间隙时呈局部水肿；发生于体腔内时称积液，如胸腔积液、腹腔积液、心包积液。水肿这一术语，不包括内脏器官局部的水肿，如脑水肿、肺水肿等。

二、发生机制

毛细血管滤过压 =（毛细血管压 + 组织胶体渗透压）－（血浆胶体渗透压 + 组织压）。当维持体液平衡的因素发生障碍从而导致组织间液的生成大于回吸收时，则可产生水肿。产生水肿的机制：

1. 毛细血管血流动力学改变　①毛细血管内静水压增加。②血浆胶体渗透压降低。③组织液胶体渗透压增高。④组织间隙机械压力降低。⑤毛细血管通透性增强。

2. 钠水潴留　①肾小球滤过功能降低。②肾小管对钠水的重吸收增加。

3. 静脉淋巴回流障碍

三、临床表现

1. 全身性水肿

	机制	临床特点
心源性水肿	多见于右心衰。有效循环血量减少，肾血流量减少，继发性醛固酮增多引起钠水潴留以及静脉淤血，毛细血管滤过压增高，组织液回吸收减少所致	①首先于身体下垂部位出现。颜面部一般不水肿。②为对称性、凹陷性。③常有颈静脉怒张、肝大、静脉压升高，严重时出现胸腔积液、腹腔积液等表现

	机制	临床特点
肾源性水肿	由多种因素引起肾排泄水、钠减少，导致钠水潴留，细胞外液增多，毛细血管静水压升高，引起水肿	①水肿特点是疾病早期晨起有眼睑与颜面水肿，后发展为全身水肿。②常有尿常规改变、高血压、肾功能损害的表现
肝源性水肿	门脉高压症、低蛋白血症、肝淋巴液回流障碍、继发性醛固酮增多等	主要表现为腹水，可首先出现踝部水肿，逐渐向上蔓延，而头面部及上肢常无水肿
营养不良性水肿	慢性消耗性疾病长期营养缺乏、蛋白丢失性胃肠病、重度烧伤等所致低蛋白血症或维生素 B_1 缺乏症等	①水肿发生前常有消瘦、体重减轻等表现。②皮下脂肪减少所致组织松弛，组织压降低，加重水肿。③水肿常从足部开始蔓延至全身
黏液性水肿	多见于甲状腺功能低下患者	非凹陷性水肿，颜面及下肢较明显

2. 局部性水肿

（1）炎症性水肿：见于蜂窝织炎、疖肿、痈、丹毒、高温及化学灼伤等。

（2）淋巴回流障碍性水肿：见于非特异性淋巴管炎、淋巴结切除后、丝虫病等。

（3）静脉回流障碍性水肿：见于静脉曲张、静脉血栓和血栓性静脉炎、上腔静脉阻塞综合征等。

（4）血管神经性水肿。

（5）神经源性水肿。

（6）局部黏液性水肿。

四、伴随症状

伴肝大、重度蛋白尿、心率缓慢、血压偏低、消瘦、体重减轻、呼吸困难与发绀等。

五、心源性水肿和肾源性水肿的鉴别

鉴别点	心源性水肿	肾源性水肿
开始部位	从足部开始蔓延至全身	眼睑头面部开始蔓延至全身
发展快慢	发展较缓慢	发展常迅速
水肿性质	较坚实,移动度小	软而移动度大
伴随改变	心脏增大、心脏杂音、肝大、静脉压增高	高血压、尿检改变、肾功能异常

第四节 咳嗽与咳痰

一、咳嗽与咳痰的意义

咳嗽为反射性防御动作,通过咳嗽可清除呼吸道分泌物及气道内异物。但咳嗽也有不利一面,如咳嗽使呼吸道内感染扩散,剧烈的咳嗽导致呼吸道出血,甚至诱发气胸等。若频繁的咳嗽影响工作与休息,则为病理状态。痰是气管、支气管的分泌物或肺泡内的渗出液,借助咳嗽将其排出称为咳痰。

二、临床表现

（一）咳嗽的性质

1. 干性咳嗽 咳嗽无痰或痰量极少。干咳或刺激性咳嗽常见于急性或慢性咽喉炎、喉癌、急性支气管炎初期、气管受压、支气管异物、支气管肿瘤、胸膜疾病、原发性肺动脉高压以及二尖瓣狭窄等。

2. 湿性咳嗽 咳嗽伴有咳痰，常见于慢性支气管炎、支气管扩张症、肺炎、肺脓肿和空洞型肺结核等。

（二）咳嗽的时间与规律

1. 突发性咳嗽 常由于吸入刺激性气体或异物、淋巴结或肿瘤压迫气管或支气管分叉处所引起。发作性咳嗽可见于百日咳、支气管内膜结核及变异性哮喘等。

2. 长期慢性咳嗽 多见于慢性支气管炎、支气管扩张症、肺脓肿及肺结核。

3. 夜间咳嗽 常见于左心衰竭和肺结核患者。

（三）咳嗽的音色

1. 咳嗽声嘶哑 多为声带的炎症或肿瘤压迫喉返神经所致。

2. 鸡鸣样咳嗽 表现为连续阵发性剧咳伴有高调吸气回声，多见于百日咳、会厌、喉部疾病或气管受压。

3. 金属音咳嗽 常因纵隔肿瘤、主动脉瘤或支气管癌直接压迫气管所致。

4. 咳嗽声音低微或无力 见于严重肺气肿、声带麻痹及极度衰弱者。

（四）痰的性质和痰量

1. 黏液性痰 多见于急性支气管炎、支气管哮喘及大叶性肺炎的初期，也可见于慢性支气管炎、肺结核等。

2. 浆液性痰 多见于肺水肿。

3. 脓性痰 多见于化脓性细菌性下呼吸道感染。

4. 血性痰 是由于呼吸道黏膜受侵害、损害毛细血管或血液渗入肺泡所致。

5. 恶臭痰 多提示有厌氧菌感染。

6. 铁锈色痰 是大叶性肺炎的特征。

7. 黄绿色或翠绿色痰 提示铜绿假单胞菌感染。

8. 粉红色泡沫痰 为肺水肿的特征。

9. 痰量多时静置后可出现分层现象，即上层为泡沫、中层为浆液或浆液脓性，下层为坏死物质。

三、伴随症状

伴发热、胸痛、呼吸困难、咯血、脓痰、哮鸣音、杵状指。

第五节 咯　　血

一、咯血的定义

喉及喉部以下的呼吸道任何部位的出血，经口腔咯出称为咯血。与咯血不同，呕血是指上消化道出血经口腔呕出。

二、咯血与呕血的鉴别

	咯血	呕血
病因	肺结核、支气管扩张症、肺炎、肺癌、二尖瓣狭窄等	消化性溃疡、肝硬化、急性糜烂出血性胃炎、胆道出血等
出血前症状	喉部痒感、胸闷、咳嗽等	上腹不适、恶心、呕吐等
出血方式	咳出或咯出	呕出，可为喷射状
血色	鲜红	棕黑、暗红，可鲜红
血中混有物	痰、泡沫	食物残渣、胃液

续表

	咯血	呕血
酸碱反应	碱性	酸性
黑便	多无，除非咽下血液较多	有，可为柏油样便，呕血停止后可持续数日
出血后痰的性状	常有血痰数日	无痰或痰中不带血

三、病因

1. 支气管疾病　常见有支气管扩张、支气管肺癌、支气管内膜结核和慢性支气管炎等。

2. 肺部疾病　常见有肺结核、肺炎、肺脓肿等；较少见于肺淤血、肺梗死、肺寄生虫病、肺真菌病、肺泡炎、肺含铁血黄素沉着症和肺出血肾炎综合征等。

3. 心血管疾病　较常见于二尖瓣狭窄，其次为先天性心脏病所致肺动脉高压或原发性肺动脉高压，另有肺栓塞、肺血管炎、高血压病等。

四、临床表现

1. 年龄　青壮年咯血常见于肺结核、支气管扩张症、二尖瓣狭窄等。40 岁以上有长期吸烟史（纸烟 20 支/日×20 年）者，应高度注意支气管肺癌的可能性。儿童慢性咳嗽伴少量咯血与小细胞低色素性贫血，须注意特发性含铁血黄素沉着症的可能。

2. 咯血量　100ml 以内为小量，100～500ml 为中等量，500ml 以上或一次咯血 100～500ml 为大量。

3. 颜色性状

（1）**鲜红色**：肺结核、支气管扩张症、肺脓肿和出血性疾病。

（2）铁锈色血痰：肺炎链球菌性肺炎、肺吸虫病和肺泡出血。

（3）砖红色胶冻样痰：肺炎克雷伯菌肺炎。

（4）暗红色：二尖瓣狭窄。

（5）浆液性粉红色泡沫痰：左心衰竭。

（6）黏稠暗红色血痰：肺梗死。

五、伴随症状

1. 咯血伴发热 肺结核、肺炎、肺脓肿、流行性出血热、肺出血型钩端螺旋体病、支气管肺癌等。

2. 咯血伴胸痛 肺炎链球菌性肺炎、肺结核、肺梗死、支气管肺癌等。

3. 咯血伴呛咳 支气管肺癌、支原体肺炎。

4. 咯血伴脓痰 支气管扩张、肺脓肿、空洞型肺结核继发细菌感染等。

5. 咯血伴皮肤黏膜出血 血液病、风湿病及肺出血型钩端螺旋体病和流行性出血热等。

6. 咯血伴杵状指 支气管扩张、肺脓肿、支气管肺癌等。

7. 咯血伴黄疸 注意钩端螺旋体病、肺炎链球菌性肺炎、肺梗死等。

第六节 发　绀

一、发绀的定义

发绀是指血液中还原血红蛋白增多使皮肤和黏膜呈青紫色改变的一种表现，也可称为紫绀。常发生在皮肤较薄、色素较少和毛细血管较丰富的部位。

二、发生机制

由于血液中还原血红蛋白的绝对量增加所致。当毛细血管内的还原血红蛋白超过 50g/L 时皮肤黏膜可出现发绀。

三、病因与分类

（一）血液中还原血红蛋白增加（真性发绀）

1. 中心性发绀　全身性，除四肢及颜面外也累及躯干和黏膜的皮肤，但受累部位的皮肤是温暖的。多由心、肺疾病引起呼衰、通气与换气功能障碍、肺氧合作用不足，导致 SaO_2 降低所致。分为：

（1）**肺性发绀**：常见于各种严重的呼吸系统疾病。

（2）**心性混合性发绀**：常见于发绀型先天性心脏病。

2. 周围性发绀　周围循环血流障碍所致。常出现于肢体的末端与下垂部位。皮肤是冷的，但若给予按摩或加温，使皮肤转暖，发绀可消退。可依此与中心性发绀鉴别。分为：

（1）**淤血性周围性发绀**：常见于引起体循环淤血、周围血流缓慢的疾病。

（2）**缺血性周围性发绀**：常见于引起心排出量减少的疾病和局部血流障碍性疾病。

3. 混合性发绀　中心性发绀与周围性发绀同时存在。可见于心力衰竭等。

（二）血液中存在异常血红蛋白衍生物

1. 高铁血红蛋白血症　先天性高铁血红蛋白血症是指自幼即有发绀，而无心、肺疾病及引起异常血红蛋白的其他原因。后天获得性高铁血红蛋白血症是指血中高铁血红蛋白量达到

30g/L时可出现发绀。常因苯胺、硝基苯、亚硝酸盐等中毒所致。静脉注射亚甲蓝或大量维生素 C，发绀方可消退。进食含亚硝酸盐的变质蔬菜而引起的中毒性高铁血红蛋白血症，称"肠源性青紫症"。

2. 硫化血红蛋白血症 服用某些含硫药物后，血液中硫化血红蛋白达到 5g/L 可发生。本病患者须同时有便秘或服用含硫药物在肠内形成大量硫化氢。

四、伴随症状

1. 发绀伴呼吸困难 常见于重症心、肺疾病及急性呼吸道阻塞、大量气胸等，而高铁血红蛋白血症虽有明显发绀，但一般无呼吸困难。

2. 发绀伴杵状指（趾） 提示病程较长，主要见于发绀型先天性心脏病及某些慢性肺部疾病。

3. 发绀伴意识障碍及衰竭 主要见于某些药物或化学物质中毒、休克、急性肺部感染或急性心功能衰竭等。

第七节 呼 吸 困 难

一、呼吸困难的定义

呼吸困难指患者主观感到空气不足、呼吸费力，客观上表现呼吸运动用力，严重时可出现张口呼吸、鼻翼扇动、端坐呼吸、甚至发绀、呼吸辅助肌参与呼吸运动，并且可有呼吸频率、深度、节律的改变。

二、病因

病因	常见疾病
呼吸系统疾病	①气道阻塞；②肺部疾病；③胸壁、胸廓、胸膜腔疾病；④神经肌肉疾病；⑤膈肌运动障碍
循环系统疾病	左心和（或）右心衰竭、心脏压塞、肺栓塞和肺动脉高压等
中毒	各种中毒所致，如糖尿病酮症酸中毒、吗啡类药物中毒、有机磷杀虫药中毒、氰化物中毒、亚硝酸盐中毒和急性一氧化碳中毒等
神经精神疾病	脑出血、脑外伤、脑肿瘤、脑炎等颅脑疾病引起呼吸中枢功能障碍和精神因素所致的呼吸困难，如癔病等
血液病	重度贫血、高铁血红蛋白血症、硫化血红蛋白血症等

三、发生机制及临床表现

（一）肺源性呼吸困难

呼吸系统疾病引起的通气、换气功能障碍导致缺氧和（或）二氧化碳潴留。分为三类。

类型	表现	机制	常见疾病
吸气性呼吸困难	吸气显著费力，严重者吸气时可见"三凹征"，表现为胸骨上窝、锁骨上窝和肋间隙明显四陷	呼吸肌极度用力，胸腔负压增加	喉部、气管、大支气管的狭窄与阻塞

续表

类型	表现	机制	常见疾病
呼气性呼吸困难	呼气费力、呼气缓慢、呼吸时间明显延长，常伴呼气期哮鸣音	肺泡弹性减弱和（或）小支气管的痉挛或炎症	慢性支气管炎（喘息型）、慢性阻塞性肺气肿、支气管哮喘等
混合性呼吸困难	吸气期及呼气期均感呼吸费力、呼吸频率增快、深度变浅，可伴有呼吸音异常或病理性呼吸音	肺或胸膜腔病变使肺呼吸面积减少，导致换气功能障碍	重症肺炎、重症肺结核、大面积肺梗死、弥漫性肺间质疾病、大量胸腔积液、气胸、广泛性胸膜增厚

（二）心源性呼吸困难

由于左心和（或）右心衰竭引起，尤其是左心衰竭时呼吸困难更为严重。

1. 左心衰竭　左心衰竭引起的呼吸困难特点为：①有引起左心衰竭的基础病，如风心病、高血压心脏病、冠心病等。②呈混合性呼吸困难，活动时呼吸困难出现或加重，休息时减轻或消失，卧位明显，坐位或立位时减轻。当患者病情较重时，往往被迫采取半坐位或端坐呼吸。③两肺底部或全肺出现湿啰音。④应用强心剂、利尿剂和血管扩张剂后症状随之好转。

急性左心衰竭时，常可出现夜间阵发性呼吸困难，表现为夜间睡眠中突感胸闷、气急、被迫坐起，惊恐不安。轻者数分钟至数十分钟后症状逐渐减轻、消失；重者可见端坐呼吸、面色发绀、大汗、有哮鸣音，咳浆液性粉红色泡沫痰，两肺底有较多湿性啰音，心率加快，可有奔马律。此种呼吸困难称"心源性哮喘"。左心衰竭发生机制为：①肺淤血，使气体弥散功能降低。②肺泡张力增高，刺激牵张感受器，通过迷走神经反射兴奋呼吸中枢。③肺泡弹性减退，使肺活量减少。④肺循环压力升高对呼吸中枢的反射性刺激。

2. 右心衰竭 严重右心衰时也可引起呼吸困难，临床上主要见于慢性肺源性心脏病、某些先天性心脏病或由左心衰竭发展而来。另外，也可见于各种原因所致的急性或慢性心包积液。呼吸困难程度较左心衰轻，为体循环淤血所致。其发生机制为：①右心房和上腔静脉压升高，刺激压力感受器反射性地兴奋呼吸中枢。②血氧含量减少，乳酸、丙酮酸等代谢产物增加，刺激呼吸中枢。③淤血性肝大、腹腔积液和胸腔积液，使呼吸运动受限，肺交换面积减少。

（三）中毒性呼吸困难

1. 代谢性酸中毒 多见于尿毒症、糖尿病酮症酸中毒等，患者出现深长而规则的呼吸，可伴有鼾音，称为酸中毒大呼吸（Kussmaul 呼吸）。

2. 药物中毒 如吗啡、巴比妥和有机磷杀虫药中毒，可抑制呼吸中枢引起呼吸困难。表现为呼吸缓慢、变浅伴有呼吸节律异常的改变，如 Cheyne - Stokes 呼吸（潮式呼吸）或 Biot 呼吸（间停呼吸）。

3. 化学毒物 导致机体缺氧引起呼吸困难，常见于一氧化碳中毒、亚硝酸盐和苯胺类中毒、氰化物中毒。

（四）神经精神性呼吸困难

呼吸中枢受增高的颅内压和供血减少的刺激，使呼吸变为慢而深，并常伴有呼吸节律的改变，如双吸气（抽泣样呼吸）、呼吸遏制（吸气突然停止）等。

（五）血源性呼吸困难

多由红细胞携氧量减少，血氧含量降低所致。表现为呼吸浅，心率快。常见于重度贫血、高铁血红蛋白血症、硫化血红蛋白血症、大出血或休克等。

四、伴随症状

1. 发作性呼吸困难伴哮鸣音　见于支气管哮喘、心源性哮喘；突发性重度呼吸困难见于急性喉水肿、气管异物、大面积肺栓塞、自发性气胸等。

2. 伴发热　见于肺炎、肺脓肿、肺结核、胸膜炎、急性心包炎。

3. 伴一侧胸痛　见于大叶性肺炎、急性渗出性胸膜炎、肺栓塞、自发性气胸、急性心肌梗死、支气管肺癌等。

4. 伴咳嗽、咳痰　见于慢性阻塞性肺疾病、肺炎、支气管扩张、肺脓肿等；伴大量泡沫痰可见于有机磷中毒；伴粉红色泡沫痰见于急性左心衰竭。

5. 伴意识障碍　见于脑出血、脑膜炎、糖尿病酮症酸中毒、尿毒症、肺性脑病、急性中毒、休克型肺炎等。

第八节　胸　痛

一、病因与发病机制

1. 胸壁疾病　皮下蜂窝织炎、带状疱疹、肋间神经炎、肋软骨炎、肋骨骨折、多发性骨髓瘤、急性白血病等。

2. 心血管疾病　冠心病（心绞痛、心肌梗死）、心肌病、二尖瓣或主动脉瓣病变、急性心包炎、胸主动脉瘤（夹层动脉瘤）、肺梗死、肺动脉高压等。

3. 呼吸系统疾病 胸膜炎、胸膜肿瘤、自发性气胸、血胸、支气管炎、支气管肺癌等。

4. 纵隔疾病 纵隔炎、纵隔气肿、纵隔肿瘤等。

5. 食管疾病 食管炎、食管癌、食管裂孔疝等。

二、临床表现

(一) 发病年龄

青壮年胸痛多考虑结核性胸膜炎、气胸、心肌炎、心肌病、风心病。40 岁以上注意心绞痛、心肌梗死和支气管肺癌。

(二) 胸痛部位

1. 胸壁疾病 胸痛常固定在病变部位，且局部有压痛。

(1) 胸壁皮肤的炎症性病变：局部可有红、肿、热、痛表现。

(2) 带状疱疹：可见成簇的水泡沿一侧肋间神经分布伴剧痛，且疱疹不超过体表中线。

(3) 肋骨炎：常在第 1、2 肋软骨处见单个或多个隆起，局部有压痛、但无红肿表现。

2. 心绞痛及心肌梗死的疼痛 多在胸骨后方和心前区或剑突下，可向左肩和左臂内侧放射。可放射于左颈或面颊部，误认为牙痛。

3. 夹层动脉瘤 疼痛多位于胸背部，向下放射至下腹、腰部与两侧腹股沟和下肢。

4. 胸膜炎 疼痛多在胸侧部。

5. 食管及纵隔病变 胸痛多在胸骨后。

6. 肝胆疾病及膈下脓肿 胸痛多在右下胸，侵犯膈肌中心部时疼痛放射至右肩部。

7. 肺尖部肺癌 疼痛多以肩部、腋下为主，向上肢内侧放射。

（三）胸痛性质

胸痛的程度可呈剧烈、轻微和隐痛。胸痛的性质可有多种多样。

1. 带状疱疹　呈刀割样或灼热样剧痛。

2. 食管炎　呈烧灼痛。

3. 肋间神经痛　阵发性灼痛或刺痛。

4. 心绞痛　呈绞榨样痛并有重压窒息感。

5. 心肌梗死　呈绞榨样痛并有重压窒息感，较心绞痛更剧烈并有恐惧、濒死感。

6. 气胸　发病初期有撕裂样疼痛。

7. 胸膜炎　呈隐痛、钝痛和刺痛。

8. 夹层动脉瘤　呈突然发生胸背部撕裂样剧痛或锥痛。

9. 肺梗死　可为突然发生胸部剧痛或绞痛，常伴呼吸困难与发绀。

（四）疼痛持续时间

1. 阵发性　平滑肌痉挛或血管狭窄缺血所致的疼痛。

2. 持续性　炎症、肿瘤、栓塞或梗死所致疼痛。

（五）影响疼痛因素

1. 心绞痛可在劳力或精神紧张时诱发，休息后或含服硝酸甘油或硝酸异山梨酯后于数分钟内缓解，而心肌梗死所致疼痛则服上药无效。

2. 食管疾病多在进食时发作或加剧，服用抗酸剂和促动力药物可减轻或消失。

3. 胸膜炎及心包炎的胸痛可因咳嗽或用力呼吸而加剧。

三、伴随症状

1. 胸痛伴有咳嗽、咳痰和（或）发热　常见于气管、支气管和肺部疾病。

2. 胸痛伴呼吸困难 常提示病变累及范围较大，如大叶性肺炎、自发性气胸、渗出性胸膜炎和肺栓塞等。

3. 胸痛伴咯血 主要见于肺栓塞、支气管肺癌。

4. 胸痛伴苍白、大汗、血压下降或休克 多见于心肌梗死、夹层动脉瘤、主动脉窦瘤破裂和大块肺栓塞。

5. 胸痛伴吞咽困难 多提示食管疾病，如反流性食管炎等。

第九节　心　悸

一、心悸的定义

心悸是一种自觉心脏跳动的不适感或心慌感。当心率加快时感到心脏跳动不适，心率缓慢时则感到搏动有力。心悸时，心率可快、可慢，也可有心律失常，心率和心律正常者亦可有心悸。

二、病因

（一）心脏搏动增强

1. 生理性

（1）健康人在剧烈运动或精神过度紧张时。

（2）饮酒、喝浓茶或咖啡后。

（3）某些药物如肾上腺素、麻黄碱、咖啡因、阿托品、甲状腺片等。

2. 病理性

（1）心室肥大。

（2）贫血：急性失血时心悸明显。贫血时血液携氧量减少，机体为保证氧的供应，增加心率，提高心排出量来代偿，心率加快导致心悸。

（3）发热：基础代谢率增高，心率加快、心排血量增加，也可引起心悸。

（4）低血糖症、嗜铬细胞瘤：肾上腺素释放增多，心率加快，也可发生心悸。

（5）甲状腺功能亢进症：基础代谢与交感神经兴奋性增高致心率加快。

（二）心律失常

1. 心动过速　窦性心动过速、阵发性室上性或室性心动过速等。

2. 心动过缓　高度房室传导阻滞（Ⅱ、Ⅲ度房室传导阻滞）、窦性心动过缓或病态窦房结综合征等。因心率缓慢，舒张期延长，心室充盈度增加，心搏强而有力，引起心悸。

3. 其他心律失常　期前收缩、心房扑动或颤动等。

（三）心脏神经症

自主神经功能紊乱所引起，心脏本身无器质性病变。多见于青年女性。临床表现除心悸外尚常有心率加快、心前区或心尖部隐痛，以及疲乏、失眠、头晕、头痛、耳鸣、记忆力减退等神经衰弱表现，焦虑、情绪激动等情况下更易发生。

三、发生机制

一般认为心脏活动过度是心悸发生的基础，常与心率及心搏出量改变有关。心悸可见于心脏病者，但与心脏病不能完全等同，心悸不一定有心脏病，反之心脏病患者也可不发生心悸，如无症状的冠心病，就无心悸发生。

四、伴随症状

1. 伴心前区疼痛　见于冠状动脉粥样硬化性心脏病（如心

绞痛、心肌梗死）、心肌炎、心包炎、亦可见于心脏神经症等。

2. 伴发热　见于急性传染病、风湿热、心肌炎、心包炎、感染性心内膜炎等。

3. 伴晕厥或抽搐　见于高度房室传导阻滞、心室颤动或阵发性室性心动过速、病态窦房结综合征等。

4. 伴贫血　见于各种原因引起的急性失血，此时常有虚汗、脉搏微弱、血压下降或休克。慢性贫血，心悸多在劳累后较明显。

5. 伴呼吸困难　见于急性心肌梗死、心肌炎、心包炎、心力衰竭、重症贫血等。

6. 伴消瘦及出汗　见于甲状腺功能亢进症。

7. 伴发绀　见于先天性心脏病、右心功能不全和休克。

第十节　恶心与呕吐

一、定义

恶心为上腹部不适和紧迫欲吐的感觉，可伴迷走神经兴奋症状，如皮肤苍白、出汗、流涎、血压降低及心动过缓等，常为呕吐的前奏，恶心后随之呕吐，也可仅有恶心而无呕吐，或仅有呕吐而无恶心。呕吐是通过胃的强烈收缩迫使胃或部分小肠的内容物经食管、口腔而排出体外的现象。

二、病因

1. 反射性呕吐

（1）咽部受到刺激。

（2）胃、十二指肠疾病：急慢性胃肠炎、急性胃扩张或幽门梗阻、十二指肠雍滞症等。

（3）**肠道疾病**：急性阑尾炎、各型肠梗阻、急性出血坏死性肠炎、腹型过敏性紫癜等。

（4）**肝胆胰疾病**：急性肝炎、肝硬化、肝淤血、急慢性胆囊炎或胰腺炎等。

（5）**腹膜及肠系膜疾病**：如急性腹膜炎。

（6）**其他疾病**：肾输尿管结石、急性肾盂肾炎、急性盆腔炎、异位妊娠破裂等。心肌梗死、心力衰竭、内耳迷路病变、青光眼、屈光不正等亦可出现恶心、呕吐。

2. 中枢性呕吐

（1）**神经系统疾病**：如颅内感染、脑血管疾病、颅脑损伤和癫痫等可引起呕吐。

（2）**全身性疾病**：尿毒症、肝性脑病、糖尿病酮症酸中毒、甲状腺功能亢进症、肾上腺皮质功能不全、低血糖、低钠血症及早期妊娠均可引起呕吐。

（3）**药物**：抗生素、抗癌药、洋地黄、吗啡等均可引起呕吐。

（4）**中毒**：酒精、重金属、一氧化碳、有机磷农药、鼠药等中毒均可引起呕吐。

（5）**精神因素**：胃神经官能症、癔病、神经性厌食等可引起呕吐。

三、发生机制

呕吐是一个复杂的反射动作，其过程可分三个阶段，即恶心、干呕与呕吐。

四、临床表现

呕吐时间	晨起呕吐	早期妊娠、尿毒症、酒精中毒、鼻窦炎
	夜间呕吐	幽门梗阻

续表

呕吐与进食的关系	进食中或餐后即刻呕吐	幽门管溃疡或精神性呕吐
	餐后1小时以上	胃张力下降或胃排空延迟
	餐后较久或数餐后呕吐	幽门梗阻
	餐后近期，且集体发病	食物中毒
呕吐特点	精神性呕吐	恶心很轻或缺如
	颅内高压性呕吐	恶心很轻或缺如，喷射状呕吐
呕吐物性质	带发酵、腐败气味	胃潴留
	带粪臭味	低位小肠梗阻
	含多量胆汁	梗阻平面多在十二指肠乳头以下
	含大量酸性液体	胃泌素瘤或十二指肠溃疡
	无酸味	贲门狭窄或贲门失弛缓症
	呈咖啡渣样	上消化道出血

五、伴随症状

1. 伴腹痛、腹泻 见于急性胃肠炎、霍乱、副霍乱、细菌性食物中毒及其他原因引起的急性食物中毒。

2. 伴右上腹痛及发热、寒战或有黄疸 应考虑急性胆囊炎或胆石症。

3. 伴头痛及喷射性呕吐 常见于颅内高压症或青光眼。

4. 伴眩晕、眼球震颤 见于前庭器官疾病。

5. 应用阿司匹林、某些抗生素及抗癌药物 呕吐可能与药物不良反应有关。

6. 已婚育龄妇女早晨呕吐 应注意早期妊娠。

第十一节 吞咽困难

一、病因

1. 机械性吞咽困难

（1）腔内因素：食团过大或食管异物。

（2）管腔狭窄：口咽部炎症、食管良性狭窄、恶性肿瘤、食管蹼、黏膜环。

（3）外压性狭窄。

2. 动力性吞咽困难

（1）吞咽启动困难。

（2）咽、食管横纹肌功能障碍。

（3）食管平滑肌功能障碍。

二、伴随症状

1. 吞咽困难伴声嘶 多见于食管癌纵隔浸润等。

2. 吞咽困难伴呛咳 见于脑神经疾病等。

3. 吞咽困难伴呃逆 见于贲门失弛缓症、膈疝等。

4. 吞咽疼痛 见于口咽炎或溃疡。

5. 吞咽困难伴胸骨后疼痛 见于食管炎、食管溃疡等。

6. 吞咽困难伴反酸、胃灼热 提示胃食管反流病。

7. 吞咽困难伴哮喘和呼吸困难 见于纵隔肿物、大量心包积液等。

第十二节 呕 血

一、呕血的定义

呕血是上消化道疾病（指屈氏韧带以上的消化器官，包括食管、胃、十二指肠、肝、胆、胰疾病）或全身性疾病所致的急性上消化道出血，血液经口腔呕出者。

二、病因

1. 消化系统疾病

（1）食管疾病：食管静脉曲张破裂、反流性食管炎、食管憩室炎、食管癌、食管异物、食管贲门黏膜撕裂、食管裂孔疝等。

（2）胃及十二指肠疾病：最常见为消化性溃疡（胃及十二指肠溃疡），其次为慢性胃炎及由服用非甾类抗炎药（如阿司匹林、吲哚美辛等）和应激所引起的急性胃十二指肠黏膜病变。

（3）肝、胆道疾病：肝硬化门脉高压可引起食管和胃底静脉曲张破裂出血；肝癌、肝脓肿或肝动脉瘤破裂出血、胆石症、胆道蛔虫、胆囊癌、胆管癌及壶腹癌均可引起出血。大量血液流入十二指肠，造成呕血或便血。

（4）胰腺疾病：急慢性胰腺炎合并脓肿或囊肿、胰腺癌破裂出血。

2. 消化系统邻近器官疾病
胸主动脉瘤破裂进入食管，腹主动脉瘤破裂进入十二指肠等。

3. 全身性疾病

（1）血液疾病：血小板减少性紫癜、过敏性紫癜、白血病、血友病、DIC 及其他凝血机制障碍等。

（2）**感染性疾病**：流行性出血热、钩端螺旋体病、暴发型肝炎、败血症等。

（3）**结缔组织病**：系统性红斑狼疮、皮肌炎、结节性多动脉炎累及上消化道。

（4）**其他**：尿毒症、肺心病等。

呕血的原因甚多，但以消化性溃疡引起最为常见，其次为食管或胃底静脉曲张破裂，再次为急性胃黏膜病变。

三、临床表现

1. 呕血与黑便 呕血前常有上腹不适和恶心，随后呕吐血性胃内容物。出血量多、在胃内停留时间短、出血位于食管者则呕吐物鲜红或混有凝血块；当出血量较少或在胃内停留时间长，则因血红蛋白与胃酸作用形成酸化正铁血红蛋白，呕吐物可呈棕褐色咖啡渣样。呕血的同时因部分血液经肠道排出体外，可致便血或可形成黑便。

2. 失血性周围循环障碍 出血量占循环血容量 10%～20%时，除头晕、畏寒外，多无血压、脉搏等变化；出血量达血容量的 20% 以上时，则有冷汗、四肢厥冷、心慌、脉搏增快等急性失血症状。若出血量在循环血容量 30% 以上，则有急性周围循环衰竭的表现，显示脉搏频数微弱、血压下降、呼吸急促及休克等。

3. 血液学改变 出血早期可无明显血液学改变，出血 3～4 小时以后由于组织液的渗出及输液等情况，血液被稀释，血红蛋白及血细胞比容逐渐降低。

4. 其他 大量呕血可出现氮质血症、发热等表现。

四、伴随症状

1. 上腹痛 慢性反复发作的上腹痛，具有一定的周期性与节律性，多为消化性溃疡。中老年人，慢性上腹痛，疼痛无明显规律性并伴有厌食、消瘦或贫血者，应警惕胃癌。

2. 肝脾大 脾大，皮肤有蜘蛛痣、肝掌、腹壁静脉怒张或有腹水，化验有肝功能障碍，提示肝硬化门脉高压。出现肝区疼痛、肝大、质地坚硬、表现凹凸不平或有结节，血液化验甲胎蛋白（AFP）阳性者多为肝癌。

3. 黄疸 黄疸、寒战、发热伴右上腹绞痛而呕血者，可能由肝胆疾病所引起。黄疸、发热及全身皮肤黏膜有出血倾向者，见于某些感染性疾病，如败血症及钩端螺旋体病等。

4. 皮肤黏膜出血 常与血液疾病及凝血功能障碍的疾病有关。

5. 头晕、黑矇、口渴、冷汗 提示血容量不足，早期伴随体位变动（如由卧位变坐、立位时）而发生。

6. 肠鸣、黑便或便血伴随 提示活动性出血。

7. 其他 近期有服用非甾体类抗炎药物史、大面积烧伤、颅脑手术、脑血管疾病者和严重外伤伴呕血者，应考虑急性胃黏膜病变。在剧烈呕吐后继而呕血，应注意食管贲门黏膜撕裂综合征。

第十三节 便 血

一、便血的定义

指消化道出血，血液由肛门排出。便血颜色可呈鲜红、暗红或黑色。少量出血不造成粪便颜色改变，须经隐血试验才能确定者，称为隐血。

二、病因

1. 下消化道疾病

（1）小肠疾病。

（2）结肠疾病。

（3）直肠肛管疾病。

（4）肠道血管畸形。

2. 上消化道疾病　视出血的量与速度的不同，可表现为便血或黑便。

3. 全身性疾病　白血病、血小板减少性紫癜、血友病、遗传性毛细血管扩张症、维生素 C 及维生素 K 缺乏症、肝脏疾病、尿毒症、流行性出血热、败血症等。

三、临床表现

便血颜色可因出血部位、出血量及血液在肠腔内停留时间而异。如出血量多、速度快则呈鲜红色；若出血量小、速度慢，血液在肠道内停留时间较长，可为暗红色。粪便可全为血液或混合有粪便，也可仅黏附于粪便表面或于排便后肛门滴血。消化道出血每日在 5～10ml 以内者，无肉眼可见的粪便颜色改变，需用隐血试验才能确定，称为隐血便。一般的隐血试验虽敏感性高，但有一定假阳性，使用抗人血红蛋白单克隆抗体的免疫学检测，可以避免其假阳性。

四、伴随症状

1. 腹痛　慢性反复上腹痛，且呈周期性与节律性，出血后疼痛减轻者，见于消化性溃疡。上腹绞痛或有黄疸伴便血者，应考虑胆道出血。腹痛时排血便或脓血便，便后腹痛减轻，见于细菌性痢疾、阿米巴痢疾或溃疡性结肠炎。腹痛伴便血还见于急性出血性坏死性肠炎、肠套叠、肠系膜血栓形成或栓塞、膈疝等。

2. 里急后重 提示为肛门、直肠疾病。

3. 发热 便血伴发热常见于传染性疾病或部分恶性肿瘤等。

4. 全身出血倾向 见于急性传染性疾病及血液疾病。

5. 皮肤改变 皮肤有蜘蛛痣及肝掌者，可有肝硬化门脉高压。

6. 腹部肿块 应考虑肠道恶性淋巴瘤、结肠癌、肠结核、肠套叠及 Crohn 病等。

第十四节 腹 痛

一、病因

1. 急性腹痛

（1）腹腔器官急性炎症：急性胃炎、急性肠炎等。

（2）空腔脏器阻塞或扩张：肠梗阻、肠套叠等。

（3）脏器扭转或破裂：肠扭转、绞窄性肠梗阻等。

（4）腹膜炎症：多由胃肠穿孔引起，少部分为自发性腹膜。

（5）腹腔内血管阻塞：缺血性肠病、腹主动脉瘤等。

（6）腹壁疾病：腹壁挫伤、脓肿等。

（7）胸腔疾病所致的腹部牵涉性痛。

（8）全身性疾病所致的腹痛。

2. 慢性腹痛

（1）腹腔脏器的慢性炎症：慢性胃炎、十二指肠炎等。

（2）消化道运动障碍：功能性消化不良、肠易激综合征等。

（3）胃、十二指肠溃疡。

（4）腹腔脏器的扭转或梗阻：慢性胃扭转、肠扭转等。

（5）脏器包膜的牵张：肝淤血、肝炎、肝脓肿。

（6）中毒与代谢障碍：铅中毒、尿毒症等。

（7）肿瘤压迫及浸润。

二、发生机制及类型

	内脏性腹痛	躯体性腹痛	牵涉痛
机制	腹内器官的痛觉信号由交感神经传入脊髓	腹膜壁层及腹壁的痛觉信号经体神经传至脊神经根，反映至相应脊髓节段所支配的皮肤	内脏痛觉信号传至相应脊髓节段，引起该节段支配的体表部位疼痛
部位	不确切，接近腹中线	定位准确，可位于腹部一侧	定位明确
程度	疼痛感觉模糊	疼痛剧烈而持续	疼痛剧烈
伴随症状及加重缓解因素	常伴恶心、呕吐、出汗等自主神经兴奋症状	可有腹肌强直，可因咳嗽、体位变化而加重	有压痛、肌紧张及感觉过敏等

三、临床表现

1. 腹痛部位　多为病变所在部位。如胃、十二指肠疾病、急性胰腺炎，疼痛多在中上腹部；胆囊炎、胆石症、肝脓肿等疼痛多在右上腹部；急性阑尾炎疼痛在右下腹麦氏点；小肠疾病疼痛多在脐部或脐周；结肠疾病疼痛多在下腹或左下腹部；膀胱炎、盆腔炎及异位妊娠破裂，疼痛亦在下腹部。弥漫性或部位不定的疼痛见于急性弥漫性腹膜炎、机械性肠梗阻、急性出血坏死性肠炎等。

2. 腹痛性质和程度

性质程度	疾病
突发的中上腹剧烈刀割样痛、烧灼样痛	胃、十二指肠溃疡穿孔
中上腹持续性剧痛或阵发性加剧	急性胃炎、急性胰腺炎
剧烈阵发性绞痛	胆石症或尿石症
阵发性剑突下钻顶样疼痛	胆道蛔虫症
持续、广泛、剧烈腹痛伴腹壁肌紧张或板样强直	急性弥漫性腹膜炎
隐痛或钝痛	内脏性疼痛，多因胃肠张力变化或轻度炎症
胀痛	实质脏器的包膜牵张所致

3. 诱发因素

诱发因素	疾病
进油腻食物	胆囊炎或胆石症
酗酒、暴饮暴食	急性胰腺炎
腹部手术	机械性肠梗阻

4. 发作时间　餐后疼痛可能由于胆胰疾病、胃部肿瘤或消化不良所致；周期性、节律性上腹痛见于胃、十二指肠溃疡；子宫内膜异位者腹痛与月经来潮相关；卵泡破裂者腹痛发生在月经间期。

5. 与体位的关系

体位	疾病
左侧卧位疼痛减轻	胃黏膜脱垂
膝胸或俯卧位腹痛及呕吐等症状缓解	十二指肠雍滞症

续表

体位	疾病
仰卧位疼痛明显，而前倾位或俯卧位时减轻	胰体癌患者
躯体前屈时明显，而直立位时减轻	反流性食管炎
突然变换体位引起剧烈下腹痛	卵巢囊肿蒂扭转

四、伴随症状

1. 腹痛伴发热、寒战　有炎症存在，见于急性胆道感染、胆囊炎、肝脓肿、腹腔脓肿，也可见于腹腔外疾病。

2. 腹痛伴黄疸　可能与肝胆胰疾病或急性溶血有关。

3. 腹痛伴休克　同时有贫血者可能是腹腔脏器破裂（如肝破裂、脾破裂或异位妊娠破裂）；无贫血者见于胃肠穿孔、绞窄性肠梗阻、肠扭转、急性出血坏死性胰腺炎。

4. 腹痛伴呕吐、反酸、腹泻　呕吐提示食管、胃肠病变，呕吐量大提示胃肠道梗阻；伴反酸、嗳气者提示胃十二指肠溃疡或胃炎；伴腹泻者提示消化吸收障碍或肠道炎症、溃疡或肿瘤。

5. 腹痛伴血尿　可能为泌尿系疾病所致。

第十五节　腹　　泻

一、腹泻的定义

腹泻指排便次数增多，粪质稀薄，或带有黏液、脓血或未消化的食物。如解液状便，每日 3 次以上，或每天粪便总量大于200g，其中粪便含水量大于80%，则可认为是腹泻。腹泻分急性与慢性，超过两个月者属慢性腹泻。

二、病因

（一）急性腹泻

（1）**肠道疾病**　包括感染性肠炎及非感染性肠炎、急性肠道缺血等。

（2）**急性食物中毒。**

（3）**全身性感染**　如败血症、伤寒或副伤寒、钩端螺旋体病等。

（4）**其他**　如变态反应性肠炎、过敏性紫癜等。

（二）慢性腹泻

1. 消化系统疾病

（1）**胃部疾病**：如慢性萎缩性胃炎、胃大部切除后胃酸缺乏。

（2）**肠道感染**：如肠结核、慢性菌痢、肠道寄生虫病等。

（3）**肠道非感染性病变**：如 Crohn 病、溃疡性结肠炎等。

（4）**肠道肿瘤。**

（5）**胰腺疾病**：慢性胰腺炎、胰腺癌、囊性纤维化、胰腺广泛切除等。

（6）**肝胆疾病**：肝硬化、胆汁淤积性黄疸、慢性胆囊炎与胆石症等。

2. 全身性疾病

（1）**内分泌及代谢障碍疾病**：如甲状腺功能亢进症、肾上腺皮质功能减退症、胃泌素瘤等。

（2）**其他系统疾病**：系统性红斑狼疮、硬皮病、尿毒症、放射性肠炎等。

（3）**药物副作用**：如利血平、甲状腺素、洋地黄、抗生素所致。

（4）**神经功能紊乱**：如肠易激综合征、神经功能性腹泻。

三、发生机制

分类	病因机制	疾病
分泌性腹泻	胃肠黏膜分泌过多的液体	阿米巴痢疾、细菌性痢疾、溃疡性结肠炎等
渗透性腹泻	肠内容物渗透压增高，阻碍水分与电解质的吸收	炎症性肠病、感染性肠炎、缺血性肠炎、放射性肠炎等
渗出性腹泻	炎症、溃疡、浸润性病变致血浆、黏液、脓血渗出	各种肠道炎症疾病
动力性腹泻	肠蠕动亢进致肠内食糜停留时间短，未被充分吸收	肠炎、胃肠功能紊乱及甲状腺功能亢进症
吸收不良性腹泻	肠黏膜的吸收面积减少或吸收障碍	小肠大部分切除、吸收不良综合征

四、临床表现

（一）起病及病程

1. **急性腹泻**　起病骤然，病程较短，多为感染或食物中毒所致。

2. **慢性腹泻**　起病缓慢，病程较长，多见于慢性感染、非特异性炎症、吸收不良、肠道肿瘤或神经功能紊乱等。

（二）腹泻次数及粪便性质

急性感染性腹泻，每天排便数次甚至数十次，如细菌感染，常有黏液血便或脓血便。阿米巴痢疾的粪便呈暗红色或果酱样。慢性腹泻表现为每天排便次数增多，可为稀便，亦可带黏液、脓血，见于慢性细菌性痢疾、炎症性肠病及结肠癌、直肠癌等。粪便中带黏液而无病理成分者常见于肠易激综合征。

（三）腹泻与腹痛的关系

急性腹泻常有腹痛，尤以感染性腹泻较为明显。小肠疾病的腹泻疼痛常在脐周，便后腹痛缓解不明显；结肠疾病则疼痛多在下腹，便后疼痛常可缓解。分泌性腹泻往往无明显腹痛。

五、伴随症状和体征

1. 伴发热　可见于急性菌痢、伤寒或副伤寒、肠结核、肠道恶性淋巴瘤、Crohn 病、溃疡性结肠炎急性发作期等。

2. 伴里急后重　见于结肠直肠病变为主者，如细菌性痢疾、直肠炎症或肿瘤等。

3. 伴明显消瘦　多见于小肠病变为主者。

4. 伴皮疹或皮下出血　见于败血症、伤寒或副伤寒、麻疹、过敏性紫癜等。

5. 伴腹部包块　见于胃肠恶性肿瘤、肠结核、Crohn 病及血吸虫性肉芽肿。

6. 伴重度失水　常见于分泌性腹泻，如霍乱、细菌性食物中毒或尿毒症等。

7. 伴关节痛或肿胀　见于 Crohn 病、溃疡性结肠炎、系统性红斑狼疮、肠结核、Whipple 病等。

第十六节 便 秘

一、便秘的定义

便秘是指大便次数减少，一般每周少于 3 次，排便困难，粪便干结。

二、病因

1. 功能性便秘

（1）进食少或食物缺乏纤维素，对结肠运动的刺激减少。

（2）因工作、生活、精神因素等忽视或抑制便意。

（3）老年体弱，活动过少，肠痉挛致排便困难；结肠冗长。

（4）肠易激综合征为肠道动力性疾病，其中便秘型以便秘、腹痛为主要表现。

（5）腹肌及盆腔肌张力不足，排便推动力缺乏，难于将粪便排出体外。

2. 器质性便秘

（1）直肠与肛门病变引起肛门括约肌痉挛、排便疼痛，造成惧怕排便，如痔疮、肛裂、肛周脓肿和溃疡等。

（2）局部病变导致排便无力，如大量腹水、膈肌麻痹、系统性硬化症等。

（3）结肠完全或不完全性梗阻，如结肠良性或恶性肿瘤、各种原因的肠梗阻、肠粘连、Crohn 病、先天性巨结肠等。

（4）腹腔或盆腔内肿瘤的压迫（如子宫肌瘤）。

（5）全身性疾病使肠肌松弛，排便无力，如尿毒症、糖尿病、甲状腺功能低下。

（6）应用药物，如吗啡类药、抗胆碱能药、钙通道阻滞剂、神经阻滞药、镇静剂、抗抑郁药等。

三、发生机制

1. 排便的生理活动 食物在消化道经消化吸收后，剩余的食糜残渣从小肠输送至结肠，在结肠内再将大部分的水分与电解质吸收形成粪团，最后输送至乙状结肠及直肠，通过一系列的排便活动将粪便排出体外。排便过程的生理活动包括：

（1）粪团在直肠内膨胀所致的机械性刺激，引起便意及排便反射和随后一系列肌肉活动。

（2）直肠平滑肌的推动性收缩。

（3）肛门内、外括约肌的松弛。

（4）腹肌与膈肌收缩使腹压增高，最后将粪便排出体外。若上述的某一环节存在缺陷即可导致便秘。

2. 便秘发生机制

（1）摄入食物过少特别是纤维素和水分摄入不足。

（2）各种原因引起的肠肌张力减低和蠕动减弱。

（3）肠蠕动受阻致肠内容物滞留而不能下排，如肠梗阻。

（4）排便过程的神经及肌肉活动障碍。

四、临床表现

1. 急性便秘 可有原发性疾病的临床表现，多有腹痛、腹胀，甚至恶心、呕吐，多见于各种原因的肠梗阻。

2. 慢性便秘 多无特殊表现，部分患者诉口苦、食欲缺乏、腹胀、下腹不适或有头晕、头痛、疲乏等神经功能症状。排出粪便坚硬如羊粪，排便时可有左腹部或下腹痉挛性疼痛与下坠感，常可在左下腹触及痉挛的乙状结肠。排便困难严重者可因痔加重及肛裂而有大便带血或便血。慢性习惯性便秘多发生于中老年人，特别是经产妇女，可能与肠肌、腹肌与盆底肌的张力降低有关。

五、伴随症状

1. 伴呕吐、腹胀、肠绞痛 可能为各种原因引起的肠梗阻。

2. 伴腹部包块

3. 便秘与腹泻交替 应注意肠结核、溃疡性结肠炎、肠易激综合征。

4. 其他 因生活环境改变、精神紧张而出现。

第十七节 黄 疸

一、定义

黄疸是由于血清中胆红素升高致使皮肤、黏膜和巩膜发黄的体征。

二、胆红素的正常参考值

正常血清总胆红素：$1.71 \sim 17.1 \mu mol/L$（$0.1 \sim 1.0 mg/dl$）

胆红素在 $17.1 \sim 34.2 \mu mol/L$（$1 \sim 2 mg/dl$）时不易察觉，称隐性黄疸；超过 $34.2 \mu mol/L$（$2 mg/dl$）时出现黄疸。

三、黄疸的分类

1. 按病因学分类

（1）溶血性黄疸。

（2）肝细胞性黄疸。

（3）胆汁淤积性黄疸（阻塞性黄疸）。

（4）先天性非溶血性黄疸。

2. 按胆红素性质分类

（1）以 UCB 增高为主的黄疸。

(2) 以 CB 增高为主的黄疸。

四、病因、发生机制和临床表现

分类	病因及发病机制	临床表现	实验室检查
溶血性黄疸	由于溶血，红细胞被破坏，形成大量非结合胆红素，超过肝细胞代谢能力，且溶血性造成的贫血、缺氧和红细胞破坏产物的毒性作用，削弱肝细胞代谢功能，使非结合胆红素在血中潴留，超过正常的水平而出现黄疸	黄疸轻度，不伴皮肤瘙痒，其他症状主要为原发病的表现	血清 UCB 增加，CB 基本正常。粪胆原增加，粪色加深。尿中尿胆原增加，但无胆红素
肝细胞性黄疸	各种肝细胞广泛损害的疾病如病毒性肝炎、肝硬化等引起。因肝细胞的损伤致肝细胞代谢能力降低，血中 UCB 增加。而未受损的肝细胞仍能将 UCB 转变为 CB。CB 可经已损害或坏死的肝细胞或因胆汁排泄受阻而反流入血，致血液中 CB 增加而出现黄疸	皮肤、黏膜浅黄至深黄色，可伴有轻度皮肤瘙痒，其他为肝脏原发病的表现，如疲乏、食欲缺乏，严重者可有出血倾向	血 CB 与 UCB 均增加，黄疸型肝炎时，CB 增加幅度多高于 UCB。尿中 CB 定性试验阳性，尿胆原也可增高。血生化检查有不同程度肝功能损害
阻塞性黄疸	胆汁淤积可分为肝内性或肝外性，由于胆道阻塞，阻塞上方的压力升高，胆管扩张，最后导致小胆管与毛细胆管破裂，胆汁中的胆红素反流入血	皮肤暗黄色甚至呈黄绿色，可有皮肤瘙痒及心动过缓，尿色深，粪色变浅或呈白陶土色	血清 UCB 增加，尿胆红素试验阳性，尿胆原及粪胆原减少或缺如，血清碱性磷酸酶及总胆固醇增高

先天性非溶血性黄疸系由于肝细胞对胆红素的摄取、结合

和排泄有缺陷所致的黄疸，本组疾病临床上少见。包括Gilbert综合征、Crigler - Najjar综合征、Rotor综合征及Dubin - Johnson综合征等。

五、伴随症状

1. 黄疸伴发热 急性胆管炎、肝脓肿、钩端螺旋体病、败血症、大叶性肺炎。病毒性肝炎或急性溶血可先有发热而后出现黄疸。

2. 黄疸伴上腹剧烈疼痛 胆道结石、肝脓肿或胆道蛔虫病；右上腹剧痛、寒战高热和黄疸为夏科（Charcot）三联征，提示急性化脓性胆管炎。持续性右上腹钝痛或胀痛者可见于病毒性肝炎、肝脓肿或原发性肝癌。

3. 黄疸伴肝大 若轻度至中度增大，质地软或中等硬度且表面光滑者，见于病毒性肝炎、急性胆道感染或胆道阻塞。明显肿大，质地坚硬，表面凹凸不平有结节者见于原发或继发性肝癌。肝大不明显，而质地较硬边缘不整，表面有小结节感者见于肝硬化。

4. 伴胆囊大 胆总管有梗阻，常见于胰头癌、壶腹癌、胆总管癌等。

5. 伴脾大 病毒性肝炎、钩端螺旋体病、败血症、疟疾、门脉性或胆汁性肝硬化、各种原因引起的溶血性贫血及淋巴瘤等。

6. 伴腹腔积液 重症肝炎、肝硬化失代偿期、肝癌等。

第十八节 腰 背 痛

一、病因病理及分类

（一）按病因分类

1. 外伤性 包括急性损伤和慢性损伤。

2. 炎症性　包括感染性和无菌性炎症。

3. 退行性变　如胸腰椎的退行性改变引起的腰背痛。

4. 先天性疾病

5. 肿瘤性疾病

（二）按引起腰背痛的原发病部位分类

1. 脊椎疾病　脊椎骨折、椎间盘突出等。

2. 脊柱旁软组织疾病　如腰肌劳损等。

3. 脊神经根病变　如脊髓压迫症等。

4. 内脏疾病　引起放射性腰背部疼痛。

二、临床表现及特点

（一）脊椎病变

1. 脊椎骨折　明显的外伤史，骨折部有压痛和叩痛、畸形、活动障碍。

2. 椎间盘突出　青壮年多见，以 $L_4 \sim S_1$ 易发。常有搬重物或扭伤史。表现为腰痛和坐骨神经痛。

3. 增生性脊柱炎　又称退行性脊柱炎，多见于50岁以上患者，晨起感腰痛、酸胀、僵直而活动不便，活动后疼痛好转，但过多活动后腰痛加重。腰椎无明显压痛。

4. 结核性脊柱炎　背部疼痛常为首发症状。疼痛局限，呈隐痛、钝痛或酸痛，伴有低热、盗汗、乏力、纳差等。

5. 化脓性脊柱炎　本病不多见。患者感剧烈腰背痛，有明显压痛、叩痛，伴畏寒、高热等。

6. 脊椎肿瘤　以转移性恶性肿瘤多见，为顽固性腰背痛，剧烈而持续，休息和药物均难缓解，并有放射性神经根痛。

（二）脊柱旁组织病变

1. 腰肌劳损　腰骶酸痛、钝痛，休息时缓解，劳累后加重。

2. 腰肌纤维炎 腰背部弥漫性疼痛，早起时加重，活动数分钟后好转，但活动过多疼痛又加重。

（三）脊神经根病变

1. 脊髓压迫症 见于椎管内原发性或转移性肿瘤、硬膜外脓肿或椎间盘突出等。表现为神经根激惹征，患者常感觉颈背痛或腰痛，并沿一根或多根脊神经后根分布区放射，疼痛剧烈，呈烧灼样或绞榨样痛，脊柱活动、咳嗽、打喷嚏时加重。

2. 蛛网膜下腔出血 出血刺激脊膜和脊神经后根时可引起剧烈的腰背痛。

3. 腰骶神经根炎 主要为下背部和腰骶部疼痛，并有僵直感，疼痛向臀部及下肢放射，腰骶部有明显压痛，严重时有节段性感觉障碍、下肢无力、肌萎缩、腱反射减退。

（四）内脏疾病引起的腰背痛

1. 泌尿系统疾病 肾炎、肾盂肾炎、泌尿道结石、结核、肿瘤、肾下垂和肾积水等。

2. 盆腔器官疾病 男性前列腺炎和前列腺癌、女性慢性附件炎、宫颈炎、子宫脱垂和盆腔炎。

3. 消化系统疾病

4. 呼吸系统疾病

三、伴随症状

1. 伴脊柱畸形 外伤后畸形多因脊柱骨折错位所致；自幼畸形多为先天性脊柱疾病所致；缓慢起病者见于脊柱结核和强直性脊柱炎。

2. 伴活动受限 见于脊柱外伤、强直性脊柱炎、腰背部软组织急性扭挫伤。

3. 伴发热 伴长期低热者见于脊柱结核和类风湿关节炎；

伴高热者见于化脓性脊柱炎和椎旁脓肿。

4. 伴尿频、尿急及排尿不尽 见于尿路感染、前列腺炎或前列腺肥大；腰背剧痛伴血尿，见于肾或输尿管结石。

5. 伴嗳气、反酸和上腹胀痛 见于胃、十二指肠溃疡或胰腺病变。

6. 伴腹泻或便秘 见于溃疡性结肠炎或克罗恩病。

7. 下腰痛伴月经异常、痛经、白带过多 见于宫颈炎、盆腔炎、卵巢及附件炎症或肿瘤。

第十九节 关 节 痛

一、病因及发病机制

1. 外伤性

（1）急性损伤：因外力碰撞关节或使关节过度伸展、扭曲，关节骨质、肌肉、韧带等结构损伤，血管破裂出血，组织液渗出，关节肿胀、疼痛。

（2）慢性损伤：持续的慢性机械损伤，或急性外伤后关节面破损留下瘢痕，长期摩擦关节面，产生慢性损伤。

2. 感染性 细菌直接侵入关节内感染引起。常见的病原菌有葡萄球菌、肺炎链球菌、脑膜炎球菌、结核分枝杆菌和梅毒螺旋体等。

3. 变态反应和自身免疫性

（1）变态反应性关节炎：因病原微生物及其产物、药物、异种血清与血液中的抗体形成免疫复合物，引起组织损伤和关节病变。

（2）自身免疫性关节炎：外来抗原或理化因素使宿主组织成分改变，引起器官和非器官特异性自身免疫病。

4. 退行性关节病 又称增生性关节炎或肥大性关节炎。分原发和继发两种。原发性无明显局部病因，多见于肥胖老人，女性多见；继发性骨关节病变多有创伤、感染或先天性畸形等基础病变，并与吸烟、肥胖和重体力劳动有关。

5. 代谢性骨病 维生素 D 代谢障碍所致的骨质软化性骨关节病、各种病因所致的骨质疏松性关节病、脂质代谢障碍所致的高脂血症性关节病、骨膜和关节腔组织脂蛋白转运代谢障碍性关节炎、嘌呤代谢障碍所致的痛风、甲状腺或甲状旁腺疾病引起的骨关节病等均可出现关节疼痛。

6. 骨关节肿瘤 良性肿瘤如骨样骨瘤、骨软骨瘤等。恶性骨肿瘤如骨肉瘤、软骨肉瘤等。

二、临床表现

1. 外伤性关节痛 急性外伤性关节痛常在外伤后即出现受损关节疼痛、肿胀和功能障碍。慢性外伤性关节炎常于过度活动和负重及气候寒冷等刺激时诱发，药物及物理治疗后缓解。

2. 化脓性关节炎 起病急，全身中毒症状明显，早期则有畏寒、寒战和高热。病变关节红肿热痛。位置较深的肩关节和髋关节则红肿不明显。病变关节持续疼痛，功能严重障碍。

3. 结核性关节炎 儿童和青壮年多见。负重大、活动多、肌肉不发达的关节易患。脊柱 > 髋关节 > 膝关节。病变关节肿胀疼痛，但疼痛程度较轻，活动后疼痛加重。晚期有关节畸形和功能障碍。

4. 风湿性关节炎 起病急剧。常为链球菌感染后出现。病变关节出现红肿热痛，呈游走性，消失快，不留畸形。

5. 类风湿关节炎 多由一个关节起病，以手中指指间关节首发疼痛，常为对称性。病变关节活动受到限制，有晨僵。可伴发热。晚期病变关节附近肌肉萎缩，关节软骨增生而出现畸形。

6. 退行性关节炎　早期为步行、久站和天气变化时病变关节疼痛，休息后缓解。晚期病变关节疼痛加重，持续并向他处放射，关节有摩擦感，活动时有响声。周围肌肉挛缩常呈屈曲畸形，常有跛行。

7. 痛风　常在饮酒、劳累或高嘌呤饮食后急起关节剧痛，局部皮肤红肿灼热。患者常于夜间痛醒。以第 1 跖趾关节、踇趾关节多见。晚期可出现关节畸形，皮肤破溃、经久不愈、有白色乳酪状分泌物流出。

三、伴随症状

1. 伴高热、畏寒、局部红肿灼热　见于化脓性关节炎。

2. 伴低热、乏力、盗汗、消瘦、纳差　见于结核性关节炎。

3. 全身小关节对称性疼痛伴晨僵和关节畸形　见于类风湿关节炎。

4. 关节疼痛呈游走性伴心肌炎、舞蹈病　见于风湿热。

5. 伴有血尿酸升高、局部红肿灼热　见于痛风。

6. 伴有皮肤红斑、光过敏、低热和多器官损害　见于系统性红斑狼疮。

7. 伴有皮肤紫癜、腹痛、腹泻　见于关节受累型过敏性紫癜。

第二十节　血　尿

一、血尿的定义

血尿包括镜下血尿和肉眼血尿，前者离心沉淀后的尿液镜检每高倍视野有红细胞 3 个以上。后者是指尿呈洗肉水色或血色，肉眼即可见的血尿。

二、病因

1. 泌尿系统疾病 肾小球疾病、间质性肾炎、尿路感染、泌尿系统结石、结核、肿瘤、多囊肾、血管异常等。

2. 全身性疾病

（1）**感染性疾病**：败血症、流行性出血热、猩红热、钩端螺旋体病等。

（2）**血液病**：白血病、再生障碍性贫血、血小板减少性紫癜、过敏性紫癜和血友病。

（3）**免疫和自身免疫性疾病**：系统性红斑狼疮、类风湿关节炎等引起肾损害时。

（4）**心血管疾病**：亚急性细菌性心内膜炎、急进性高血压、慢性心力衰竭、肾动脉栓塞和肾静脉血栓形成等。

3. 尿路邻近器官疾病 急性前列腺炎、慢性前列腺炎、精囊炎、急性盆腔炎或脓肿、宫颈癌、输卵管炎、阴道炎、急性阑尾炎、直肠和结肠癌等。

4. 化学物品或药品对尿路的损害 磺胺药、甘露醇及汞、铅、镉等重金属对肾小管的损害；环磷酰胺引起的出血性膀胱炎；抗凝剂如肝素过量也可出现血尿。

5. 功能性血尿 平时运动量小的健康人，突然加大运动量可出现运动性血尿。

三、临床表现

1. 尿颜色的改变

（1）血尿的主要表现是尿颜色的改变。

（2）肉眼血尿根据出血量多少而尿呈不同颜色。尿呈淡红色像洗肉水样，提示每升尿含血量超过1ml。出血严重时尿可呈血液状。

（3）肾脏出血，尿液与血液混合均匀，尿呈暗红色；膀胱或前列腺出血尿色鲜红，可有血凝块。

（4）红色尿不一定是血尿。

（5）尿呈暗红色或酱油色，镜检无或仅有少量红细胞，见于血红蛋白尿。

（6）棕红色或葡萄酒色，不浑浊，镜检无红细胞，见于卟啉尿。

（7）服用某些药物如大黄、利福平、氨基比林，进食某些红色蔬菜也可排红色尿，但镜检无红细胞。

2. 分段尿异常 尿三杯试验起始段血尿提示病变在尿道；终末段血尿提示病变在膀胱颈部、三角区或后尿道的前列腺和精囊腺；三段尿均呈红色即全程血尿，提示血尿来于肾脏或输尿管。

3. 镜下血尿 镜下红细胞大小不一、形态多样为肾小球性血尿，见于肾小球肾炎。镜下红细胞形态单一、与外周血近似，为均一型血尿，见于肾盂肾盏、输尿管、膀胱和前列腺病变。

4. 症状性血尿 血尿患者同时伴有全身或局部症状，而以泌尿系统症状为主。如伴有肾区钝痛或绞痛提示病变在肾脏。膀胱和尿道病变则常有尿频、尿急和排尿困难。

5. 无症状性血尿 部分血尿患者既无泌尿道症状也无全身症状，见于某些疾病的早期，如肾结核、肾癌或膀胱癌早期。

四、伴随症状

1. 血尿伴肾绞痛 肾或输尿管结石的特征。

2. 血尿伴尿流中断 见于膀胱和尿道结石。

3. 血尿伴尿频、尿急、尿痛 见于膀胱炎和尿道炎。

4. 血尿伴有水肿、高血压、蛋白尿 见于肾小球肾炎。

5. 血尿伴肾肿块 单侧肿大可见于肿瘤、肾积水和肾囊肿，双侧肿大见于先天性多囊肾；触及移动性肾脏见于肾下垂或游走肾。

6. 血尿伴有皮肤黏膜及其他部位出血 见于血液病和某些感染性疾病。

7. 血尿合并乳糜尿 见于丝虫病、慢性肾盂肾炎。

第二十一节 尿频、尿急与尿痛

尿频是指单位时间内排尿次数增多。正常成人白天排尿 4~6 次，夜间 0~2 次。尿急是指患者一有尿意即迫不及待需要排尿，难以控制。尿痛是指患者排尿时耻骨上区、会阴部和尿道内有疼痛或烧灼感。尿频、尿急和尿痛合称为膀胱刺激征。

一、病因与临床表现

1. 尿频

（1）生理性尿频：饮水过多、精神紧张或气候寒冷时排尿次数增加，属正常现象。

（2）病理性尿频

①多尿性尿频：排尿次数增多而每次尿量不少，总尿量增多。见于糖尿病、尿崩症和急性肾衰竭的多尿期。

②炎症性尿频：尿频而每次尿量少，多伴尿急和尿痛，见于膀胱炎、尿道炎等。

③神经性尿频：尿频而每次尿量少，不伴尿急、尿痛，尿液镜检无炎症细胞。见于中枢及周围神经病变，如癔病、神经源性膀胱。

④膀胱容量减少性尿频：每次尿量少。见于膀胱占位性病变、妊娠子宫增大或卵巢囊肿等压迫膀胱、膀胱结核引起膀胱纤维性缩窄。

⑤尿道口周围病变：尿道口息肉、处女膜伞等刺激尿道口引起尿频。

2. 尿急

（1）炎症：急性膀胱炎、尿道炎，特别是膀胱三角区和后尿道炎症。

（2）结石和异物：膀胱和尿道结石或异物刺激黏膜产生尿频。

（3）肿瘤：膀胱癌和前列腺癌。

（4）神经源性：精神因素和神经源性膀胱。

（5）高温环境下尿液高度浓缩，酸性高的尿可刺激膀胱或尿道黏膜产生尿急。

3. 尿痛　引起尿急的病因都可引起尿痛。多在耻骨上区、会阴部和尿道内，可为灼痛或刺痛。尿道炎多在排尿开始时出现疼痛；后尿道炎、膀胱炎和前列腺炎为终末性尿痛。

二、伴随症状

1. 尿频伴有尿急和尿痛　见于膀胱炎和尿道炎、肾盂肾炎；伴有会阴部、腹股沟和睾丸胀痛见于急性前列腺炎。

2. 尿频、尿急伴有血尿、午后低热、乏力、盗汗　见于膀胱结核。

3. 尿频伴有多饮、多尿和口渴但不伴尿急和尿痛　见于精神性多饮、糖尿病和尿崩症。

4. 尿频、尿急伴无痛性血尿　见于膀胱癌。

5. 老年男性尿频伴有尿线细、进行性排尿困难　见于前列腺增生。

6. 尿频、尿急、尿痛伴有尿流突然中断　见于膀胱结石堵住开口或后尿道结石嵌顿。

第二十二节　少尿、无尿与多尿

正常成人24小时尿量为 1000 ~ 2000ml。如24小时尿量少于 400ml，或每小时尿量少于 17ml 称为少尿；如 24 小时尿量少于 100ml，12 小时完全无尿称为无尿；如 24 小时尿量超过 2500ml 称多尿。

一、病因与发生机制

（一）少尿和无尿的基本病因

1. 肾前性

（1）有效血容量减少：休克、重度失水、大出血、肾病综合征和肝肾综合征，血容量减少，肾血流减少。

（2）心脏排血功能下降：心功能不全、严重的心律失常、心肺复苏后体循环功能不稳定、血压下降致肾血流减少。

（3）肾血管病变：肾血管狭窄或炎症、肾病综合征、狼疮性肾炎、长期卧床不起所致的肾动脉栓塞或血栓形成；高血压危象、妊娠期高血压疾病等引起肾动脉持续痉挛、肾缺血。

2. 肾性

（1）肾小球病变：重症急性肾炎、急进性肾炎、慢性肾炎、血压持续增高或肾毒性药物作用引起肾功能急剧恶化。

（2）肾小管病变：药物性和感染性间质性肾炎、生物毒素或重金属及化学毒物所致的急性肾小管坏死、严重的肾盂肾炎并发肾乳头坏死。

3. 肾后性

（1）机械性尿路梗阻：结石、血凝块、坏死组织阻塞输尿管、膀胱进出口或后尿道。

（2）尿路的外压：肿瘤、腹膜后淋巴瘤、特发性腹膜后纤维化、前列腺肥大。

（3）其他：输尿管手术、结核或溃疡愈合后瘢痕挛缩、肾严重下垂或游走肾所致肾扭转、神经源性膀胱等。

（二）多尿

1. 暂时性多尿　短时间内摄入过多含水的食物、使用利尿剂。

2. 持续性多尿

（1）内分泌代谢障碍

①垂体性尿崩症：抗利尿激素（ADH）分泌减少或缺乏，肾远曲小管重吸收水分下降，排出低比重尿，量可达5000ml/d以上。

②糖尿病：引起溶质性利尿，尿量增多。

③原发性甲状旁腺功能亢进症：血液中过多的钙和尿中高浓度磷需大量水分将其排出而形成多尿。

④原发性醛固酮增多症：引起血中高钠，刺激渗透压感受器，摄入水分增多，排尿增多。

（2）肾脏疾病

①肾性尿崩症：肾远曲小管和集合管对抗利尿激素反应性降低，水分重吸收减少而出现多尿。

②肾小管浓缩功能不全，见于慢性肾炎、慢性肾盂肾炎、肾小球硬化、肾小管酸中毒及药物等化学物品或重金属对肾小管的损害。可见于急性肾衰竭多尿期。

（3）精神因素：精神性多饮患者自觉烦渴大量饮水引起多尿。

二、伴随症状

1. 少尿

（1）少尿伴肾绞痛：见于肾动脉血栓形成或栓塞、肾结石。

（2）少尿伴心悸、气促、胸闷、不能平卧：见于心功能不全。

（3）少尿伴大量蛋白尿、水肿、高脂血症和低蛋白血症：见于肾病综合征。

（4）少尿伴有乏力、纳差、腹水、皮肤黄染：见于肝肾综合征。

（5）少尿伴血尿、蛋白尿、高血压和水肿：见于急性肾炎、急进性肾炎。

（6）少尿伴有发热、腰痛、尿频、尿急、尿痛：见于急性肾盂肾炎。

（7）少尿伴有排尿困难：见于前列腺肥大。

2. 多尿

（1）多尿伴有烦渴、多饮、排低比重尿：见于尿崩症。

（2）多尿伴有多饮、多食和消瘦：见于糖尿病。

（3）多尿伴有高血压、低血钾和周期性瘫痪：见于原发性醛固酮增多症。

（4）多尿伴有酸中毒、骨痛和肌麻痹：见于肾小管性酸中毒。

（5）少尿数天后出现多尿：见于急性肾小管坏死恢复期。

（6）多尿伴神经症状：见于精神性多饮。

第二十三节　尿　失　禁

一、发生机制

1. 尿道括约肌受损。

2. 逼尿肌无反射。

3. 逼尿肌反射亢进。

4. 逼尿肌和括约肌功能协同失调。

5. 膀胱膨出。

二、临床表现

1. 持续性溢尿　见于完全性尿失禁，尿道阻力完全丧失，膀胱呈空虚状态。

2. 间歇性溢尿　膀胱过度充盈而造成尿不断溢出。

3. 急迫性溢尿　患者尿意感强烈，有迫不及待排尿感，尿液自动流出。

4. 压力性溢尿 当腹压增加时，即有尿液自尿道流出。

三、伴随症状

1. 伴膀胱刺激征及脓尿 见于急性膀胱炎。

2. 伴排便功能紊乱 见于神经源性膀胱。

3. 50 岁以上男性，尿失禁伴进行性排尿困难 见于前列腺增生、前列腺癌。

4. 伴肢体瘫痪、肌张力增高、腱反射亢进等、有病理反射 见于上运动神经元病变。

5. 伴慢性咳嗽、气促 见于慢性阻塞性肺疾病所致的腹内压过高。

6. 伴多饮、多尿和消瘦 见于糖尿病性膀胱。

第二十四节 排尿困难

一、病因

1. 阻塞性排尿困难 膀胱颈部病变、后尿道疾病、前尿道疾病。

2. 功能性排尿困难 神经受损、膀胱平滑肌和括约肌病变、精神因素。

二、临床表现及特点

1. 膀胱颈部结石 在排尿困难出现前下腹部有绞痛史，有肉眼血尿或镜下血尿。

2. 膀胱内血块 不是独立疾病，常继发于其他疾病。

3. 膀胱肿瘤 排尿困难逐渐加重。无痛性肉眼或镜下血尿是其特点。

4. 前列腺良性肥大和前列腺炎 尿频、尿急常为首发症状，以后出现进行性排尿困难。

5. 后尿道损伤 会阴区有外伤史，外伤后排尿困难或无尿液排出。

6. 前尿道损伤 见于前尿道瘢痕、结石、异物等。

7. 脊髓损害 见于各种原因导致截瘫的患者。

8. 隐性脊柱裂 发病年龄早，夜间遗尿，幼年尿床时间长是其特点。

9. 糖尿病神经源性膀胱 有糖尿病病史。

10. 药物反应 见于阿托品中毒、麻醉药物等。

11. 低血钾 如有大量利尿、洗胃、呕吐、禁食等病史。

三、伴随症状

1. 伴有尿频、尿急、排尿踌躇、射尿无力、排尿间断甚至尿失禁 见于良性前列腺增生。

2. 伴下腹部绞痛并向大腿、会阴方向放射 见于膀胱颈部结石。

3. 伴血尿 见于后尿道损伤、膀胱颈部结石等。

4. 脊髓损伤 如脊柱骨折、肿瘤压迫、结核等引起排尿困难，常伴运动和感觉障碍甚至截瘫和尿潴留。

5. 糖尿病神经源性膀胱所致排尿困难 常伴血糖、尿糖升高。

第二十五节 肥 胖

一、肥胖的测量

1. 按身高体重计算 超过标准体重的 10% 为超重，超过标准体重的 20% 为肥胖。

2. 体重指数 体重指数（BMI）＝体重（kg）/身高的平方（m²）。世界卫生组织标准：BMI 18.5～24.9 kg/m² 为正常，BMI 25～29.9 kg/m² 为超重，BMI≥30 kg/m² 为肥胖。我国标准：BMI 18.5～23.9kg/m² 为正常，BMI 24～27.9kg/m² 为超重，BMI≥28kg/m² 为肥胖。

二、病因

1. 遗传因素

2. 内分泌因素

3. 生活方式

4. 药物因素

5. 脂肪细胞因子

三、临床表现

1. 单纯性肥胖 可有家族史或营养过度史，多为均匀性肥胖，无内分泌代谢等疾病。

2. 继发性肥胖 下丘脑性肥胖、间脑性肥胖、垂体性肥胖、库欣综合征、甲状腺功能减退症等。

四、伴随症状

1. 伴有家族史或营养过度 常为单纯性肥胖。

2. 伴有饮水、进食、睡眠及智力、精神异常 可见于下丘脑性肥胖。

3. 伴有食欲波动、血压易变、性功能减退及尿崩症 可见于间脑性肥胖。

4. 伴有溢乳、闭经 可见于垂体性肥胖。

5. 伴有满月脸、多血质外貌的向心性肥胖 可见于库欣综合征。

6. 伴有颜面、下肢黏液性水肿　可见于甲状腺功能减退症。

7. 性功能丧失、闭经、不育　可见于肥胖型生殖无能症、双侧多囊卵巢综合征。

第二十六节　消　瘦

一、常见病因

1. 营养物质摄入不足　见于吞咽困难、进食减少。

2. 营养物质消化、吸收障碍

（1）胃源性：指由于胃部疾病所引起。见于重症胃炎、溃疡、胃切除术后、倾倒综合征、胃泌素瘤和皮革胃等。

（2）肠源性：见于各种肠道疾病及先天性乳糖酶缺乏症、蔗糖酶缺乏症、短肠综合征等。

（3）肝源性：见于重症肝炎、肝硬化、肝癌等。

（4）胰源性：见于慢性胰腺炎、胰腺癌、胰腺大部切除术后及胰瘘等。

（5）胆源性：见于慢性胆囊炎、胆囊癌、胆囊切除术后、胆道功能障碍综合征、原发性胆汁性肝硬化、原发性硬化性胆管炎、肝胆管癌等。

3. 营养物质利用障碍　见于糖尿病。

4. 营养物质消耗增加　见于内分泌代谢性疾病、慢性消耗性疾病、大面积烧伤、高热。

5. 减肥

6. 体质性消瘦

二、伴随症状

1. 伴有吞咽困难　见于口、咽及食管疾病。

2. 伴有上腹部不适、疼痛　见于慢性胃炎、胃十二指肠溃疡、胃癌及胆囊、胰腺等疾病。

3. 伴有下腹部不适、疼痛　见于慢性肠炎、慢性痢疾、肠结核及肿瘤等。

4. 伴有上腹痛、呕血　见于胃十二指肠溃疡、胃癌等。

5. 伴有黄疸　见于肝、胆、胰等疾病。

6. 伴有腹泻　见于慢性肠炎、慢性痢疾、肠结核、倾倒综合征及乳糖酶缺乏症等。

7. 伴有便血　见于炎症性肠病、肝硬化、胃癌等。

8. 伴有咯血　见于肺结核、肺癌等。

9. 伴有发热　见于慢性感染、肺结核及肿瘤等。

10. 伴有多尿、多饮、多食　见于糖尿病。

11. 伴有畏热、多汗、心悸、震颤、多动　见于甲状腺功能亢进症。

12. 伴有皮肤黏膜色素沉着、低血压　见于肾上腺皮质功能减退症。

13. 伴有情绪低落、自卑、食欲缺乏　见于抑郁症。

第二十七节　头　　痛

头痛是指眉弓、耳郭上部、枕外隆突连线以上部位的疼痛。

一、病因

1. 颅脑病变

（1）感染：如脑膜炎、脑膜脑炎、脑炎、脑脓肿等。

（2）血管病变：如蛛网膜下腔出血、脑出血、脑血栓形成、脑栓塞、高血压脑病、脑供血不足、脑血管畸形等。

（3）占位性病变：如脑肿瘤、颅内转移瘤、颅内囊虫病或包虫病等。

（4）颅脑外伤：如脑震荡、脑挫伤、硬膜下血肿、颅内血肿、脑外伤后遗症。

（5）其他：如腰椎穿刺后及腰椎麻醉后头痛。

2. 颅外病变

（1）颅骨疾病：颅底凹陷症、颅骨肿瘤。

（2）颈部疾病：颈椎病等。

（3）神经痛：三叉神经、舌咽神经及枕神经痛。

（4）其他：眼、耳、鼻和牙疾病所致的头痛。

3. 全身性疾病

（1）急性感染：如流感、伤寒、肺炎等发热性疾病。

（2）心血管疾病：如高血压、心力衰竭。

（3）中毒：如铅、酒精、一氧化碳、有机磷、药物（如颠茄、水杨酸类）等中毒。

（4）其他：尿毒症、低血糖、肺性脑病、系统性红斑狼疮、月经及绝经期头痛、中暑等。

4. 精神心理因素　抑郁、焦虑等精神障碍。

二、发生机制

1. 血管因素　颅内外血管的收缩、扩张以及血管受牵引或伸展均可导致头痛。

2. 脑膜受刺激或牵拉

3. 神经因素　传导痛觉的脑神经和颈神经被刺激、挤压或牵拉均可引起头痛。

4. 头、颈部肌肉的收缩

5. 牵涉性因素

6. 神经功能因素

三、临床表现

头痛的表现，往往根据病因不同而有其不同的特点。

1. 发病情况

（1）急性起病并有发热者常为感染性疾病所致。

（2）急剧的头痛，持续不减，并有不同程度的意识障碍而无发热者，提示颅内血管性疾病。

（3）长期的反复发作头痛或搏动性头痛，多为血管性头痛（如偏头痛）或神经症。

（4）慢性进行性头痛并有颅内压增高的症状（如呕吐、缓脉、视盘水肿）应注意颅内占位性病变。

2. 头痛部位

（1）偏头痛及丛集性头痛多在一侧。

（2）颅内病变的头痛常为深在性且较弥散，头痛部位不一定与病变部位一致，但多向病灶同侧放射。

（3）高血压引起的头痛多在额部或整个头部。

（4）全身性或颅内感染性疾病的头痛，多为全头部痛。

（5）蛛网膜下腔出血或脑脊髓膜炎除头痛外尚有颈痛。

（6）眼源性头痛为浅在性且局限于眼眶、前额或颞部。

（7）鼻源性或牙源性也多为浅表性疼痛。

3. 头痛的程度与性质 头痛的程度一般分轻、中、重三种，但与病情的轻重并无平行关系。

（1）三叉神经痛、偏头痛及脑膜刺激的疼痛剧烈。

（2）脑肿瘤的头痛多为中度或轻度。

（3）高血压性、血管性及发热性疾病的头痛，往往带搏动性。

（4）神经功能性头痛颇剧烈，多呈电击样痛或刺痛。

（5）肌肉收缩性头痛多为重压感、紧箍感或钳夹样痛。

4. 头痛出现的时间与持续时间

（1）颅内占位性病变往往清晨加剧。

（2）鼻窦炎的头痛也常发生于清晨或上午。

（3）丛集性头痛常在晚间发生。

（4）女性偏头痛常与月经期有关。

（5）脑肿瘤的头痛多为持续性，可有长短不等的缓解期。

5. 加重、减轻或激发头痛的因素

（1）咳嗽、打喷嚏、摇头、俯身可使颅内高压性头痛、血管性头痛、颅内感染性头痛及脑肿瘤性头痛加剧。

（2）低颅压性头痛可在坐位或立位时出现，卧位时减轻或缓解。

（3）颈肌急性炎症所致的头痛可因颈部运动而加剧。

（4）慢性或职业性的颈肌痉挛所致的头痛，可因活动按摩颈肌而逐渐缓解。

四、伴随症状

1. 头痛伴剧烈呕吐　见于颅内压增高，头痛在呕吐后减轻者见于偏头痛。

2. 头痛伴眩晕　见于小脑肿瘤、椎-基底动脉供血不足。

3. 头痛伴发热　见于感染性疾病，包括颅内或全身性感染。

4. 慢性进行性头痛出现精神症状　应注意颅内肿瘤。

5. 慢性头痛突然加剧并有意识障碍　提示可能发生脑疝。

6. 头痛伴视力障碍　见于青光眼或脑肿瘤。

7. 头痛伴脑膜刺激征　提示有脑膜炎或蛛网膜下腔出血。

8. 头痛伴癫痫发作　见于脑血管畸形、脑内寄生虫病或脑肿瘤。

第二十八节　眩　晕

眩晕是患者感到自身或周围环境物体旋转或摇动的一种主

观感觉障碍，常伴有客观的平衡障碍，一般无意识障碍。

一、发生机制

人体通过视觉、本体觉和前庭器官分别将躯体位置的信息经感觉神经传入中枢神经系统，整合后做出位置的判断，并通过运动神经传出，调整位置，维持平衡。其中任何传入环节功能异常都会出现判断错误，产生眩晕。

二、病因与临床表现

1. 周围性眩晕（耳性眩晕）　　内耳前庭至前庭神经颅外段之间的病变所引起的眩晕。

（1）梅尼埃病：以发作性眩晕伴耳鸣、听力减退及眼球震颤为主要特点，严重时可伴有恶心、呕吐、面色苍白和出汗，发作多短暂，很少超过 2 周。

（2）迷路炎：多由于中耳炎并发，症状同上，检查发现鼓膜穿孔。

（3）内耳药物中毒：常由链霉素、庆大霉素及其同类药物中毒性损害所致。多为渐进性眩晕伴耳鸣、听力减退，常先有口周及四肢发麻等。水杨酸制剂、喹宁、某些镇静安眠药（氯丙嗪、哌替啶等）亦可引起。

（4）前庭神经元炎：多在发热或上呼吸道感染后突然出现眩晕，伴恶心、呕吐，一般无耳鸣及听力减退。持续时间较长，可达 6 周，痊愈后很少复发。

（5）位置性眩晕：患者头部处在一定位置时出现眩晕和眼球震颤，多数不伴耳鸣及听力减退。可见于迷路和中枢病变。

（6）晕动病：见于晕船、晕车等，常伴恶心、呕吐、面色苍白、出冷汗等。

2. 中枢性眩晕（脑性眩晕）　　前庭神经颅内段、前庭神经核及其纤维联系、小脑、大脑等的病变所引起的眩晕。

（1）颅内血管性疾病：多有眩晕、头痛、耳鸣等症状，高血压脑病可有恶心、呕吐，重者抽搐或昏迷。

（2）颅内占位性病变：除有眩晕外，常有进行性耳鸣和听力下降、头痛、复视等。

（3）颅内感染性疾病：除神经系统临床表现外，尚有感染症状。

（4）颅内脱髓鞘疾病及变性疾病：常以肢体疼痛、感觉异常及无力为首发症状。

（5）癫痫。

3. 其他原因

（1）心血管疾病：低血压、高血压、阵发性心动过速、房室传导阻滞等。

（2）血液病：各种原因所致贫血、出血等。

（3）中毒性：急性发热性疾病、尿毒症、严重肝病、糖尿病等。

（4）眼源性：眼肌麻痹，屈光不正。

（5）头部或颈椎损伤后。

（6）神经症。

以上病症可有眩晕，但无真正旋转感，一般不伴听力减退、眼球震颤，少有耳鸣。

三、伴随症状

1. 伴耳鸣、听力下降　见于前庭器官疾病、第八对脑神经病及肿瘤。

2. 伴恶心、呕吐　见于梅尼埃病、晕动病。

3. 伴共济失调　见于小脑、颅后凹或脑干病变。

4. 伴眼球震颤　见于脑干病变、梅尼埃病。

第二十九节 晕 厥

晕厥亦称昏厥，由于一时性广泛性脑供血不足所致的短暂意识丧失状态。发作时患者因肌张力消失不能保持正常姿势而倒地。多突然发作，迅速恢复，很少有后遗症。

一、病因

1. 血管舒缩障碍 见于单纯性晕厥、直立性低血压、颈动脉窦综合征、排尿性晕厥、咳嗽性晕厥及疼痛性晕厥等。

2. 心源性晕厥 见于严重心律失常、心脏排血受阻及心肌缺血性疾病等。最严重的为阿-斯综合征。

3. 脑源性晕厥 见于脑动脉粥样硬化、短暂性脑缺血发作、偏头痛、无脉症、慢性铅中毒性脑病等。

4. 血液成分异常 见于低血糖、换气过度综合征、重症贫血及高原晕厥等。

二、发生机制和临床表现

1. 血管舒缩障碍

（1）单纯性晕厥（血管抑制性晕厥）：多见于年青体弱女性，发作常有明显诱因（如疼痛、情绪紧张、恐惧、轻微出血、各种穿刺及小手术等）。由于各种刺激通过迷走神经反射，引起短暂的血管床扩张，回心血量减少、心输出血量减少、血压下降导致脑供血不足所致。

（2）直立性低血压：表现为在体位骤变，主要由卧位或蹲位突然站起时发生晕厥。发生机制可能是由于下肢静脉张力低，血液蓄积于下肢、周围血管扩张淤血或血液循环反射调节障碍等因素，使回心血量减少、心输出量减少、血压下降导致脑供血不足所致。

（3）颈动脉窦综合征：颈动脉窦附近病变如局部动脉硬化、动脉炎、颈动脉窦周围淋巴结炎或淋巴结肿大、肿瘤以及瘢痕压迫或颈动脉窦受刺激，致迷走神经兴奋、心率减慢、心输出量减少、血压下降致脑供血不足。可表现为发作性晕厥或伴有抽搐。常见的诱因有用手压迫颈动脉窦、突然转头、衣领过紧等。

（4）排尿性晕厥：多见于青年男性，在排尿中或排尿结束时发作，持续1~2分钟，自行苏醒、无后遗症。可能因自身自主神经不稳定，体位骤变（夜间起床），排尿时屏气动作或通过迷走神经反射致心输出量减少、血压下降、脑缺血等。

（5）咳嗽性晕厥：见于慢性肺部疾病患者，剧烈咳嗽后发生。机制可能是剧咳时胸腔内压力增加，静脉血回流受阻，心输出量降低、血压下降、脑缺血所致，亦有认为剧烈咳嗽时脑脊液压力迅速升高，对大脑产生震荡作用所致。

（6）舌咽神经痛性晕厥：疼痛刺激迷走神经而引起心率减低和血压下降而导致晕厥。

（7）其他因素：如剧烈疼痛，下腔静脉综合征（晚期妊娠和腹腔巨大肿物压迫），食管、纵隔疾病，胸腔疾病，胆绞痛，支气管镜检查时由于血管舒缩功能障碍或迷走神经兴奋，导致晕厥。

2. 心源性晕厥　由于心脏病心排血量突然减少或心脏骤停，导致脑组织缺氧而发生。最严重的为 Adams – Stokes 综合征，主要表现是在心脏骤停5~10秒出现晕厥。

3. 脑源性晕厥　由于脑部血管或主要供应脑部血液的血管发生循环障碍，导致一时性广泛性脑供血不足所致。如脑动脉硬化、高血压、偏头痛及颈椎病时基底动脉舒缩障碍、各种原因所致的脑动脉微栓塞、动脉炎等病变均可出现晕厥。

4. 血液成分异常

（1）低血糖综合征：由于血糖低而影响大脑的能量供应所致，表现为头晕、乏力、饥饿感、恶心、出汗、震颤、神志恍惚、晕厥甚至昏迷。

（2）通气过度综合征：由于情绪紧张或癔病发作时，呼吸急促、换气过度，二氧化碳排出增加，导致呼吸性碱中毒、脑部毛细血管收缩、脑缺氧，表现为头晕、乏力、颜面四肢针刺感，并因可伴有血钙降低而发生手足搐搦。

（3）重度贫血：是由于血氧饱和度低下而在用力时发生晕厥。

（4）高原晕厥：是由于短暂缺氧所引起。

三、伴随症状

1. 伴有明显的自主神经功能障碍　见于血管抑制性晕厥或低血糖性晕厥。

2. 伴有面色苍白、发绀、呼吸困难　见于急性左心衰竭。

3. 伴有心率和心律明显改变　见于心源性晕厥。

4. 伴有抽搐者　见于中枢神经系统疾病、心源性晕厥。

5. 伴有头痛、呕吐、视听障碍　见于中枢神经系统疾病。

6. 伴有发热、水肿、杵状指　见于心肺疾病。

7. 伴有呼吸深而快、手足发麻、抽搐　见于换气过度综合征、癔病等。

8. 伴有心悸、乏力、出汗、饥饿感　见于低血糖性晕厥。

第三十节　抽搐与惊厥

抽搐与惊厥均属于不随意运动。抽搐是指全身或局部成群骨骼肌非自主的抽动或强烈收缩，常可引起关节运动和强直。当肌群收缩表现为强直性和阵挛性时，称为惊厥。惊厥表现的抽搐一般为全身性、对称性、伴有或不伴有意识丧失。

一、病因

1. 脑部疾病

（1）感染：脑炎、脑膜炎、脑脓肿等。

（2）外伤：产伤、颅脑外伤等。

（3）肿瘤。

（4）血管疾病：脑出血、蛛网膜下腔出血、高血压脑病、脑栓塞、脑血栓形成、脑缺氧等。

（5）寄生虫病：脑型疟疾、脑血吸虫病、脑囊虫病等。

（6）其他。

2. 全身性疾病

（1）感染：急性胃肠炎、中毒型菌痢、链球菌败血症、中耳炎、百日咳、狂犬病、破伤风等。小儿高热惊厥主要由急性感染所致。

（2）中毒：包括内源性，如尿毒症、肝性脑病；外源性，如酒精、苯、砷、重金属、阿托品、有机磷等中毒。

（3）心血管疾病：高血压脑病或 Adams - Stokes 综合征等。

（4）代谢障碍：低血糖、低钙及低镁血症等。低血钙可表现为典型的手足搐搦症。

（5）风湿病：系统性红斑狼疮、脑血管炎等。

（6）其他：突然撤停安眠药、抗癫痫药、溺水、窒息、触电等。

3. 神经官能症　如癔病性抽搐和惊厥。

二、发生机制

尚未完全明了，可能是由于运动神经元的异常放电所致，与多种因素相关，如代谢、营养、脑皮质肿物或瘢痕等激发，与遗传、免疫、内分泌、微量元素、精神因素等有关。

三、临床表现

由于病因不同，抽搐和惊厥的临床表现形式也不一样，通常可分为全身性和局限性两种。

1. 全身性抽搐 全身骨骼肌痉挛为主要表现。

（1）癫痫大发作：表现为患者突然意识模糊或丧失，全身强直、呼吸暂停，继而四肢发生阵挛性抽搐，呼吸不规则，大小便失控，发绀，发作约半分钟自行停止，也可反复发作或呈持续状态者。可有瞳孔散大，对光反射消失或迟钝、病理反射阳性等。

（2）癔病性发作：发作前常有一定的诱因，如生气、情绪激动或各种不良刺激，发作样式不固定，时间较长，没有舌咬伤和大小便失控。

2. 局限性抽搐 身体某一局部连续性肌肉收缩为主要表现，大多见于口角、眼睑、手足等。而手足搐搦症则表现间歇性双侧强直性肌痉挛，以上肢手部最典型，呈"助产士手"表现。

四、伴随症状

1. 伴发热 见于小儿的急性感染、胃肠功能紊乱。须注意惊厥也可引起发热。

2. 伴血压增高 见于高血压、肾炎、子痫、铅中毒等。

3. 伴脑膜刺激征 见于脑膜炎、脑膜脑炎、假性脑膜炎、蛛网膜下腔出血等。

4. 伴瞳孔扩大与舌咬伤 见于癫痫大发作。

5. 惊厥发作前有剧烈头痛 见于高血压、急性感染、蛛网膜下腔出血、颅脑外伤、颅内占位性等。

6. 伴意识丧失　见于癫痫大发作、重症颅脑疾病等。

第三十一节　意识障碍

意识障碍是指人对周围环境及自身状态的识别和觉察能力出现障碍。多由于高级神经中枢功能活动（意识、感觉和运动）受损所引起，可表现为嗜睡、意识模糊和昏睡，严重的意识障碍为昏迷。

一、病因

1. 重症急性感染　败血症、肺炎、中毒型菌痢、伤寒、斑疹伤寒、恙虫病和颅脑感染等。

2. 颅脑非感染性疾病

（1）脑血管疾病：脑缺血、脑出血、蛛网膜下腔出血、脑血栓形成、高血压脑病等。

（2）脑占位性疾病：脑肿瘤、脑脓肿等。

（3）颅脑损伤：脑震荡、脑挫裂伤、颅内血肿、颅骨骨折等。

（4）癫痫。

3. 内分泌与代谢障碍　尿毒症、肝性脑病、肺性脑病、甲状腺危象、低血糖等。

4. 心血管疾病　重度休克、心律失常引起 Adams - Stokes 综合征等。

5. 水、电解质平衡紊乱　低钠血症、碱中毒、酸中毒等。

6. 外源性中毒　安眠药、有机磷杀虫药、氰化物、一氧化碳、酒精和吗啡等中毒。

7. 物理性及缺氧性损害　高温中暑、触电、高山病等。

二、发生机制

由于脑缺血、缺氧、葡萄糖供给不足、酶代谢异常等因素可引起脑细胞代谢紊乱，从而导致网状结构功能损害和脑活动功能减退，均可产生意识障碍。

三、临床表现

意识障碍可有下列不同程度的表现。

1. 嗜睡 最轻的意识障碍，患者陷入持续的睡眠状态，可被唤醒，并能正确回答和做出各种反应，但当刺激去除后很快又再入睡。

2. 意识模糊 意识水平轻度下降，较嗜睡为深。患者能保持简单的精神活动，但对时间、地点、人物的定向能力发生障碍。

3. 昏睡 接近于人事不省。患者处于熟睡状态，不易唤醒。在强烈刺激下（如压迫眶上神经、摇动患者身体等）可被唤醒，但很快又再入睡。醒时答话含糊或答非所问。

4. 昏迷 严重的意识障碍，表现为意识持续的中断或完全丧失。可分为三阶段。

（1）轻度昏迷：意识大部分丧失，无自主运动，对声、光刺激无反应，对疼痛刺激尚可出现痛苦的表情或肢体退缩等防御反应。角膜反射、瞳孔对光反射、眼球运动、吞咽反射等可存在。

（2）中度昏迷：对周围事物及各种刺激均无反应，对于剧烈刺激可出现防御反射。角膜反射减弱，瞳孔对光反射迟钝，眼球无转动。

（3）深度昏迷：全身肌肉松弛，对各种刺激全无反应。深、浅反射均消失。

5. 谵妄 以兴奋性增高为主的高级神经中枢急性活动失调状态，称谵妄。临床上表现为意识模糊、定向力丧失、感觉错乱（幻觉、错觉）、躁动不安、言语杂乱。

四、伴随症状

1. 伴发热 先发热然后有意识障碍可见于重症感染性疾病；先有意识障碍然后有发热，见于脑出血、蛛网膜下腔出血、巴比妥类药物中毒等。

2. 伴呼吸缓慢 是呼吸中枢受抑制的表现，见于吗啡、巴比妥类、有机磷杀虫药中毒，银环蛇咬伤等。

3. 伴瞳孔散大 见于颠茄类、酒精、氰化物等中毒以及癫痫、低血糖状态等。

4. 伴瞳孔缩小 见于吗啡类、巴比妥类、有机磷杀虫药等中毒。

5. 伴心动过缓 见于颅内高压症、房室传导阻滞以及吗啡类、毒覃等中毒。

6. 伴高血压 见于高血压脑病、脑血管意外、肾炎尿毒症等。

7. 伴低血压 见于各种原因的休克。

8. 伴皮肤黏膜改变 出血点、瘀斑和紫癜等可见于严重感染和出血性疾病；口唇呈樱桃红色提示一氧化碳中毒。

9. 伴脑膜刺激征 见于脑膜炎、蛛网膜下腔出血等。

第三十二节 情感症状

引起大脑结构和功能异常的原因：器质性的因素、其他的生物学因素、社会心理因素。

精神检查的方法主要是面谈和观察。通过面谈全面了解患者、了解患者所处的环境、了解患者病态的内心体验、同时观察患者的言谈、表情、动作行为等。

一、抑郁

问诊要点

1. 起病年龄、病前性格、有无诱因、起病形式、周期性和季节性、精神障碍家族史。

2. 发病前有无感染、发热、颅脑外伤、躯体疾病病史，有无酒精或精神活性物质使用史。

3. 具体临床症状，以及有无自杀观念和自伤、自杀行为。

4. 伴随症状，如认知功能、精神病性症状、躯体症状等。

二、焦虑

问诊要点

1. 焦虑与性别、个性、生活压力的关系。

2. 焦虑的起病情况。

小结速览

常见症状 — 病因

- 皮肤黏膜出血：血管壁功能异常、血小板异常、凝血功能障碍
- 心悸：心脏搏动增强、心律失常、心脏神经症
- 恶心与呕吐：反射性、中枢性
- 腹泻：急性腹泻、慢性腹泻
- 头痛：颅脑病变、颅外病变、全身性疾病与精神心理因素

常见症状

├─ 发生机制
│   ├─ 呼吸困难：肺源性、心源性、中毒性、神经精神性和血源性
│   ├─ 腹痛：内脏性、躯体性、牵涉痛
│   ├─ 黄疸：溶血性、肝细胞性、阻塞性
│   ├─ 眩晕：梅尼埃病、迷路炎、药物中毒性、晕动病、椎-基底动脉供血不足
│   └─ 晕厥：血管舒缩障碍、心源性、脑源性、血液成分异常
│
├─ 临床表现
│   ├─ 发热分度：低热、中等度热、高热与超高热
│   ├─ 水肿：心源性、肾源性、肝源性、营养不良性和黏液性水肿的不同表现
│   ├─ 咳嗽的时间、规律、色
│   ├─ 痰的性质和痰量
│   ├─ 呕血与黑便的临床意义
│   ├─ 血尿：颜色改变、分段尿异常、镜下血尿、症状性、无症状性
│   ├─ 少尿、无尿、多尿
│   │   ├─ 少尿：24小时尿量少于400ml，或每小时尿量少于17ml
│   │   ├─ 无尿：24小时尿量少于100ml，12小时完全无尿
│   │   └─ 多尿：24小时尿量超过2500ml
│   ├─ 抽搐与惊厥：全身性抽搐、局限性抽搐
│   └─ 意识障碍：嗜睡、意识模糊、昏睡、昏迷
│
├─ 伴随症状
│   ├─ 发绀：伴呼吸困难、杵状指、意识障碍及衰竭
│   ├─ 胸痛：伴咳嗽、呼吸困难、咯血、苍白等
│   ├─ 吞咽困难：伴声嘶、呛咳、呃逆、胸骨后疼痛等
│   ├─ 腹痛：伴发热、寒战、黄疸、休克、呕吐、反酸、腹泻、血尿
│   └─ 黄疸：伴发热、上腹剧烈疼痛、肝大、伴胆囊增大等
│
└─ 鉴别诊断
    ├─ 心源性水肿和肾源性水肿的鉴别
    └─ 咯血和呕血的鉴别

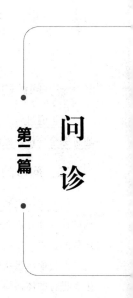

第二篇

问诊

> ● **重点** 问诊的意义。
> ○ **难点** 问诊的方法与技巧。
> ★ **考点** 问诊的内容。

第一章 问诊的重要性与医德要求

一、问诊的定义

医生通过对患者或相关人员的系统询问而得到的病史资料，通过综合分析而做出临床判断的一种诊法。

二、问诊的意义

问诊是病史采集的主要手段。病史的完整性和准确性对疾病的诊断和处理有很大的影响。通过问诊所获取的资料对了解疾病的发生、发展，诊治经过，既往健康状况和曾患疾病的情况及对目前所患疾病的诊断具有极其重要的意义，也为随后对患者进行的体格检查和各种诊断性检查的安排提供了最重要的基本资料。

采集病史是医生诊治患者的第一步，其重要性还在于它是医患沟通、建立良好医患关系的最重要时机，正确的方法和良好的问诊技巧，使患者感到医生的亲切和可信，有信心与医生合作，这对诊治疾病也十分重要。

三、问诊的医德要求

1. 严肃认真。

2. 保护隐私。

3. 对任何患者一视同仁

4. 对同道不随意评价。

5. 患者教育和健康指导。

第二章 问诊的内容

1. 一般项目 包括姓名、性别、年龄、籍贯、出生地、民族、婚姻、通讯地址、电话号码、工作单位、职业、入院日期、记录日期、病史陈述者及可靠程度等。

2. 主诉 为患者感受最主要的痛苦或最明显的症状和(或)体征，也就是本次就诊最主要的原因及其持续时间。主诉应用一两句话加以概括，并同时注明主诉自发生到就诊的时间，要简明，应尽可能用患者自己描述的症状，而不是医生对患者的诊断用语。

3. 现病史 是病史中的主体部分，它记述患者患病后的全过程，即发生、发展、演变和诊治经过。可按以下的内容和程序询问。

（1）起病情况与患病的时间。

（2）主要症状的特点。

（3）病因与诱因。

（4）病情的发展与演变。

（5）伴随病状。

（6）诊治经过。

（7）病程中的一般情况。

4. 既往史 包括患者既往的健康状况和过去曾经患过的疾病（包括各种传染病）、外伤手术、预防注射、过敏，特别是与目前所患疾病有密切关系的情况。

5. 系统回顾 系统回顾可以帮助医师在短时间内扼要地了解患者除现在所患疾病以外的其他各系统是否发生目前尚存在或已痊愈的疾病，以及这些疾病与本次疾病之间是否存在着因果关系。

系统回顾可按照呼吸系统、循环系统、消化系统、泌尿系统、血液系统、内分泌及代谢系统、神经系统、肌肉骨骼系统进行。

6. 个人史

（1）社会经历：包括出生地、居住地区和居留时间（尤其是疫源地和地方病流行区）、受教育程度、经济生活和业余爱好等。

（2）职业及工作条件：包括工种、劳动环境、对工业毒物的接触情况及时间。

（3）习惯与嗜好：起居与卫生习惯、饮食的规律与质量。烟酒嗜好时间与摄入量，以及其他异嗜物和麻醉药品、毒品等。

（4）冶游史：是否患过淋病性尿道炎、尖锐湿疣、下疳等。

7. 婚姻史 包括未婚或已婚、结婚年龄、配偶健康状况、性生活情况、夫妻关系等。

8. 月经史和生育史 包括月经初潮的年龄、月经周期和经期天数、经血的量和颜色、经期症状、有无痛经与白带、末次月经日期、闭经日期、绝经年龄。记录格式如下。

$$初潮年龄 \frac{行经期（天）}{月经周期（天）} 末次月经时间（LMP）或绝经年龄$$

妊娠与生育次数，人工或自然流产的次数，有无死产、手术产、围产期感染及计划生育状况等。对男性患者也应询问是否患过影响生育的疾病。

9. 家族史 询问双亲与兄弟、姐妹及子女的健康与疾病情况，特别应询问是否有与患者同样的疾病，有无与遗传有关的疾病。

第三章 问诊的方法与技巧

第一节 问诊的基本方法与技巧

1. 消除患者的紧张情绪。
2. 尽可能让患者充分陈述和强调他认为重要的感受。
3. 追溯首发症状开始的确切时间、直到目前的演变过程。
4. 根据具体情况采用不同类型的提问。
5. 提问时要注意系统性和目的性。
6. 避免医学术语。

第二节 重点问诊的方法

重点病史采集是指针对就诊的最主要或"单个"问题来问诊，并收集除现病史外的其他病史部分中与该问题密切相关的资料。

第三节 特殊情况的问诊技巧

特殊情况主要包括：缄默与忧伤、焦虑与抑郁、多话与唠叨、愤怒与敌意、多种症状并存、说谎和对医师不信任、文化程度低下和语言障碍、重危和晚期患者、残疾患者、老年人、儿童、精神疾病患者。

小结速览

问诊
的
内容

一般项目：姓名、性别、年龄等

主诉：主要症状＋时间

现病史：病史中的主体部分

既往史：患者既往的健康状况和过去曾经患过的疾病

系统回顾：可按照呼吸系统、循环系统、消化系统、
　　　　　泌尿系统、血液系统、内分泌系统及代谢系统、
　　　　　神经系统、肌肉骨骼系统进行

个人史：社会经历、职业与工作习惯、生活习惯与嗜
　　　　好、冶游史等

婚姻史：未婚或已婚、结婚年龄等

月经史和生育史：初潮年龄（行经期/月经周期）末次
　　　　　　　　月经时间（LMP）或绝经年龄、妊娠与
　　　　　　　　生育次数等

家族史：询问双亲与兄弟、姐妹及子女的健康与疾病
　　　　情况等

第三篇

体格检查

第一章 基本方法

● **重点** 常用触诊方法的注意事项。

○ **难点** 间接叩诊法。

★ **考点** 常用触诊方法的适用范围、叩诊的方法及常见叩诊音。

体格检查是指医师运用自己的感官和借助于传统或简便的检查工具，如体温表、血压计、叩诊锤、听诊器、检眼镜等，来客观地了解和评估患者身体状况的一系列最基本的检查方法。

体格检查的方法有五种：即视诊、触诊、叩诊、听诊和嗅诊。

第一节 视 诊

视诊是医师用眼睛观察患者全身或局部表现的诊断方法。可用于全身一般状态和许多体征的检查，局部视诊可了解患者身体各部分的改变。特殊部位的视诊需借助于某些仪器如耳镜、鼻镜、检眼镜及内镜等进行检查。

第二节 触 诊

触诊是医师通过手接触被检查部位时的感觉来进行判断的一种方法。触诊的适用范围很广，尤以腹部检查更为重要。手指指腹对触觉较为敏感，掌指关节部掌面皮肤对震动较为敏感，手背皮肤对温度较为敏感，触诊时多用这些部位。触诊方法包括浅部触诊法和深部触诊法。

一、触诊方法

（一）浅部触诊法

适用于体表浅在病变（关节、软组织、浅部动脉、浅部静脉、浅部神经、阴囊、精索等）的检查和评估。腹部浅部触诊可触及的深度约为1cm。触诊时，将一手放在被检查部位，用掌指关节和腕关节的协同动作以旋转或滑动方式轻压触摸。

（二）深部触诊法

主要用于检查和评估腹腔病变和脏器情况。腹部深部触诊法触及的深度常常在2cm以上，有时可达4～5cm。根据检查目的和手法不同可分为深部滑行触诊法、双手触诊法、深压触诊法及冲击触诊法等。

1. 深部滑行触诊法　常用于腹腔深部包块和胃肠病变的检查。

2. 双手触诊法　用于肝、脾、肾和腹腔肿物的检查。

3. 深压触诊法　用于探测腹腔深在病变的部位或确定腹腔压痛点。

4. 冲击触诊法　只用于大量腹腔积液时肝、脾及腹腔包块难以触及者。

二、触诊注意事项

1. 检查前医生要向患者讲清触诊的目的，消除患者的紧张情绪，取得患者的密切配合。

2. 医生手应温暖，手法应轻柔，以免引起肌肉紧张，影响检查效果。在检查过程中，应随时观察患者表情。

3. 患者应采取恰当的体位。通常取仰卧位，双手置于体侧，双腿稍弯曲，腹肌尽可能放松。检查肝、脾、肾时也可嘱患者取侧卧位。

4. 腹部检查前，应嘱患者排尿，以免将充盈的膀胱误认为腹腔包块，有时也须排便后检查。

5. 触诊时医生应手脑并用，边检查边思索。应注意病变的部位、特点、毗邻关系，以明确病变的性质和来源。

第三节　叩　　诊

叩诊是用手指叩击身体表面某一部位，使之震动而产生音响，根据震动和声响的特点来判断被检查部位的脏器状态有无异常的一种方法。

1. 直接叩诊法　医师右手中间三手指并拢，用其掌面直接拍击被检查部位，借助于拍击的反响和指下的震动感来判断病变情况的方法称为直接叩诊法。适用于胸部和腹部范围较广泛的病变，如胸膜粘连或增厚、大量胸水或腹水及气胸等。

2. 间接叩诊法　为应用最多的叩诊方法。医师将左手中指第二指节紧贴于叩诊部位，其他手指稍微抬起，勿与体表接触；右手指自然弯曲，用中指指端叩击左手中指末端指关节处或第二节指骨的远端。叩诊时被叩击部位产生的反响称为叩诊音。在临床上叩诊音可分为五种。

叩诊音	音响强度	音调	持续时间	正常可出现的部位
实音	弱	高	短	实质脏器部分
浊音	较强	较高	较短	心肝等被肺缘覆盖的部分
清音	强	低	长	正常肺
过清音	更强	更低	更长	肺气肿
鼓音	强	高	较长	腹部和胃泡区

第四节　听　诊

1. 听诊可分为直接听诊和间接听诊。直接听诊法只有在某些特殊和紧急情况下才会采用。间接听诊法使用听诊器进行听诊。

2. 听诊的注意事项

（1）听诊环境要安静，避免干扰；要温暖、避风，以免患者由于肌束颤动而出现的附加音。

（2）切忌隔着衣服听诊，体件应直接接触皮肤。

（3）应根据病情和听诊的需要，嘱患者采取适当的体位。

（4）要正确使用听诊器。听诊器通常由耳件、体件和软管三部分组成。体件有钟型和膜型两种类型，钟型体件适用于听取低调声音，如二尖瓣狭窄的隆隆样舒张期杂音；膜型体件适用于听取高调声音，如主动脉瓣关闭不全的杂音及呼吸音、肠鸣音等。

（5）听诊时注意力要集中，听肺部时要摒除心音的干扰，听心音时要摒除呼吸音的干扰。

第五节　嗅　诊

嗅诊通过嗅觉来判断发自患者的异常气味与疾病之间关系。

汗液	酸性	风湿热和长期服用水杨酸、阿司匹林等患者
	狐臭味	腋臭等患者
痰液	恶臭味	厌氧菌感染，见于支气管扩张症或肺脓肿
脓液	恶臭	气性坏疽

续表

呕吐物	粪便味	长期剧烈呕吐或肠梗阻患者
	杂有脓液并有烂苹果味	胃坏疽
粪便	腐败性臭味	消化不良或胰腺功能不良者
	腥臭味	细菌性痢疾
	肝腥味	阿米巴性痢疾
尿	浓烈氨味	膀胱炎
呼吸	刺激性蒜味	有机磷杀虫药中毒
	烂苹果味	糖尿病酮症酸中毒
	氨味	尿毒症
	肝腥味	肝性脑病

小结速览

基本方法
- 视诊：通过眼睛观察患者全身或局部表现的诊断方法
- 触诊
  - 浅部触诊法：适用于体表浅在病变的检查与评估
  - 深部触诊法：主要用于检查和评估腹腔病变和脏器情况
- 叩诊
  - 直接叩诊法：适用于胸部和腹部范围较广泛的病变
  - 间接叩诊法：五种叩诊音包括实音、浊音、清音、过清音、鼓音
- 听诊
  - 直接听诊：特殊情况下使用
  - 间接听诊：听诊器
- 嗅诊：通过嗅觉来判断发自患者的异常气味与疾病之间关系

第二章 一般检查

- **●重点** 皮肤检查方法及临床意义。
- **●重点** 淋巴结检查。
- **★考点** 全身状态检查及临床意义。

第一节 全身状态

一、性别

1. 疾病的发生率与性别有关 如甲状腺疾病和系统性红斑狼疮以女性为多见，甲型血友病仅见于男性。

2. 疾病对性征的影响 肾上腺皮质肿瘤或长期使用肾上腺皮质激素，可导致女性患者出现男性化。肝硬化所致的睾丸功能受损，肾上腺皮质肿瘤及某些支气管肺癌可使男性患者乳房发育，以及其他第二性征等发生改变。

二、年龄

随着年龄的增长，机体出现生长发育、成熟、衰老等一系列改变，年龄与疾病的发生及预后有密切的关系。

三、生命体征

生命体征是评价生命活动存在与否及其质量的指标，包括体温、脉搏、呼吸和血压，体格检查时必须检查。

（一）体温

（1）口测法：正常值36.3～37.2℃。该法不能用于婴幼儿及神志不清者。

（2）肛测法：正常值36.5～37.7℃。该法多用于婴幼儿及神志不清者。

（3）腋测法：正常值36～37℃。该法最常用。

（二）呼吸

观察记录患者呼吸的节律性及每分钟次数。

（三）脉搏

观察记录患者脉搏的节律性及每分钟次数。

（四）血压

观察动脉血压的高低。

四、发育与体型

（一）发育

发育应通过患者年龄、智力和体格成长状态（包括身高、体重及第二性征）之间的关系进行综合评价。临床上的病态发育与内分泌的改变密切相关。

疾病	临床表现	发病机制
巨人症	体格异常高大	发育成熟前腺垂体功能亢进
垂体性侏儒症	体格异常矮小	发育成熟前垂体功能减退
呆小症	体格矮小和智力低下	发育成熟前甲状腺功能减退

性激素决定第二性征的发育，当性激素分泌受损，可导致

第二性征的改变。男性患者表现为上、下肢过长，骨盆宽大，无胡须、毛发稀少，皮下脂肪丰满，外生殖器发育不良，发音女声；女性患者出现乳房发育不良、闭经、体格男性化、多毛、皮下脂肪减少、发音男声。

（二）体型

1. 无力型　亦称瘦长型。体高肌瘦、颈细长、肩窄下垂、胸廓扁平、腹上角小于90°。

2. 正力型　亦称匀称型。身体各个部分结构匀称适中，腹上角90°左右。

3. 超力型　亦称矮胖型。体格粗壮、颈粗短、面红、肩宽平、胸围大、腹上角大于90°。

五、营养状态

营养状态异常通常采用肥胖和消瘦进行描述。最简便而迅速的方法是观察皮下脂肪如前臂屈侧或上臂背侧下1/3处充实程度。营养状态通常用良好、中等、不良三个等级对营养状态进行描述。临床上常见的营养状态异常包括营养不良和营养过度。

1. 营养不良　由于摄食不足或（和）消耗增多引起。当体重减轻至低于正常的10%时称为消瘦，极度消瘦者称为恶病质。营养不良的常见原因包括摄食障碍、消化障碍和消耗增多。

2. 营养过度　超过标准体重的20%以上者称为肥胖。我国标准，BMI≥28 kg/m^{2}为肥胖。按病因可分为原发性和继发性两种。

六、意识状态

1. 意识是大脑功能活动的综合表现，即对环境的知觉状态。

2. 正常人意识清晰，定向力正常，反应敏锐精确，思维和情感活动正常，语言流畅、准确、表达能力良好。

3. 意识障碍患者可出现兴奋不安、思维紊乱、语言表达能力减退或失常、情感活动异常、无意识动作增加等。根据意识障碍的程度可将其分为嗜睡、意识模糊、谵妄、昏睡以及昏迷。

七、语调与语态

1. 语调指言语过程中的音调。神经和发音器官的病变可使音调发生改变。

2. 语音障碍可分为失音（不能发音）、失语（不能言语，包括运动性失语和感觉性失语）和口吃。

3. 语态指言语过程中的节奏。语态异常指语言节奏紊乱，出现语言不畅，快慢不均、音节不清，见于震颤麻痹、舞蹈症、手足徐动症等。

八、面容与表情

面容是指面部呈现的状态；表情是在面部或姿态上思想感情的表现。常见的典型面容改变有以下几种。

1. 急性病容　面色潮红，兴奋不安，鼻翼扇动，口唇疱疹，表情痛苦。多见于急性感染性疾病，如肺炎球菌肺炎、疟疾、流行性脑脊髓膜炎等。

2. 慢性病容　面容憔悴，面色晦暗或苍白无华，目光暗淡。见于慢性消耗性疾病，如恶性肿瘤、肝硬化、严重结核病等。

3. 贫血面容　面色苍白，唇舌色淡，表情疲惫。见于各种原因所致的贫血。

4. 肝病面容　面色晦暗，额部、鼻背、双颊有褐色色素沉着。见于慢性肝脏疾病。

5. 肾病面容　面色苍白，眼睑、颜面水肿，舌色淡，舌缘有齿痕。见于慢性肾脏疾病。

6. 甲状腺功能亢进症面容　面容惊愕，眼裂增宽，眼球凸出，目光炯炯，兴奋不安，烦躁易怒。见于甲状腺功能亢进症。

7. 黏液性水肿面容　面色苍黄，颜面水肿，睑厚面宽，目光呆滞，反应迟钝，眉毛、头发稀疏，舌色淡、肥大。见于甲状腺功能减退症。

8. 二尖瓣面容　面色晦暗、双颊紫红、口唇轻度发绀。见于风湿性心瓣膜病二尖瓣狭窄。

9. 肢端肥大症面容　头颅增大、面部变长、下颌增大、向前突出、眉弓及两颧隆起、唇舌肥厚、耳鼻增大。见于肢端肥大症。

10. 伤寒面容　表情淡漠，反应迟钝呈无欲状态。见于肠伤寒、脑脊髓膜炎、脑炎等高热衰竭患者。

11. 苦笑面容　牙关紧闭，面肌痉挛，呈苦笑状。见于破伤风。

12. 满月面容　面圆如满月，皮肤发红，常伴痤疮和胡须生长。见于Cushing综合征及长期应用糖皮质激素者。

13. 面具面容　面部呆板、无表情，似面具样。见于震颤麻痹、脑炎等。

九、体位

1. 自主体位　身体活动自如，不受限制。

2. 被动体位　患者不能自己调整或变换身体的位置。

3. 强迫体位　患者为减轻痛苦，被迫采取某种特殊的体位。分为：

（1）强迫仰卧位：见于急性腹膜炎等。

（2）强迫俯卧位：见于脊柱疾病。

（3）**强迫侧卧位**：见于一侧胸膜炎或大量胸腔积液。

（4）**强迫坐位**：亦称端坐呼吸，患者坐于床沿上，以两手置于膝盖或扶持床边。该体位便于辅助呼吸肌参与呼吸运动，加大膈肌活动度，增加肺通气量，并减少回心血量和减轻心脏负担。多见于**充血性心力衰竭**等。

（5）**强迫蹲位**：患者在活动过程中，因呼吸困难和心悸而停止活动并采用蹲踞位或膝胸位以缓解症状。见于**先天性发绀型心脏病**。

（6）**强迫停立位**：在步行时心前区疼痛突然发作，患者常被迫立刻站住，并以右手按抚心前部位，待症状稍缓解后，才继续行走。见于**心绞痛**。

（7）**辗转体位**：患者辗转反侧，坐卧不安。见于**胆石症、胆道蛔虫症、肾绞痛**等。

（8）**角弓反张位**：患者颈及脊背肌肉强直，出现头向后仰，胸腹前凸，背过伸，躯干呈弓形。见于**破伤风及小儿脑膜炎**。

十、姿势

1. 姿势是指举止的状态。
2. 颈部活动受限提示颈椎疾病。
3. 充血性心力衰竭患者多愿采取坐位，当其后仰时可出现呼吸困难。
4. 腹部疼痛时可有躯干制动或弯曲，胃、十二指肠溃疡或胃肠痉挛性疼痛发作时，患者常捧腹而行。

十一、步态

步态指走动时所表现的姿态。典型异常步态见下表。

步态	临床表现	常见疾病
蹒跚步态	走路时身体左右摇摆似鸭行	佝偻病、大骨节病、进行性肌营养不良或先天性双侧髋关节脱位
醉酒步态	行走时躯干重心不稳，步态紊乱如醉酒状	小脑疾病、酒精及巴比妥中毒
共济失调步态	起步时一脚高抬，骤然垂落，且双目向下注视，两脚间距很宽，以防身体倾斜，闭目时则不能保持平衡	脊髓病变
慌张步态	起步后小步急速趋行，身体前倾，有难以止步之势	帕金森病
跨阈步态	由于踝部肌腱、肌肉弛缓，患足下垂，行走时必须抬高下肢才能起步	腓总神经麻痹
剪刀步态	由于双下肢肌张力增高，尤以伸肌和内收肌张力增高明显	脑性瘫痪与截瘫患者
间歇性跛行	步行中，因下肢突发性酸痛乏力，患者被迫停止行进，需稍休息后方能继续行进	高血压、动脉硬化

第二节 皮 肤

一、颜色

皮肤的颜色与毛细血管的分布、血液的充盈度、色素量的多少、皮下脂肪的厚薄有关。

1. 苍白　可由贫血、末梢毛细血管痉挛或充盈不足所致。

2. 发红　由于毛细血管扩张充血、血流加速、血量增加以及红细胞量增多所致。

3. 发绀

4. 黄染　皮肤黏膜发黄称为黄染，常见的原因见下表。

原因	黄疸	胡萝卜素增高	服用含有黄色素的药物
发生机制	血清内胆红素浓度增高而使皮肤黏膜乃至体液及其他组织黄染	过多食用胡萝卜、南瓜、橘子等可引起血中胡萝卜素增高	服用含有黄色素的药物如米帕林、呋喃类等引起
部位	首先出现于巩膜、硬腭后部及软腭黏膜上，随着血中胆红素浓度的继续增高、黏膜黄染更明显时，才会出现皮肤黄染	黄染首先出现于手掌、足底、前额及鼻部皮肤	黄染首先出现于皮肤，严重者也可出现于巩膜
巩膜黄染的特点	巩膜黄染是连续的，近角巩膜缘处黄染轻、黄色淡、远角巩膜缘处黄染重、黄色深	一般不出现巩膜和口腔黏膜黄染	巩膜黄染的特点是角巩膜缘处黄染重，黄色深；离角巩膜缘越远，黄染越轻，黄色越淡
实验室检查	血总胆红素 > 34.2μmol/L	胡萝卜素 > 2.5 g/L	血中胆红素不高
减退因素	原发病好转，血清胆红素浓度降低		停止食用富含胡萝卜素的蔬菜或果汁后消退

5. 色素沉着 色素沉着是由于表皮基底层的黑色素增多所致的部分或全身皮肤色泽加深。常见于慢性肾上腺皮质功能减退。

6. 色素脱失

（1）白癜风：为多形性大小不等的色素脱失斑片，多见于白癜风患者。

（2）白斑：多为圆形或椭圆形色素脱失斑片，常发生于口腔黏膜及女性外阴部。

（3）白化症：为全身皮肤和毛发色素脱失，属于遗传性疾病。

二、湿度

出汗较多	如风湿病、结核病、布鲁氏菌病、甲状腺功能亢进症、佝偻病、脑炎后遗症
盗汗	结核病
冷汗	休克和虚脱患者
无汗	维生素 A 缺乏症、黏液性水肿、硬皮病、尿毒症和脱水

三、弹性

检查皮肤弹性时，常选择手背或上臂内侧部位，以拇指和示指将皮肤提起，松手后如皮肤皱褶迅速平复为弹性正常，如皱褶平复缓慢为弹性减弱，可见于长期消耗性疾病或严重脱水者。

四、皮疹

1. 斑疹 局部皮肤发红，一般不凸出皮肤表面。见于斑疹伤寒、丹毒、风湿性多形性红斑等。

2. 玫瑰疹 为一种鲜红色圆形斑疹，直径 2～3mm，为病灶周围血管扩张所致。检查时拉紧附近皮肤或以手指按压可使皮疹消退，松开时又复出现，多出现于胸腹部。为伤寒和副伤寒的特征性皮疹。

3. 丘疹 除局部颜色改变外，病灶凸出皮肤表面。

4. 斑丘疹 在丘疹周围有皮肤发红的底盘称为斑丘疹。

5. 荨麻疹 为稍隆起皮肤表面的苍白色或红色的局限性水肿，为速发性皮肤变态反应所致。

五、脱屑

常见于正常皮肤表层不断角化和更新。病理状态下可见大量皮肤脱屑。米糠样脱屑常见于麻疹，片状脱屑常见于猩红热，银白色鳞状脱屑见于银屑病。

六、皮下出血

皮下出血常见于造血系统疾病、重症感染、某些血管损害性疾病以及毒物或药物中毒等。

1. 瘀点 <2mm。

2. 紫癜 3～5mm。

3. 瘀斑 >5mm。

4. 血肿 片状出血并伴有皮肤显著隆起。

七、蜘蛛痣与肝掌

1. 蜘蛛痣 皮肤小动脉末端分支性扩张所形成的血管痣，形似蜘蛛，多出现于上腔静脉分布的区域内。压迫消失，去除压力后复现。蜘蛛痣与肝脏对雌激素的灭活作用减弱有关，常见于急、慢性肝炎或肝硬化。

2. 肝掌　慢性肝病患者手掌大小鱼际处常发红，加压后褪色。

八、水肿

1. 水肿　皮下组织的细胞内及组织间隙内液体积聚过多。凹陷性水肿受压后可出现凹陷，而黏液性水肿及"象皮肿"受压后无组织凹陷。

2. 根据水肿的轻重　可分为轻、中、重三度。

（1）轻度：仅见于眼睑、眶下软组织、胫骨前、踝部皮下组织，指压后可见组织轻度下陷，平复较快。

（2）中度：全身组织均见明显水肿，指压后可出现明显的或较深的组织下陷，平复缓慢。

（3）重度：全身组织严重水肿，身体低位皮肤紧张发亮，甚至有液体渗出。此外，胸腔、腹腔等浆膜腔内可见积液，外阴部亦可见严重水肿。

九、皮下结节

名称	部位	特点	疾病
风湿结节	关节附近，长骨骺端	圆形、硬质小结节	风湿热
囊蚴结节	皮下肌肉表面	豆状、硬韧、可推动小结，无压痛	囊尾蚴病
痛风结节	外耳的耳郭、跖趾、指（趾）关节及掌指关节等部位多见	大小不一、黄白色结节	痛风
Osler小结	指尖、足趾、大小鱼际部位	粉红色、有压痛的小结节	感染性心内膜炎

续表

名称	部位	特点	疾病
结节性红斑	好发于小腿伸侧	为对称性、大小不一	溶血性链球菌感染、自身免疫性疾病
动脉炎结节			结节性多发动脉炎

十、瘢痕

瘢痕指皮肤外伤或病变愈合后结缔组织增生形成的斑块。

十一、毛发

1. 毛发增多见于一些内分泌疾病，如 Cushing 综合征及长期使用肾上腺皮质激素及性激素者。

2. 病理性毛发脱落常见于头部皮肤疾病、神经营养障碍、内分泌疾病、放射线影响和抗癌药物等。

第三节 淋 巴 结

淋巴结分布于全身，一般体格检查仅能检查身体各部表浅的淋巴结。正常情况下，淋巴结较小，直径多在 0.2～0.5cm，质地柔软，表面光滑，与毗邻组织无粘连，不易触及，亦无压痛。

一、表浅淋巴结分布

1. 头颈部

(1) 耳前淋巴结：位于耳屏前方。

（2）耳后淋巴结：位于耳后乳突表面、胸锁乳突肌止点处，亦称为乳突淋巴结。

（3）枕后淋巴结：位于枕部皮下，斜方肌起点与胸锁乳突肌止点之间。

（4）颌下淋巴结：位于颌下腺附近，在下颌角与颏部的中间部位。

（5）颏下淋巴结：位于颏下三角内，下颌舌骨肌表面，两侧下颌骨前端中点后方。

（6）颈前淋巴结：位于胸锁乳突肌表面及下颌角处。

（7）颈后淋巴结：位于斜方肌前缘。

（8）锁骨上淋巴结：位于锁骨与胸锁乳突肌所形成的夹角处。

2. 上肢

（1）腋窝淋巴结：是上肢最大的淋巴结组群，可分为五群。

①外侧淋巴结群：位于腋窝外侧壁。

②胸肌淋巴结群：位于胸大肌下缘深部。

③肩胛下淋巴结群：位于腋窝后皱襞深部。

④中央淋巴结群：位于腋窝内侧壁近肋骨及前锯肌处。

⑤腋尖淋巴结群：位于腋窝顶部。

（2）滑车上淋巴结：位于上臂内侧，内上髁上方 3～4cm 处，肱二头肌与肱三头肌之间的间沟内。

3. 下肢

（1）腹股沟淋巴结：位于腹股沟韧带下方股三角内，分上、下两群。

①上群：位于腹股沟韧带下方，与韧带平行排列，故又称为腹股沟韧带横组或水平组。

②下群：位于大隐静脉上端，沿静脉走向排列，故又称为

腹股沟淋巴结纵组或垂直组。

(2) 腘窝淋巴结：位于小隐静脉和腘静脉的汇合处。

二、检查方法及顺序

1. 检查方法 触诊是检查淋巴结的主要方法。检查者将示、中、环三指并拢，其指腹平放于被检查部位的皮肤上进行滑动触诊。

2. 检查顺序 头颈部淋巴结的检查顺序是：耳前、耳后、枕部、颌下、颏下、颈前、颈后、锁骨上淋巴结。

上肢淋巴结的检查顺序是：腋窝淋巴结、滑车上淋巴结。腋窝淋巴结应按腋尖群、中央群、胸肌群、肩胛下群和外侧群的顺序进行。

下肢淋巴结的检查顺序是：腹股沟部（先查上群、后查下群）、腘窝淋巴结。

三、淋巴结肿大病因及表现

淋巴结肿大按其分布可分为局限性和全身性淋巴结肿大。

1. 局限性淋巴结肿大

(1) 非特异性淋巴结炎：急性炎症初始，肿大的淋巴结柔软、有压痛，表面光滑、无粘连，肿大至一定程度即停止。慢性炎症时，淋巴结较硬，最终淋巴结可缩小或消退。

(2) 淋巴结结核：肿大的淋巴结常发生于颈部血管周围，多发性，质地稍硬，大小不等，可相互粘连，或与周围组织粘连，如发生干酪性坏死，则可触及波动感。晚期破溃后形成瘘管，愈合后可形成瘢痕。

(3) 恶性肿瘤淋巴结转移：恶性肿瘤转移所致肿大的淋巴结，质地坚硬，或有橡皮样感，表面可光滑或突起，与周围组织粘连，不易推动，一般无压痛。

（4）单纯性淋巴结炎：为淋巴结本身的急性炎症。肿大的淋巴结有疼痛，呈中等硬度，有触痛，多发生于颈部淋巴结。

2. 全身性淋巴结肿大

（1）感染性疾病：病毒感染见于传染性单核细胞增多症、艾滋病等。

（2）非感染性疾病。

小结速览

```
                          ┌ 性别
                          │ 年龄
                          │ 生命体征
                          │ 发育与体型
                          │ 营养状态
              全身状态检查 ┤ 意识状态
                          │ 语调与语态
                          │ 面容与表情
                          │ 体位
                          └ 姿势、步态
    一般检查 ┤
                      ┌ 颜色、湿度、弹性
                   皮肤┤ 皮疹、皮下出血、蜘蛛痣与肝掌、水肿
                      └ 皮下结节、瘢痕、毛发
                      ┌ 表浅淋巴结的分步
                  淋巴结┤ 检查方法与顺序
                      └ 淋巴结肿大的病因及表现
```

第三章 头部检查

● **重点** 头颅的形状和大小。
○ **难点** 眼部的检查。
★ **考点** 颜面及其器官的检查。

第一节 头发和头皮

检查头发要注意颜色、疏密度、脱发的类型与特点。头皮的检查需分开头发，观察头皮颜色、头皮屑，有无头癣、疖痈、外伤、血肿及瘢痕等。

第二节 头 颅

头颅的大小以头围来衡量，测量时以软尺自眉间绕到颅后通过枕骨粗隆。

1. 头颅的大小异常或畸形

（1）小颅：囟门过早闭合，同时伴有智力发育障碍。

（2）尖颅：见于先天性疾病尖颅并指（趾）畸形，即 Apert 综合征。

（3）方颅：小儿佝偻病或先天性梅毒。

（4）巨颅：额、顶、颞及枕部突出膨大呈圆形，颈部静脉充盈，对比之下颜面很小。由于颅内压增高，压迫眼球，形成双目下视，巩膜外露的特殊表情，称落日现象，见于脑积水。

（5）长颅：自颅顶至下颌部的长度明显增大，见于Marfan综合征及肢端肥大症。

（6）变形颅：发生于中年人，以颅骨增大变形为特征，同时伴有长骨的骨质增厚与弯曲，见于变形性骨炎（Paget病）。

2. 头部的运动异常

（1）活动受限：颈椎疾病。

（2）不随意地颤动：震颤麻痹（Parkinson病）

（3）与颈动脉搏动一致的点头运动（Musset征）：严重主动脉瓣关闭不全。

第三节　颜面及器官

一、眼

（一）眼的功能检查

1. 视力　分为远视力和近视力，通用国际标准视力表进行。远距离视力表，患者距视力表5m远，能看清"1.0"行视标者为正常视力。近距离视力表，患者距视力表33cm，能看清"1.0"行视标者为正常视力。

2. 视野　视野在各方向均缩小者，称为向心性视野狭小。在视野内的视力缺失地区称为暗点。视野的左或右一半缺失，称为偏盲。双眼视野颞侧偏盲或象限偏盲，见于视交叉以后的中枢病变，单侧不规则的视野缺损见于视神经和视网膜病变。

3. 色觉　色觉的异常可分为色弱和色盲两种。

（二）外眼检查

1. 眼睑

（1）睑内翻：见于沙眼。

（2）上睑下垂：双侧上睑下垂见于先天性上睑下垂、重症肌无力；单侧上睑下垂见于蛛网膜下腔出血、白喉、脑脓肿、脑炎、外伤等引起的动眼神经麻痹。

（3）眼睑闭合障碍：双侧眼睑闭合障碍见于甲状腺功能亢进症；单侧见于面瘫。

（4）眼睑水肿：见于肾炎、慢性肝病、营养不良、贫血、血管神经性水肿等。

2. 泪囊　黏液脓性分泌物流出提示慢性泪囊炎。

3. 结膜

（1）充血发红：见于结膜炎、角膜炎。

（2）颗粒与滤泡：见于沙眼。

（3）结膜苍白：见于贫血。

（4）结膜发黄：见于黄疸。

（5）出血点：多少不等散在出血点见于感染性心内膜炎；大片的结膜下出血，见于高血压、动脉硬化。

4. 眼球

（1）眼球突出

①双侧眼球突出：见于甲状腺功能亢进症。除突眼外还有以下眼征：Stellwag 征：瞬目减少；Graefe 征：眼球下转时上睑不能相应下垂；Mobius 征：表现为集合运动减弱；Joffroy 征：上视时无额纹出现。

②单侧眼球突出：多由于局部炎症或眶内占位性病变所致，偶见于颅内病变。

（2）眼球下陷：严重脱水、眶内脂肪萎缩。

（3）眼球震颤：双侧眼球发生一系列有规律的快速往返运动。检查方法是，嘱患者眼球随医师手指所示方向（水平和垂直）运动数次，观察是否出现震颤。自发的眼球震颤见于耳源性眩晕、小脑疾病和视力严重降低等。

（4）眼内压减低：见于眼球萎缩或脱水；增高见于青光眼。

（三）眼前节检查

1. 角膜

（1）老年环：角膜边缘及周围灰白色浑浊环，多见于老年人，是类脂质沉着的结果，无自觉症状，不妨碍视力。

（2）Kayser - Fleischer 环：角膜边缘黄色或棕褐色的色素环，环的外缘较清晰，内缘较模糊，是铜代谢障碍的结果，见于肝豆状核变性（Wilson 病）。

2. 巩膜　黄染。

3. 虹膜　正常虹膜纹理近瞳孔部分呈放射状排列，周边呈环形排列。

4. 瞳孔　正常直径为 3~4mm。瞳孔缩小（瞳孔括约肌收缩），由动眼神经的副交感神经纤维支配；瞳孔扩大（瞳孔扩大肌收缩），由交感神经支配。

（1）瞳孔的形状与大小：正常为圆形，双侧等大。在光亮处瞳孔较小，兴奋或在暗处瞳孔扩大。病理情况下，瞳孔缩小，见于虹膜炎症、有机磷类农药中毒、毛果芸香碱或吗啡等药物反应。瞳孔扩大见于外伤、颈交感神经刺激、青光眼绝对期、视神经萎缩、药物（阿托品、可卡因）影响等。双侧瞳孔散大并伴有对光反射消失为濒死状态的表现。

Honer 综合征：一侧眼交感神经麻痹，出现瞳孔缩小、眼睑下垂和眼球下陷，同侧结膜充血及面部无汗。

（2）双侧瞳孔大小不等：提示有颅内病变，如脑外伤、脑肿瘤、中枢神经梅毒、脑疝等。

（3）对光反射：分直接对光反射与间接对光反射。瞳孔对光反射迟钝或消失，见于昏迷患者。

（4）集合反射：嘱患者注视 1m 以外的目标（通常是检查者的示指尖），然后将目标逐渐移近眼球（距眼球 5~10cm），正常人此时可见双眼内聚、瞳孔缩小，称为集合反射。由于视物由远至近，也同时伴有晶状体的调节，因此双眼内聚、瞳孔缩小和晶状体的调节三者又统称为近反射。动眼神经功能损害时，睫状肌和双眼内直肌麻痹，集合反射和调节反射均消失。

（四）眼底检查

需借助检眼镜。正常眼底的视乳头为卵圆形或圆形，边缘清楚，色淡红，颞侧较鼻侧稍淡，中央凹陷。动脉色鲜红，静脉色暗红，动静脉管径的正常比例为2:3。检查眼底主要观察的项目为：视神经乳头、视网膜血管、黄斑区、视网膜各象限，应注意视乳头的颜色、边缘、大小、形状、视网膜有无出血和渗出物、动脉有无硬化等。常见疾病的眼底改变如下。

疾病	眼底改变
高血压动脉硬化	视乳头及周围视网膜水肿，火焰状出血，棉絮状渗出物
慢性肾炎	视网膜动脉痉挛、水肿，渗出物增多时可致视网膜脱离
妊娠期高血压疾病	视网膜静脉扩张迂曲，视网膜有点状和片状深层出血
糖尿病	视网膜静脉扩张迂曲，视网膜有点状和片状深层出血
白血病	视乳头边界不清，视网膜血管色淡，血管曲张或弯曲，视网膜上有带白色中心的出血斑及渗出物

二、耳

1. 外耳

（1）耳郭：痛风患者可在耳郭上触及痛性小结节，为尿酸钠沉着的结果。

（2）外耳道：有黄色液体流出并有痒痛者为外耳道炎；外耳道内有局部红肿疼痛，并有耳郭牵拉痛则为疖肿。有脓液流出并有全身症状，则应考虑急性中耳炎。有血液或脑脊液流出则应考虑到颅底骨折。对耳鸣患者则应注意是否存在外耳道瘢痕狭窄、耵聍或异物堵塞。

2. 中耳 观察鼓膜有无穿孔。如有表皮样瘤可有溢脓并有恶臭。

3. 乳突 耳郭后方皮肤红肿，乳突压痛提示乳突炎。

4. 听力 听力减退见于耳道有耵聍或异物、听神经损害、局部或全身血管硬化、中耳炎、耳硬化等。

（1）粗测法：闭目，手指堵塞一侧耳道，医师持手表或以拇指与示指互相摩擦，自1m以外逐渐移近被检查者耳部，直到被检查者听到声音为止，测量距离，双侧对比。正常人一般在1m处可闻机械表声或捻指声。

（2）精测法：用规定频率的音叉或电测听设备。

三、鼻

1. 鼻外形

表现	疾病
鼻背皮肤色素沉着	黑热病、慢性肝脏疾病
鼻背部皮肤出现红色斑块，病损处高起皮面并向两侧面颊部扩展	系统性红斑狼疮
发红的皮肤损害主要在鼻尖和鼻翼，并有毛细血管扩张和组织肥厚	酒渣鼻
鼻腔完全堵塞、外界变形、鼻背宽平如蛙状称为蛙状鼻	鼻息肉

表现	疾病
鼻骨破坏、鼻背塌陷所致鞍鼻	鼻骨折、鼻骨发育不良、先天性梅毒和麻风病

2. 鼻翼扇动 吸气时鼻孔张大，呼气时鼻孔回缩，见于伴有呼吸困难的高热性疾病（如大叶性肺炎）、支气管哮喘和心源性哮喘发作时。

3. 鼻中隔

（1）鼻中隔偏曲：严重的高位偏曲可压迫鼻甲，引起神经性头痛，也可因偏曲部骨质刺激黏膜而引起出血。

（2）鼻中隔穿孔：鼻中隔出现孔洞，患者可听到鼻腔中有哨声，检查时用小型手电筒照射一侧鼻孔，可见对侧有亮光透出。穿孔多为鼻腔慢性炎症、外伤等引起。

4. 鼻出血

（1）单侧：外伤、鼻腔感染、局部血管损伤、鼻咽癌、鼻中隔偏曲等。

（2）双侧：多由全身性疾病引起，如流行性出血热、伤寒、血液系统疾病（血小板减少性紫癜、再生障碍性贫血、白血病、血友病）、高血压、肝脏疾病、维生素 C 或维生素 D 缺乏等。妇女如发生周期性鼻出血则应考虑到子宫内膜异位症。

5. 鼻腔黏膜 急性鼻黏膜肿胀多为炎症充血所致，伴有鼻塞和流涕，见于急性鼻炎。慢性鼻黏膜肿胀多为黏膜组织肥厚，见于各种因素引起的慢性鼻炎。鼻黏膜萎缩、鼻腔分泌物减少、鼻甲缩小、鼻腔宽大、嗅觉减退或丧失，见于慢性萎缩性鼻炎。

6. 鼻腔分泌物 清稀无色的分泌物为卡他性炎症，黏稠发黄或发绿的分泌物为鼻或鼻窦的化脓性炎症所引起。

7. 鼻窦 为鼻腔周围含气的骨质空腔，共 4 对，包括上颌窦、额窦、筛窦及蝶窦。窦口与鼻腔相通，当引流不畅时容易发生炎症。鼻窦炎时出现鼻塞、流涕、头痛和鼻窦压痛。应检查各鼻窦区有无压痛，蝶窦较深，体表不宜检查。

四、口

1. 口唇

（1）口唇苍白：当毛细血管充盈不足或血红蛋白含量降低，见于贫血、虚脱、主动脉瓣关闭不全等。

（2）口唇深红：血液循环加速、毛细血管过度充盈所致，见于急性发热性疾病。

（3）口唇发绀：血液中还原血红蛋白增加所致，见于心力衰竭和呼吸衰竭等。

（4）口唇干燥并有皲裂：见于严重脱水患者。

（5）口唇疱疹：口唇黏膜与皮肤交界处发生的成簇的小水疱，半透明，初发时有痒或刺激感，随后出现疼痛，1周左右即结棕色痂，愈后不留瘢痕，多为单纯疱疹病毒感染所引起，常伴发于大叶性肺炎、感冒、流行性脑脊髓膜炎、疟疾等。

2. 口腔黏膜

（1）蓝黑色色素沉着斑片：肾上腺皮质功能减退症（Addison病）。

（2）大小不等的黏膜下出血点或瘀斑：各种出血性疾病或维生素C缺乏症所引起。

（3）麻疹黏膜斑（又称Koplik斑）：相当于第二磨牙的颊黏膜处出现帽针头大小白色斑点，为麻疹的早期特征。

（4）黏膜疹：黏膜充血、肿胀并伴有小出血点，多为对称性，见于猩红热、风疹和某些药物中毒。

（5）黏膜溃疡：慢性复发性口疮。

（6）雪口病（鹅口疮）：白色念珠菌感染，多见于衰弱的病儿或老年患者，也可出现于长期使用广谱抗生素和抗癌药之后。

3. 牙　有无龋齿、残根、缺齿和义齿等。

（1）斑釉牙：牙呈黄褐色，为长期饮用含氟量过高的水所引起。

（2）Hutchinson 齿：中切牙切缘呈月牙形凹陷且牙间隙分离过宽，为先天性梅毒的重要体征之一，单纯牙间隙过宽见于肢端肥大症。

4. 牙龈　正常牙龈呈粉红色，质坚韧且与牙颈部紧密贴合，检查时经压迫无出血及溢脓。

（1）牙龈水肿见于慢性牙周炎。

（2）牙龈缘出血常为口腔内局部因素引起，如牙石等，也可由全身性疾病所致，如维生素 C 缺乏症、肝脏疾病或血液系统出血性疾病等。

（3）牙龈经挤压后有脓液溢出见于慢性牙周炎、牙龈瘘管等。

（4）牙龈的游离缘出现蓝灰色点线称为铅线，是铅中毒的特征。在铋、汞、砷等中毒时可出现类似的黑褐色点线状色素沉着，应结合病史注意鉴别。

5. 舌

（1）干燥舌：轻度干燥不伴外形的改变；明显干燥见于鼻部疾病（可伴有张口呼吸、唾液缺乏）、大量吸烟、阿托品作用、放射治疗后等；严重的干燥舌可见舌体缩小并有纵沟，见于严重脱水，可伴有皮肤弹性减退。

（2）舌体增大：暂时性增大见于舌炎、口腔炎、舌的蜂窝织炎、脓肿、血肿、血管神经性水肿。长时间增大见于黏液性水肿、呆小病和先天愚型（Down 病）、舌肿瘤等。

（3）地图舌：舌面上出现黄色上皮细胞堆积而成的隆起部

分，状如地图。舌面的上皮隆起部分边缘不规则，存在时间不长，数日即可剥脱恢复正常，如再形成新的黄色隆起部分，称移行性舌炎，可由核黄素缺乏引起。

（4）裂纹舌：舌面上出现横向裂纹，见于Down病与核黄素缺乏，后者有舌痛；纵向裂纹见于梅毒性舌炎。

（5）草莓舌：舌乳头肿胀、发红类似草莓，见于猩红热或长期发热患者。

（6）牛肉舌：舌面绛红如生牛肉状，见于糙皮病（盐酸缺乏）。

（7）镜面舌：亦称光滑舌。舌头萎缩，舌体较小，舌面光滑呈粉红色或红色，见于缺铁性贫血、恶性贫血及慢性萎缩性胃炎。

（8）毛舌：也称黑舌。舌面敷有黑色或黄褐色毛，故称毛舌。见于久病衰弱或长期使用广谱抗生素的患者。

（9）舌的运动异常：震颤见于甲状腺功能亢进症，偏斜见于舌下神经麻痹。

6. 咽部及扁桃体

（1）鼻咽：过度肥大，可发生鼻塞、张口呼吸和语音单调。如一侧有血性分泌物和耳鸣、耳聋，应考虑早期鼻咽癌。

（2）口咽：检查时若发现咽部黏膜充血、红肿、黏膜腺分泌增多，多见于急性咽炎。若咽部黏膜充血、表面粗糙，并可见淋巴滤泡呈簇状增生，见于慢性咽炎。扁桃体发炎时，腺体红肿、增大，扁桃体隐窝内有黄白色分泌物，或渗出物形成的苔片状假膜，很易剥离，与咽白喉在扁桃体上所形成的假膜不同，白喉假膜不易剥离，强行剥离易引起出血。扁桃体增大分为三度。

①Ⅰ度：不超过咽腭弓者。

②Ⅱ度：超过咽腭弓者。

③Ⅲ度：达到或超过咽后壁中线者。

（3）喉咽：需用间接或直接喉镜。

7. 喉　急性嘶哑或失音常见于急性炎症，慢性失音要考虑喉癌。喉上神经与喉返神经受到损害，如纵隔或喉肿瘤时，可引起声带麻痹以至失音。

8. 口腔的气味

9. 腮腺　位于耳屏、下颌角、颧弓所构成的三角区内，正常腮腺体薄而软，触诊时摸不出腺体轮廓。腮腺肿大时可见到以耳垂为中心的隆起，并可触及边缘不明显的包块。腮腺导管位于颧骨下 1.5cm 处，横过咀嚼肌表面，开口相当于上颌第二磨牙对面的颊黏膜上。检查时应注意导管口有无分泌物。腮腺肿大见于急性流行性腮腺炎、急性化脓性腮腺炎和腮腺肿瘤等。

小结速览

头部检查 {
　头皮和头发：检查头发要注意颜色、疏密度、脱发的类型与特点
　头颅 { 头颅的大小异常或畸形的典型体征
　　　　头部的运动异常
　颜面及器官：眼、耳、口、鼻
}

第四章　颈部检查

- ● **重点**　颈部皮肤与包块、颈部血管。
- ○ **难点**　甲状腺的检查。
- ★ **考点**　甲状腺肿大的分度。

一、颈部外形与分区

正常人颈部直立，两侧对称。颈部每侧可分为颈前三角和颈后三角。颈前三角为胸锁乳突肌内缘、下颌骨下缘与前正中线之间的区域。颈后三角为胸锁乳突肌的后缘、锁骨上缘与斜方肌前缘之间的区域。

二、颈部姿势与运动

1. 头不能抬起　见于严重消耗性疾病的晚期、重症肌无力、脊髓前角细胞炎、进行性肌萎缩等。

2. 头部向一侧偏斜　见于颈肌外伤、瘢痕收缩、先天性颈肌挛缩和斜颈。

3. 先天性斜颈　嘱患者头位复正，病侧胸锁乳突肌的胸骨端立即隆起。

4. 颈部运动受限并伴有疼痛　见于软组织炎症、颈肌扭伤、肥大性脊柱炎、颈椎结核或肿瘤等。

5. 颈部强直　脑膜刺激征之一，见于各种脑膜炎、蛛网膜下腔出血。

三、颈部皮肤与包块

1. 颈部皮肤　检查时注意有无蜘蛛痣、感染、瘢痕、瘘管、神经性皮炎、银屑病等。

2. 颈部包块　检查时应注意其部位、数目、大小、质地、活动度、与邻近器官的关系和有无压痛等特点。肿大的甲状腺和甲状腺来源的包块在做吞咽动作时可随吞咽向上移动，以此可与颈前其他包块鉴别。

四、颈部血管

1. 颈静脉明显充盈、怒张或搏动　正常人平卧去枕时颈静脉充盈，但坐位或半坐位颈静脉塌陷。在坐位或半坐位时，如颈静脉明显充盈、怒张或搏动，均为中央静脉压升高，见于右心衰竭、缩窄性心包炎、心包积液、上腔静脉阻塞综合征，以及胸腔、腹腔压力增加等情况。

2. 颈静脉搏动　见于三尖瓣关闭不全等。

3. 颈动脉搏动　剧烈活动后心搏出量增加时可见，且微弱。安静状态下出现多见于主动脉瓣关闭不全、高血压、甲状腺功能亢进及严重贫血。

4. 听诊颈部血管　取坐位，用钟型听诊器听诊。

五、甲状腺

甲状腺位于甲状软骨下方和两侧，正常 15～25g，表面光滑，柔软不易触及。甲状腺检查方法如下。

1. 视诊　观察甲状腺的大小和对称性。正常人甲状腺外观不突出，女性在青春发育期可略增大。检查时嘱被检查者做吞咽动作，可见甲状腺随吞咽动作而向上移动。不易辨认时，嘱被检查者两手放于枕后，头向后仰，再进行观察即较明显。

2. 触诊

（1）甲状腺峡部：甲状腺峡部位于环状软骨下方第2~4气管环前面。站于受检者前面用拇指或站于受检者后面用示指从胸骨上切迹向上触膜，可感到气管前软组织，判断有无增厚，请受检者吞咽，可感到此软组织在手指下滑动，判断有无增大和肿块。

（2）甲状腺侧叶

①前面触诊：一手拇指施压于一侧甲状软骨，将气管推向对侧，另一手示、中指在对侧胸锁乳突肌后缘向前推挤甲状腺侧叶，拇指在胸锁乳突肌前缘触诊，配合吞咽动作，重复检查，可触及被推挤的甲状腺。

②后面触诊：一手示、中指施压于一侧甲状软骨，将气管推向对侧，另一手拇指在对侧胸锁乳突肌后缘向前推挤甲状腺，示、中指在其前缘触诊甲状腺。配合吞咽动作，重复检查。

3. 听诊　触到甲状腺肿大时，用钟型听诊器听到低调的连续性静脉"嗡鸣"音，对诊断甲亢有帮助。在弥漫性甲状腺肿伴功能亢进者可听到收缩期动脉杂音。

4. 甲状腺肿大

（1）甲状腺肿大：分三度。

Ⅰ度：不能看出肿大但能触及。

Ⅱ度：能看到肿大又能触及，但在胸锁乳突肌以内者。

Ⅲ度：超过胸锁乳突肌外缘。

（2）引起甲状腺肿大的常见疾病：如甲状腺功能亢进症、单纯性甲状腺肿、甲状腺癌、慢性淋巴性甲状腺炎（桥本甲状腺炎）、甲状旁腺腺瘤等。

六、气管

1. 正常人气管位于颈前正中部。将示指与环指分别置于两侧胸锁关节上，然后将中指置于气管之上，观察中指是否在示指与环指中间，判断气管有无偏移。如大量胸腔积液、积气、纵隔肿瘤以及单侧甲状腺肿大可将气管推向健侧，而肺不张、肺硬化、胸膜粘连可将气管拉向患侧。

2. Oliver 征　主动脉弓动脉瘤时，由于心脏收缩时瘤体膨大将气管压向后下，因而每随心脏搏动可以触到气管向下拽动感。

小结速览

颈部检查
- 颈部外形、姿势、皮肤、血管
- 甲状腺
  - 视诊：观察甲状腺的大小和对称性
  - 触诊：甲状腺肿大的分度
    - Ⅰ度：不能看出肿大但能触及
    - Ⅱ度：能看到肿大又能触及，但在胸锁乳突肌以内者
    - Ⅲ度：超过胸锁乳突肌外缘
- 气管
  - 气管居中的检查方法
  - Oliver 征

第五章　胸部检查

● **重点**　血管检查。
○ **难点**　心脏听诊和触诊。
★ **考点**　呼吸系统、循环系统常见疾病的主要症状和体征。

第一节　胸部的体表标志

一、骨骼标志

1. 胸骨上切迹　胸骨柄的上方。气管位于切迹正中。

2. 胸骨柄　为胸骨上端略呈六角形的骨块。其上部两侧与左右锁骨的胸骨端相连接，下方则与胸骨体相连。

3. 胸骨角　又称 Louis 角。位于胸骨上切迹下约 5cm 处，由胸骨柄与胸骨体的连接处向前突起而成。其两侧分别与左右第 2 肋软骨连接，为计数肋骨和肋间隙顺序的主要标志。还标志支气管分叉、心房上缘和上下纵隔交界及相当于第 4 或第 5 胸椎的水平。

4. 腹上角　为左右肋弓在胸骨下端会合处所形成的夹角，又称胸骨下角，相当于横膈的穹隆部。正常 70°~110°。

5. 剑突　为胸骨体下端的突出部分，呈三角形，其底部与胸骨体相连。

6. 肋骨　共 12 对。第 1~7 肋骨在前胸部与各自的肋软骨连接，第 8~10 肋骨与 3 个联合一起的肋软骨连接后，再与胸骨相连。第 11 ~ 12 肋骨不与胸骨相连，其前端为游离缘，称为浮肋。

7. 肋间隙 为两个肋骨之间的空隙。

8. 肩胛骨 位于后胸壁第 2 ~ 8 肋骨之间。肩胛冈及其肩峰端均易触及。肩胛骨的最下端称肩胛下角。肩胛下角可作为第 7 或第 8 肋骨水平的标志，或相当于第 8 胸椎的水平。

9. 脊柱棘突 是后正中线的标志。第 7 颈椎棘突最为突出，其下即为胸椎的起点，常以此处作为计数胸椎的标志。

10. 肋脊角 为第 12 肋骨与脊柱构成的夹角。其前为肾脏和输尿管上端所在的区域。

二、垂直线标志

1. 前正中线 即胸骨中线。为通过胸骨正中的垂直线。

2. 锁骨中线 为通过锁骨的肩峰端与胸骨端两者中点的垂直线。

3. 胸骨线 为沿胸骨边缘与前正中线平行的垂直线。

4. 胸骨旁线 为通过胸骨线和锁骨中线中间的垂直线。

5. 腋前线 为通过腋窝前皱襞沿前侧胸壁向下的垂直线。

6. 腋后线 为通过腋窝后皱襞沿后侧胸壁向下的垂直线。

7. 腋中线 为自腋窝顶端于腋前线和腋后线之间向下的垂直线。

8. 肩胛线 为双臂下垂时通过肩胛下角与后正中线平行的垂直线。

9. 后正中线 即脊柱中线。为通过椎骨棘突，或沿脊柱正中下行的垂直线。

三、自然陷窝和解剖区域

1. 腋窝 为上肢内侧与胸壁相连的凹陷部。

2. 胸骨上窝 为胸骨柄上方的凹陷部，正常气管位于其后。

3. 锁骨上窝 为锁骨上方的凹陷部，相当于两肺上叶肺尖的上部。

4. 锁骨下窝 为锁骨下方的凹陷部，下界为第 3 肋骨下缘。相当于两肺上叶肺尖的下部。

5. 肩胛上区 为肩胛冈以上的区域，其外上界为斜方肌的上缘。相当于上叶肺尖的下部。

6. 肩胛下区 为两肩胛下角的连线与第 12 胸椎水平线之间的区域。后正中线将此区分为左右两部。

7. 肩胛间区 为两肩胛骨内缘之间的区域左右两部。后正中线将此区分为两部分。

四、肺和胸膜的界限

1. 肺尖 突出于锁骨之上，其最高点近锁骨的胸骨端，达第 1 胸椎的水平，距锁骨上缘约 3cm。

2. 肺上界 于前胸壁的投影呈一向上凸起的弧线。始于胸锁关节向上至第 1 胸椎水平，然后转折向下至锁骨中 1/3 与内 1/3 交界处。

3. 肺外侧界 由肺上界向下延伸而成，几乎与侧胸壁的内部表面相接触。

4. 肺内侧界 自胸锁关节处下行，于胸骨角水平处左右两肺的前内界几乎相遇。

5. 肺下界 左右两侧肺下界的位置基本相似。前胸部的肺下界始于第 6 肋骨，向两侧斜行向下。于锁骨中线处达第 6 肋间隙，至腋中线处达第 8 肋间隙。后胸壁的肺下界几乎呈一水平线，于肩胛线处位于第 10 肋骨水平。

6. 叶间肺界 两肺的叶与叶之间由胸膜脏层分开，称为叶间隙。右肺上叶和中叶与下叶之间的叶间隙和左肺上、下叶之间的叶间隙称为斜裂。右肺上叶与中叶的分界呈水平位，称为水平裂。

7. 胸膜 覆盖在肺表面的胸膜称为脏层胸膜，覆盖在胸廓内面、膈上面及纵隔的胸膜称为壁层胸膜。胸膜的脏、壁两层在肺根部互相反折延续，围成左右两个完全封闭的胸膜腔。腔内为负压，使两层胸膜紧密相贴，构成一个潜在的无气空腔。胸膜腔内有少量浆液，可以减少呼吸时两层胸膜之间的摩擦。

第二节　胸壁、胸廓与乳房

一、胸壁

1. 静脉 正常胸壁无明显静脉可见，当上腔静脉或下腔静脉血流受阻建立侧支循环时，胸壁静脉可充盈或曲张。上腔静脉阻塞时，静脉血流方向自上而下；下腔静脉阻塞时，血流方向则自下而上。

2. 皮下气肿 胸部皮下组织有气体积存时谓之皮下气肿。以手按压皮下气肿的皮肤，引起气体在皮下组织内移动，可出现捻发感或握雪感。

3. 胸壁压痛 肋间神经炎、肋软骨炎、胸壁软组织炎及肋骨骨折的患者，胸壁受累的局部可有压痛。骨髓异常增生者，常有胸骨压痛和叩击痛，见于白血病患者。

4. 肋间隙 须注意肋间隙有无回缩或膨隆。

二、胸廓

正常胸廓：两侧大致对称，呈椭圆形。成年人胸廓的前后径较左右径为短，两者的比例约为 1:1.5。

（1）扁平胸：胸廓呈扁平状，其前后径不及左右径的一半。见于瘦长体型者，亦见于慢性消耗性疾病，如肺结核等。

（2）桶状胸：为胸廓前后径增加，有时与左右径几乎相等，甚或超过左右径，故呈圆桶状。肋骨的斜度变小，其与脊柱的夹角常大于45°。肋间隙增宽且饱满。腹上角增大，且呼吸时改变不明显。见于严重肺气肿的患者，亦可发生于老年或矮胖体型者。

（3）佝偻病胸：佝偻病所致，多见于儿童。可见佝偻病串珠、肋膈沟、漏斗胸、鸡胸。

（4）胸廓一侧变形：胸廓一侧膨隆多见于大量胸腔积液、气胸或一侧严重代偿性肺气肿。胸廓一侧平坦或下陷常见于肺不张、肺纤维化、广泛性胸膜增厚和粘连等。

（5）胸廓局部隆起：见于心脏明显肿大、心包大量积液、主动脉瘤、胸内或胸壁肿瘤、肋软骨炎和肋骨骨折等。

（6）脊柱畸形引起的胸廓改变：脊柱前凸、后凸或侧凸，导致胸廓两侧不对称，肋间隙增宽或变窄。

三、乳房

1. 视诊

	表现	病因
对称性	乳房轻度不对称	两侧乳房发育程度不完全相同
	一侧乳房明显增大	先天畸形、囊肿形成、炎症或肿瘤等
	一侧乳房明显缩小	发育不全

续表

	表现	病因
皮肤情况	乳房皮肤发红	局部炎症或乳腺癌累及浅表淋巴管引起的癌性淋巴管炎
	乳房皮肤浅表血管可见	乳房肿瘤时血供增加
	乳房水肿	乳腺癌和炎症
	局部皮肤外观呈"橘皮"或"猪皮"样	乳腺癌
	皮肤回缩	外伤或炎症、早期乳腺癌
乳头	乳头回缩	自幼发生,为发育异常,近期发生则可能为乳腺癌
	乳头出现分泌物	乳腺导管有病变,出血最常见于导管内良性乳突状瘤所引起,但亦见于乳腺癌的患者

2. 触诊 以乳头为中心做一垂直线和水平线,可将乳房分为 4 个象限,便于记录病变部位。触诊先由健侧乳房开始,后检查患侧。检查者的手指和手掌应平置在乳房上,应用指腹,轻施压力,以旋转或来回滑动进行触诊。<u>检查左侧乳房时由外上象限开始,然后顺时针方向进行,由浅入深触诊直至 4 个象限检查完毕为止</u>,最后触诊乳头。以同样方式检查右侧乳房,但沿逆时针方向进行。

正常乳房	模糊的颗粒感和柔韧感。青年人乳房柔软,质地均匀一致,老年人多松弛和呈结节感
月经期	乳房小叶充血,乳房有紧张感,月经后充血迅即消退

续表

妊娠期	乳房增大并有柔韧感
哺乳期	结节感

（1）硬度和弹性：硬度增加和弹性消失提示皮下组织被炎症或新生物所浸润。

（2）压痛：乳房的某一区域压痛提示其下有炎症存在。月经期乳房亦较敏感，恶性病变则甚少出现压痛。

（3）包块

1）部位：以乳头为中心，按时钟钟点的方位和轴向予以描述。

2）大小：必须描写其长度、宽度和厚度。

3）外形：良性肿瘤表面多光滑、规整；而恶性肿瘤则凹凸不平，边缘多固定。

4）硬度：良性肿瘤多呈柔软或囊性感觉，坚硬伴表面不规则者多提示恶性病变。

5）压痛：炎性病变常表现为中度至重度压痛，而大多数恶性病变压痛则不明显。

6）活动度：良性病变的包块其活动度较大，炎性病变较固定；而早期恶性包块虽可活动，病程发展至晚期，固定度则明显增加。

3. 乳房的常见病变

疾病	好发人群	临床表现
急性乳腺炎	哺乳期或青年女性	红、肿、热、痛，常局限于一侧乳房的某一象限，有硬结包块，伴寒战、发热、出汗
乳腺肿瘤	中年以上的妇女	无炎症表现，良性表面光滑规整，恶性凹凸不平、边缘固定

第三节 肺和胸膜

一、视诊

1. 呼吸运动

（1）正常男性和儿童的呼吸以膈肌运动为主，而形成腹式呼吸；女性的呼吸则以肋间肌的运动为主，故形成胸式呼吸。实际上该两种呼吸运动均不同程度同时存在。

（2）某些疾病可使呼吸运动发生改变，肺或胸膜疾病如肺炎、重症肺结核和胸膜炎等，或胸壁疾病如肋间神经痛、肋骨骨折等，均可使胸式呼吸减弱而腹式呼吸增强。腹膜炎、大量腹水、肝脾极度增大、腹腔内巨大肿瘤及妊娠晚期时，膈肌向下运动受限，则腹式呼吸减弱，而代之以胸式呼吸。

（4）吸气性呼吸困难：吸气时间延长，常见于气管阻塞，如气管异物等。上呼吸道部分阻塞患者，因气流不能顺利进入肺，故当吸气时呼吸肌收缩，造成肺内负压极度增高，从而引起胸骨上窝、锁骨上窝及肋间隙向内凹陷（三凹征）。

（5）呼气性呼吸困难：下呼吸道阻塞患者，因气流呼出不畅，呼气需要用力，从而引起肋间隙膨隆，因呼气时间延长，又称之为呼气性呼吸困难，常见于支气管哮喘和阻塞性肺气肿。

（5）心源性呼吸困难

1）左心衰竭呼吸困难机制

①肺淤血：气体弥散功能↓。

②肺泡张力↑：刺激感受器反射性兴奋呼吸中枢。

③肺泡弹性↓：肺泡扩张、收缩能力↓，肺活量↓。

④肺循环压力↑：反射性刺激呼吸中枢。

2）左心衰竭呼吸困难特点

①活动时出现或加重，休息时减轻或缓解，仰卧时加重。

②坐位时减轻（回心血量↓，膈肌位置↓）。

③夜间阵发性呼吸困难：夜间睡眠中突感胸闷、憋气、惊醒、被迫坐起、数分钟或数十分钟缓解。

2. 呼吸频率

呼吸变化	频率	病因
正常成人静息状态	12~20 次/分	
呼吸过速	超过 20 次/分	发热、疼痛、贫血、甲状腺功能亢进及心力衰竭等。一般体温升高 1℃，呼吸大约增加 4 次/分
呼吸过缓	低于 12 次/分	见于麻醉剂或镇静剂过量和颅内压增高等
呼吸深度的变化	浅快	呼吸肌麻痹、严重鼓肠、腹水和肥胖等，以及肺部疾病，如肺炎、胸膜炎、胸腔积液和气胸等
	深快	剧烈运动时，情绪激动或过度紧张时
	深慢	严重代谢性酸中毒

3. 呼吸节律

（1）**潮式呼吸与间停呼吸**：前者又称陈 - 施（Cheyne - Stokes）呼吸。由浅慢逐渐变为深快，然后再由深快转为浅慢，随之出现一段呼吸暂停后，又开始如上变化的周期性呼吸。后者又称毕奥（Biot）呼吸。表现为有规律呼吸几次后，突然停止一段时间，又开始呼吸，即周而复始的间停呼吸。以上两种周期性呼吸节律变化的机制是由于呼吸中枢的兴奋性降低，使调节呼吸的反馈系统失常。

（2）**抑制性呼吸**：此为胸部发生剧烈疼痛所致的吸气相突然中断，呼吸运动短暂地突然受到抑制，患者表情痛苦，呼吸较正常浅快。见于急性胸膜炎、胸膜恶性肿瘤、肋骨骨折及胸部严重外伤等。

（3）**叹气样呼吸**：表现在一段正常呼吸节律中插入一次深大呼吸，并常伴有叹息声。多为功能性改变，见于神经衰弱、精神紧张或抑郁症。

二、触诊

1. 胸廓扩张度 若一侧胸廓扩张受限，见于大量胸腔积液、气胸、胸膜增厚和肺不张等。

2. 语音震颤

（1）语音震颤减弱或消失：①肺泡内含气过多，如肺气肿。②支气管阻塞，如阻塞性肺不张。③大量胸腔积液或气胸。④胸膜高度增厚粘连。⑤胸壁皮下气肿。

（2）语音震颤增强：①肺泡内炎症浸润，如大叶性肺炎实变期、大片肺梗死等。②接近胸膜的肺内巨大空腔，如空洞型肺结核、肺脓肿等。

3. 胸膜摩擦感 急性胸膜炎时，因纤维蛋白沉着于两层胸膜，使其表面变为粗糙，呼吸时脏层和壁层胸膜相互摩擦，可由检查者的手感觉到，故称为胸膜摩擦感。

三、叩诊

（一）叩诊的方法

1. 被检查者取坐位或仰卧位，放松肌肉，两臂垂放，呼吸均匀。

2. 首先检查前胸，叩诊由锁骨上窝开始，然后沿锁骨中线、腋前线自第 1 肋间隙从上至下逐一肋间隙进行叩诊。

3. 其次检查侧胸壁，嘱被检查者举起上臂置于头部，自腋窝开始沿腋中线、腋后线叩诊，向下检查至肋缘。

4. 最后检查背部，被检查者向前稍低头，双手交叉抱肘，尽可能使肩胛骨移向外侧方，上半身略向前倾，叩诊自肺尖开始，叩得肺尖峡部宽度后，沿肩胛线逐一肋间隙向下检查，直至肺底膈活动范围被确定为止。并做左右、上下、内外对比，并注意叩诊音的变化。

（二）影响叩诊音的因素

1. 胸壁组织增厚，如皮下脂肪较多、肌肉层较厚、乳房较大和水肿等，均可使叩诊音变浊。

2. 胸壁骨骼支架较大者，可加强共鸣作用。

3. 肋软骨钙化、胸廓变硬、胸腔内积液，影响叩诊的震动及声音的传播。

4. 肺内含气量、肺泡的张力和弹性。如深吸气时，叩诊音调亦增高。

（三）叩诊音的分类

1. 清音　中低音调，虽非响亮，但易听及。

2. 过清音　较清音的音调为低，较深的回响，声音相对较强、极易听及。成人：肺气肿。

3. 鼓音　类似击鼓的声音，音调较正常清音为高，强度中等而响亮。正常情况下可见于胃泡区和腹部。

4. 浊音　高调而不响亮。较短板指下的震动感较少。临床意义：肺部含气量减少，炎症浸润，多见于渗出实变时，如大叶性肺炎。

5. 实音　浊音的极端：叩诊时缺乏共鸣，似叩击装满液体的容器声，见于大量胸腔积液、大叶性肺炎。

（四）正常叩诊音

1. 正常胸部叩诊音 前胸上部较下部叩诊音相对稍浊；惯用右手者右肺上部亦相对稍浊；背部的叩诊音较前胸部稍浊；右侧腋下部因受肝脏的影响叩诊音稍浊，而左侧腋前线下方有胃泡的存在，故叩诊呈鼓音，又称Traube鼓音区。

2. 肺界的叩诊

		正常	异常	疾病
肺上界	正常宽度为4～6cm		变狭或叩诊浊音	肺结核肺尖浸润，纤维性变及萎缩
			变宽，叩诊过清音	肺气肿
肺前界	相当于心脏的绝对浊音界		扩大	心脏扩大，心包积液，主动脉瘤
			缩小	肺气肿
肺下界	平静呼吸时位于锁骨中线第6肋间隙上，腋中线第8肋间隙上，肩胛线第10肋间隙上		下降	肺气肿、腹腔内脏下垂
			上升	肺不张、腹内压升高使膈上升，如鼓肠、腹水、气腹、肝脾大、腹腔内巨大肿瘤及膈肌麻痹等

3. 肺下界的移动范围 正常人肺下界的移动范围为6～8cm。肺下界移动度减弱见于肺组织弹性消失如肺气肿等，肺组织萎缩如肺不张和肺纤维化等。当胸腔大量积液、积气及广泛胸膜增厚、粘连时肺下界及其移动度不能叩得。膈神经麻痹患者，肺下界移动度亦消失。

（五）胸部异常叩诊音

1. 正常肺脏的清音区范围内，如出现浊音、实音、过清音或鼓音时则为异常叩诊音。

2. 影响的因素 病变的性质，范围的大小，部位的深浅。距胸部表面5cm以上的深部病灶，直径小于3cm的小范围病灶或少量胸腔积液时，常不能发现改变。

3. 肺部大面积含气量减少的病变 浊音、实音，如肺炎、肺不张、肺结核、肺梗死、肺水肿、肺硬化。

4. 肺内不含气的占位病变 浊音、实音，如肺肿瘤、肺棘球蚴病、未液化的肺脓肿、胸腔积液、胸膜增厚。

5. 肺张力减弱而含气量增多 过清音，如肺气肿。

6. 肺内空腔性病变靠近胸壁 鼓音，如空洞型肺结核。

四、听诊

听诊由肺尖开始，自上而下分别检查前胸部、侧胸部和背部，注意上下、左右对称的部位对比。

（一）正常呼吸音

正常呼吸音有以下几种。

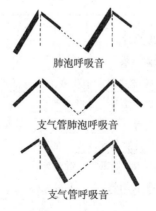

肺泡呼吸音

支气管肺泡呼吸音

支气管呼吸音

类型	产生机制	表现	闻及部位
气管呼吸音	空气进出气管所发出的声音	粗糙、响亮且高调，吸气与呼气相几乎相等	气管
支气管呼吸音	吸入的空气在声门、气管或主支气管形成湍流所产生的声音	强而高调。吸气相较呼气相短	喉部，胸骨上窝，第6、7颈椎及第1、2胸椎附近
支气管肺泡呼吸音	兼有支气管呼吸音和肺泡呼吸音特点的混合性呼吸音	吸气相与呼气相大致相同	胸骨两侧第1、2肋间隙，肩胛间区第3、4胸椎水平以及肺尖前后部
肺泡呼吸音	空气在细支气管和肺泡内进出移动，肺泡弹性的变化和气流的振动是肺泡呼吸音形成的主要因素	叹息样的或柔和吹风样的"fu-fu"声，吸气时音响较强，音调较高，呼气时音响较弱，音调较低，时相短于吸气	小气管、细支气管、肺叶处。强弱与性别、年龄、呼吸的深浅、肺组织弹性的大小及胸壁的厚薄等有关

（二）异常呼吸音

1. 异常肺泡呼吸音

（1）肺泡呼吸音减弱或消失：①胸廓活动受限，如胸痛、肋软骨骨化和肋骨切除等。②呼吸肌疾病，如重症肌无力、膈肌瘫痪和膈肌升高等。③支气管阻塞，如阻塞性肺气肿、支气管狭窄等。④压迫性肺膨胀不全，如胸腔积液或气胸等。⑤腹部疾病，如大量腹水、腹部巨大肿瘤等。

（2）肺泡呼吸音增强

1）双侧肺泡呼吸音增强见于：①机体需氧量增加，引起呼吸深长和增快，如运动、发热或代谢亢进等。②缺氧兴奋呼吸中枢，导致呼吸运动增强，如贫血等。③血液酸度增高，刺激呼吸中枢，使呼吸深长，如酸中毒等。

2）一侧肺泡呼吸音增强：见于一侧肺病变，引起健侧肺代偿性肺泡呼吸音增强。

（3）呼气音延长：支气管炎、支气管哮喘、慢性阻塞性肺气肿。

（4）断续性呼吸音：又称齿轮呼吸音，常见于肺结核和肺炎等。

（5）粗糙性呼吸音：支气管或肺部炎症的早期。

2. 异常支气管呼吸音 如在正常肺泡呼吸音部位听到支气管呼吸音，则为异常的支气管呼吸音，或称管样呼吸音，可由下列因素引起。

（1）肺组织实变：支气管呼吸音通过较致密的肺实变部分，传至体表而易于听到。常见于大叶性肺炎的实变期。

（2）肺内大空腔：肺内大空腔与支气管相通，且周围肺组织又有实变存在时，音响在空腔内共鸣，并通过实变组织的良好传导，可听及清晰的支气管呼吸音，常见于肺脓肿或空洞型肺结核。

（3）压迫性肺不张：胸腔积液时，压迫肺脏，发生压迫性肺不张，因肺组织较致密，有利于支气管音的传导，故于积液区上方有时可听到支气管呼吸音，但强度较弱而且遥远。

3. 异常支气管肺泡呼吸音 为在正常肺泡呼吸音的区域内听到的支气管肺泡呼吸音。其产生机制为肺部实变区域较小且与正常含气肺组织混合存在，或肺实变部位较深并被正常肺组织所覆盖之故。常见于支气管肺炎、肺结核、大叶性肺炎初期或在胸腔积液上方肺膨胀不全的区域听及。

（三）啰音

啰音是呼吸音以外的附加音，按性质的不同可分为以下几种。

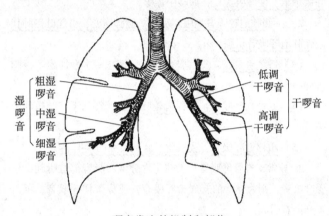

啰音发生的机制和部位

1. 湿啰音 吸气时气体通过呼吸道内的分泌物如渗出液、痰液、血液、黏液和脓液等，形成的水泡破裂所产生的声音，故又称水泡音。或认为由于小支气管壁因分泌物粘着而陷闭，当吸气时突然张开重新充气所产生的爆裂音。

（1）特点：断续而短暂，常连续多个出现，于吸气时或吸气终末较为明显，也可见于呼气早期，部位较恒定，性质不易变，中、小湿啰音可同时存在，咳嗽后可减轻或消失。

（2）分类

1）按啰音的音响强度分为：

①响亮性湿啰音：周围具有良好的传导介质，如实变，或因空洞共鸣作用的结果，见于肺炎、肺脓肿或空洞型肺结核。

②非响亮性湿啰音：病变周围有较多的正常肺泡组织，传导过程中声波逐渐减弱，听诊时感觉遥远。

2）按呼吸道腔径和腔内渗出物分为：

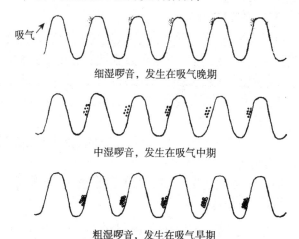

吸气

细湿啰音，发生在吸气晚期

中湿啰音，发生在吸气中期

粗湿啰音，发生在吸气早期

①粗湿啰音：大水泡音。气管、主支气管或空洞部位。吸气早期。见于支气管扩张、肺水肿及肺结核或肺脓肿空洞。昏迷或濒死患者于气管处可听及粗湿啰音，不用听诊器亦可听到，谓之痰鸣。

②中湿啰音：中水泡音。中等大小的支气管。吸气中期。见于支气管炎、支气管肺炎等。

③细湿啰音：小水泡音。小支气管。吸气后期。常见于细支气管炎、支气管肺炎、肺淤血和肺梗死等。弥漫性肺间质纤维化患者吸气后期出现的细湿啰音，音调高，近耳颇似撕开尼龙扣带时发出的声音，谓之 Velcro 啰音。

④捻发音：极细而均匀一致的湿啰音。常见于细支气管和肺泡炎症或充血，如肺淤血、肺炎早期和肺泡炎等。

2. 干啰音　由于气管、支气管或细支气管狭窄或部分阻塞，空气吸入或呼出时发生湍流所产生的声音。原因包括炎症引起的黏膜充血、水肿和分泌物增加；支气管平滑肌痉挛；管腔内肿瘤或异物阻塞；以及管壁被管外肿大的淋巴结或纵隔肿瘤压迫引起的管腔狭窄等。

（1）特点：持续时间较长，带乐性，音调较高，吸气及呼气时均可听及，以呼气时为明显，强度和性质易改变，部位易变换，在瞬间内数量可明显增减。发生于主支气管以上大气道的干啰音，有时不用听诊器可听及，谓之喘鸣。根据音调的高低可分为高调和低调两种。

（2）发生于双侧肺部：见于支气管哮喘、慢性支气管炎和心源性哮喘等。

（3）局限性干啰音：见于支气管内膜结核或肿瘤等。

（四）语音共振

语音共振的产生方式与语音震颤基本相同。嘱被检查者用一般的声音强度重复发"yi"长音，喉部发音产生的振动经气管、支气管、肺泡传至胸壁，由听诊器听。正常情况下，听到的语音共振言词并非响亮清晰，音节亦含糊难辨。语音共振一般在气管和大支气管附近听到的声音最强，在肺底则较弱。语音共振减弱见于支气管阻塞、胸腔积液、胸膜增厚、胸壁水肿、肥胖及肺气肿等疾病。在病理情况下，语音共振的性质发生变化，可分为：

1. 支气管语音　见于肺实变。

2. 胸语音　大范围的肺实变区域。

3. 羊鸣音　中等量胸腔积液的上方肺受压的区域听到。

4. 耳语音　肺实变伴有少量胸腔积液的部位。

（五）胸膜摩擦音

胸膜摩擦音常发生于纤维素性胸膜炎、肺梗死、胸膜肿瘤及尿毒症等患者。

第四节 呼吸系统常见疾病的主要症状和体征

疾病	视诊		触诊		叩诊		听诊	
	胸廓	呼吸动度	气管位置	语音震颤	音响	呼吸音	啰音	语音共振
大叶性肺炎	对称	患侧减弱	正中	患侧增强	浊音	支气管呼吸音	湿啰音	患侧增强
肺气肿	桶状	双侧减弱	正中	双侧减弱	过清音	减弱	多无	减弱
哮喘	对称	双侧减弱	正中	双侧减弱	清音	减弱	干啰音	减弱
肺水肿	对称	双侧减弱	正中	正常或减弱	正常或浊音	减弱	湿啰音	正常或减弱
肺不张	患侧平坦	患侧减弱	移向患侧	减弱或消失	浊音	减弱消失	无	减弱或消失
胸腔积液	患侧饱满	患侧减弱	移向健侧	减弱消失	实音	减弱消失	无	减弱或消失
胸膜增厚	患侧凹陷	患侧减弱	移向患侧	减弱	浊音	减弱	无	减弱
气胸	患侧饱满	患侧减弱消失	移向健侧	减弱或消失	鼓音	减弱或消失	无	减弱消失

第五节 心脏检查

一、视诊

（一）胸廓畸形

	表现	病因
心前区隆起	常见胸骨下段及胸骨左缘3、4、5肋间的局部隆起	先天性心脏病如法洛四联症、肺动脉瓣狭窄
	胸骨右缘第2肋间附近局部隆起	主动脉弓动脉瘤或升主动脉扩张
扁平胸	前胸扁平，伴胸椎生理弧度消失	瘦长体型、慢性疾病
鸡胸、漏斗胸、脊柱畸形	胸廓上下距离短，前侧肋骨有凹陷。剑突内凹形似漏斗。沿胸骨两侧的肋软骨与肋骨交界处串珠状改变	佝偻病

（二）心尖搏动

心脏收缩时心脏摆动，心尖向前冲击胸壁形成。正常成人心尖搏动位于第5肋间，左锁骨中线内侧 0.5~1.0cm，搏动范围以直径计算为 2.0~2.5cm。

1. 心尖搏动移位

（1）生理性因素：正常仰卧时略上移，左侧卧位向左移，右侧卧位右移。肥胖体型者、小儿及妊娠时，心尖搏动向上外移。若体型瘦长移向内下。

（2）病理性因素

	机制	表现	病因
心脏因素	左心室增大	向左下移位	风湿性心瓣膜病的主动脉瓣关闭不全
	右心室增大	向左上移位	风湿性心瓣膜病的二尖瓣狭窄
	左、右心室均增大	向左下移位,心浊音界向两侧扩大	风湿性心脏病,扩张型心肌病,心衰
	右位心	位于右侧与正常心尖搏动相对应的部位	先天性右位心
心脏外因素	纵隔移位	心尖搏动移向患侧	一侧胸膜粘连、增厚或肺不张
		心尖搏动移向健侧	一侧胸腔积液或气胸
	横膈移位	心尖搏动向左外侧移位	大量腹水、腹腔巨大肿瘤
		心尖搏动移向内下	严重肺气肿

2. 心尖搏动强度与范围的改变

	生理性	病理性
搏动增强	胸壁薄或肋间隙增宽,剧烈运动与情绪激动	高热、严重贫血、甲状腺功能亢进或左室肥厚、心功能代偿期
搏动减弱	胸壁肥厚、乳房悬垂或肋间隙狭窄	扩张型心肌病、急性心肌梗死、肺气肿、左侧大量胸水或气胸、心包积液

3. 负性心尖搏动 心脏收缩时,心尖搏动内陷,称负性心尖搏动。见于粘连性心包炎或心包与周围组织广泛粘连、重度

右室肥大所致心脏顺钟向转位使左心室向后移位。

（三）心前区搏动

1. 胸骨左缘第 3~4 肋间搏动　见于右心室肥厚。

2. 剑突下搏动　见于右心室肥大和腹主动脉瘤。

鉴别方法：

（1）患者深吸气，搏动增强则为右室搏动，减弱则为腹主动脉搏动。

（2）手指平放，从剑突下向上压入前胸壁后方，右心室搏动冲击手指末端，而腹主动脉搏动则冲击手指掌面。

3. 心底部搏动

（1）胸骨左缘第 2 肋间（肺动脉瓣区）收缩期搏动：见于肺动脉扩张或肺动脉高压。

（2）胸骨右缘第 2 肋间（主动脉瓣区）收缩期搏动：见于主动脉弓动脉瘤或升主动脉扩张。

二、触诊

（一）心尖搏动及心前区搏动

触诊除可进一步确定心尖搏动的位置，还可判断心尖或心前区的抬举性搏动。

1. 心尖区抬举性搏动　心尖区抬举性搏动是指心尖区徐缓、有力的搏动，可使手指尖端抬起且持续至第二心音开始，与此同时心尖搏动范围也增大，为左室肥厚的体征。

2. 胸骨左下缘收缩期抬举性搏动　右心室肥厚的可靠指征。

（二）震颤

震颤为触诊时手掌感到的一种细小震动感，与在猫喉部摸到的呼吸震颤类似，又称猫喘。震颤的发生机制与杂音相同，系血液经狭窄的口径或循异常的方向流动形成涡流造成瓣膜、血管壁或心腔壁震动传至胸壁所致。

震颤见于某些先天性心血管病及狭窄性瓣膜病变，而瓣膜关闭不全较少有震颤，仅在房室瓣重度关闭不全时可触及震颤。临床上凡触及震颤均可认为心脏有器质性病变。

时间	部位	病因
收缩期	胸骨右缘第2肋间	主动脉瓣狭窄
	胸骨左缘第2肋间	肺动脉瓣狭窄
	胸骨左缘第3、4肋间	室间隔缺损
	心尖部	重度二尖瓣关闭不全
舒张期	心尖部	二尖瓣狭窄
连续性	胸骨左缘第2肋间	动脉导管未闭

（三）心包摩擦感

多在心前区或胸骨左缘第3、4肋间触及，呈收缩期和舒张期双相的粗糙摩擦感，以收缩期、前倾体位或呼气末（使心脏靠近胸壁）更为明显。提示急性心包炎。

三、叩诊

心浊音界	相对浊音界	反映心脏的实际大小
	绝对浊音界	心脏左右缘被肺遮盖的部分

（一）叩诊方法

采用间接叩诊法，受检者一般取平卧位，以左手中指作为叩诊板指，板指与肋间平行放置，如某种原因受检者取坐位时板指可与肋间垂直，必要时分别进行坐、卧位叩诊，并注意两种体位时心浊音界的不同改变。叩诊时，板指平置于心前区拟叩诊的部位，以右手中指借右腕关节活动均匀叩击板指，并且从外向内逐渐移动板指，以听到声音由清变浊来确定心浊音界。通常测定左侧的心浊音界用轻叩诊法较为准确，而右侧叩诊宜使用较重的叩诊法，叩诊时也要注意根据患者胖瘦程度等调整力度。另外，必须注意叩诊时板指每次移动距离不宜过大，以免得出的心界范围小于实际大小。

（二）叩诊顺序

通常先叩左界，后叩右界。左侧在心尖搏动外 2 ~ 3cm 处开始，由外向内，逐个肋间向上，直至第 2 肋间。右界叩诊先叩出肝上界，然后于其上一肋间由外向内，逐一肋间向上叩诊，直至第 2 肋间。对各肋间叩得的浊音界逐一做出标记，并测量其与胸骨中线间的垂直距离。

（三）正常心浊音界

正常心左界自第 2 肋间起向外逐渐形成一外凸弧形，直至第 5 肋间。右界各肋间几乎与胸骨右缘一致，仅第 4 肋间稍超过胸骨右缘。以胸骨中线至心浊音界线的垂直距离（cm）表示正常成人心相对浊音界，并标出胸骨中线与左锁骨中线的间距。

正常成人心脏相对浊音界（左锁骨中线距胸骨中线为 8 ~ 10cm）

右（cm）	肋间	左（cm）
2 ~ 3	II	2 ~ 3
2 ~ 3	III	3.5 ~ 4.5
3 ~ 4	IV	5 ~ 6
	V	7 ~ 9

（四）心浊音界各部的组成

心脏左界第 2 肋间处相当于肺动脉段，第 3 肋间为左心耳，第 4、5 肋间为左心室，其中血管与心脏左心室交接处向内凹

陷，称心腰。右界第 2 肋间相当于升主动脉和上腔静脉，第 3
肋间以下为右心房。

（五）心浊音界改变及其临床意义

	心脏改变	心界改变	病因
心脏以外因素		移向健侧	一侧大量胸腔积液或气胸
		移向病侧	一侧胸膜粘连、增厚与肺不张
		向左增大	大量腹水或腹腔巨大肿瘤导致的横膈抬高、心脏横位
		心浊音界变小	肺气肿
心脏病变	左心室增大	向左下增大，似靴形	主动脉瓣关闭不全或高血压性心脏病
	右心室增大	向左增大（严重时向左右两侧增大）	肺心病或单纯二尖瓣狭窄
	左、右心室增大	向两侧增大	扩张型心肌病、克山病
	左心房增大或合并肺动脉段扩大	胸骨左缘第 2、3 肋间浊音界增大，心界如梨形	二尖瓣狭窄
	升主动脉瘤或主动脉扩张	胸骨右缘第 1、2 肋间浊音界增宽	升主动脉瘤或主动脉扩张
	心包积液	心界向两侧增大，呈三角形烧瓶样	心包积液

四、听诊

听诊需注意心率、心律、心音、心脏杂音和额外心音等特征。

听诊时，患者多取卧位或坐位。然而，对疑有二尖瓣狭窄者，宜嘱患者取左侧卧位；对疑有主动脉瓣关闭不全者宜取坐位且上半身前倾。钟型体件适合于听低音调声音，如二尖瓣舒张期隆隆样杂音；膜型体件能滤过部分低音调声音而适用于听高音调声音，如主动脉瓣舒张期叹气样杂音。

（一）心脏瓣膜听诊区

（1）二尖瓣区：位于心尖搏动最强点，又称心尖区。

（2）肺动脉瓣区：在胸骨左缘第2肋间。

（3）主动脉瓣区：位于胸骨右缘第2肋间。

（4）主动脉瓣第二听诊区：在胸骨左缘第3肋间，又称Erb区。

（5）三尖瓣区：在胸骨下端左缘，即胸骨左缘第4、5肋间。

（二）听诊顺序

二尖瓣区→肺动脉瓣区→主动脉瓣区→主动脉瓣第二听诊区→三尖瓣区。

（三）听诊内容

听诊内容包括心率、心律、心音、额外心音、杂音和心包摩擦音。

1. 心率 每分钟心搏次数。

正常成人安静清醒时	60 ~ 100 次/分
心动过速	成人心率超过 100 次/分，婴幼儿心率超过 150 次/分
心动过缓	低于 60 次/分

心动过速与过缓可为短暂性或持续性，可由多种生理性、病理性或药物性因素引起。

2. 心律

（1）正常人心律基本规则。

（2）窦性心律不齐：青年人可出现随呼吸改变的心律，吸气时心率增快，呼气时减慢。

（3）期前收缩：在规则心律基础上，突然提前出现一次心跳，其后有一较长间歇。期前收缩规律出现，可形成联律，连续每一次窦性搏动后出现一次期前收缩，称二联律；每两次窦性搏动后出现一次期前收缩则称为三联律。

（4）心房颤动：心律绝对不规则，第一心音强弱不等和脉率少于心率，后者称脉搏短绌。产生的原因是过早的心室收缩（心室内仅有少量的血液充盈）不能将足够的血液输送到周围血管所致。房颤常见原因有二尖瓣狭窄、高血压、冠心病和甲状腺功能亢进症等。

3. 心音 按其出现的先后次序，可依次命名为第一心音（S_1），第二心音（S_2），第三心音（S_3）和第四心音（S_4）。通常只能听到 S_1、S_2，S_3 可在部分青少年中闻及。S_4 一般听不到，多为病理性。其中 S_2 有两个主要成分即主动脉瓣成分（A_2）和肺动脉瓣成分（P_2），通常 A_2 在主动脉瓣区最清楚，P_2 在肺动脉瓣区最清晰。青少年 $P_2 > A_2$，成年人 $P_2 = A_2$，而老年人 $P_2 < A_2$。

	发生机制	特点	意义
S_1	心室收缩时，二尖瓣、三尖瓣关闭，瓣叶突然紧张产生振动	音调较低钝，强度较响，历时较长（约 0.1 秒），与心尖搏动同时出现，心尖部最响	提示心室收缩的开始

续表

	发生机制	特点	意义
S_2	心室舒张时,主动脉与肺动脉瓣关闭引起振动	音调较高而脆,强度较 S_1 弱,历时较短(约0.08秒),不与心尖搏动同步,心底部最响	提示心室舒张的开始
S_3	心室舒张早期,心室快速充盈的血流自心房冲击室壁	心尖部及内上方最响,轻而低调,持续时间短(约0.04秒)	
S_4	心室舒张末期,心房收缩使房室瓣及其相关结构紧张振动	在心尖部及其内侧较明显,低调、沉浊而弱	

(1) 判定第一和第二心音的方法:判定第一和第二心音后才能进一步确定杂音或额外心音所处的心动周期时相。

①S_1 音调较 S_2 低,时限较长,在心尖区最响;S_2 时限较短,在心底部较响。

②S_1 至 S_2 的距离较 S_2 至下一心搏 S_1 的距离短。

(2) 在复杂的心律失常时,往往需借助于下列几点进行判别。

①心尖或颈动脉的向外搏动与 S_1 同步或几乎同步,其中利用颈动脉搏动判别 S_1 更为方便。

②当心尖部听诊难以区分 S_1 和 S_2 时,可先听心底部即肺动脉瓣区和主动脉瓣区,心底部的 S_1 与 S_2 易于区分,再将听诊器体件逐步移向心尖部,边移边默诵 S_1、S_2 节律,进而确定心尖部的 S_1 和 S_2。

4. 心音的改变及其临床意义 除肺含气量多少、胸壁或胸腔病变等心外因素和是否心包积液外,影响心音强度的主要因素是心肌收缩力与心室充盈程度、瓣膜位置的高低、瓣膜的结构、活动性等。

（1）心音强度改变

	改变	疾病
S_1	增强	二尖瓣狭窄、高热、贫血、甲状腺功能亢进
	减弱	二尖瓣关闭不全、心电图 P-R 间期延长、主动脉瓣关闭不全、心肌炎、心肌病、心肌梗死或心力衰竭
	强弱不等	心房颤动和完全性房室传导阻滞
S_2	A_2 增强	高血压、动脉粥样硬化
	A_2 减弱	低血压、主动脉瓣或肺动脉瓣狭窄
	P_2 增强	肺心病、左向右分流的先天性心脏病、二尖瓣狭窄伴肺动脉高压
	P_2 减弱	低血压、主动脉瓣或肺动脉瓣狭窄

（2）心音性质改变：心肌严重病变时，S_1 失去原有性质且明显减弱，S_2 也弱，S_1、S_2 极相似，可形成"单音律"。当心率增快，收缩期与舒张期时限几乎相等时，听诊类似钟摆声，又称"钟摆律"或"胎心律"，提示病情严重，如大面积急性心肌梗死和重症心肌炎等。

（3）心音分裂

①S_1 分裂：当左、右心室收缩明显不同步时，S_1 的两个成分相距 0.03 秒以上时，可出现 S_1 分裂，在心尖或胸骨左下缘可闻及 S_1 分裂。S_1 的分裂一般并不因呼吸而有变异，常见于心室电或机械活动延迟，使三尖瓣关闭明显迟于二尖瓣。电活动延迟见于完全性右束支传导阻滞，机械活动延迟见于肺动脉高压等。

②S₂ 分裂

生理性分裂	深吸气时胸腔负压增加，右心回心血流增加，右室排血时间延长，肺动脉瓣关闭延迟	青少年
通常分裂	右室排血时间延长，肺动脉瓣关闭明显延迟	二尖瓣狭窄伴肺动脉高压、肺动脉瓣狭窄，完全性右束支传导阻滞
固定分裂	呼气时左房向右房分流	房间隔缺损
反常分裂	主动脉瓣关闭迟于肺动脉瓣，吸气时分裂变窄，呼气时变宽	完全性左束支传导阻滞，主动脉瓣狭窄或重度高血压

5. 额外心音 正常 S_1、S_2 之外听到的病理性附加心音，多数为病理性。

（1）舒张期额外心音

		时间特点	听诊	机制	疾病
奔马律	舒张早期奔马律又称心室奔马律第三音奔马律	病理性 S_3，与 S_1 和 S_2 的间距相仿	左室奔马律在心尖区或内侧，呼气响亮；右室奔马律在剑突下或胸骨左缘第 5 肋间，吸气响亮	心室舒张期负荷过重，心肌张力减低与顺应性减退，以致心室舒张时，血液充盈引起室壁振动	严重器质性心脏病，常见于心力衰竭、急性心肌梗死、重症心肌炎与心肌病等严重心功能不全

续表

		时间特点	听诊	机制	疾病
奔马律	舒张晚期奔马律又称奔房性奔马律	发生于 S_4 出现的时间，为增强的 S_4	音调较低，强度较弱，距 S_2 较远，较接近 S_1（在 S_1 前约 0.1 秒），心尖部稍内侧听诊最清楚	心室舒张末期压力增高或顺应性减退，以致心房为克服心室的充盈阻力而加强收缩所产生	阻力负荷过重引起心室肥厚的心脏病，如高血压性心脏病、肥厚型心肌病、主动脉瓣狭窄
	重叠型奔马律			舒张早期和晚期奔马律重叠出现	心肌病或心力衰竭
开瓣音	二尖瓣开放拍击声	第二心音后 0.05~0.06 秒	音调高、短促响亮，呈拍击样，心尖内侧较清楚	二尖瓣狭窄而瓣膜尚柔软，舒张早期二尖瓣突然停止	二尖瓣狭窄
心包叩击音		在 S_2 后 0.09~0.12 秒	中频、较响而短促的额外心音，在胸骨左缘最易闻及	舒张早期心室快速充盈，心包增厚阻碍心室舒张致心室舒张被迫停止，导致室壁振动而产生	缩窄性心包炎
肿瘤扑落音		在 S_2 后 0.08~0.12 秒	心尖或其内侧胸骨左缘第3、4肋间，出现时间较开瓣音晚，声音类似，音调较低，随体位改变	为黏液瘤在舒张期随血流进入左室，撞碰心室壁和瓣膜，瘤蒂柄突然紧张产生振动	心房黏液瘤

舒张早期奔马律与生理性S_3的主要区别：①S_3见于健康人，尤其是儿童和青少年，在心率不快时易发现，S_3与S_2的间距近于S_1与S_2的间距，且在坐位或立位时S_3可消失。S_3奔马律是由于心室舒张期负荷过重，心肌张力减低与顺应性减退，以致心室舒张时，血液充盈引起室壁振动。②舒张早期奔马律的出现，提示有严重器质性心脏病，常见于心力衰竭、急性心肌梗死、重症心肌炎与心肌病等严重心功能不全时。

（2）收缩期额外心音

	类型	听诊特点	产生机制	病因
收缩早期喷射音	肺动脉收缩期喷射音：在肺动脉瓣区最响，吸气时减弱，呼气时增强	高频爆裂样声音，高调、短促而清脆，紧接于S_1后$0.05\sim0.07$秒，在心底部听诊最清楚	扩大的肺动脉或主动脉在心室射血时动脉壁振动，以及在主、肺动脉阻力增高的情况下半月瓣瓣叶用力开启，或狭窄的瓣叶在开启时突然受限产生振动	肺动脉高压、原发性肺动脉扩张、轻中度肺动脉瓣狭窄和房间隔缺损、室间隔缺损
	主动脉收缩期喷射音：肺动脉瓣区最响，吸气时减弱，呼气时增强			高血压、主动脉瘤、主动脉瓣狭窄、主动脉瓣关闭不全与主动脉缩窄
收缩中晚期喀喇音	喀喇音出现在S_1后0.08秒称收缩中期喀喇音，0.08秒以上为收缩晚期喀喇音	高调、短促、清脆，如关门落锁的Ka-Ta样声音	二尖瓣，在收缩中、晚期脱入左房，瓣叶突然紧张或其腱索的突然拉紧产生震动	二尖瓣脱垂、乳头肌断裂等

（3）医源性额外音：人工瓣膜音、人工起搏音。

6. 心脏杂音 在心音与额外心音之外，在心脏收缩或舒张过程中的异常声音。

（1）杂音产生的机制：<u>正常血流呈层流状态。在血流加速、异常血流通道、血管管径异常等情况下，可使层流转变为湍流或漩涡而冲击心壁、大血管壁、瓣膜、腱索等使之振动而在相应部位产生杂音。</u>

类型	机制	病因
血流加速	血流速度越快，越容易产生漩涡，杂音越响	剧烈运动、严重贫血、高热、甲亢
瓣膜口狭窄	血流通过狭窄处会产生湍流	二尖瓣狭窄、主动脉瓣狭窄、肺动脉瓣狭窄、先天性主动脉缩窄
瓣膜关闭不全	血液反流经关闭不全的部位产生漩涡而出现杂音	高血压性心脏病左心室扩大导致的二尖瓣相对关闭不全
异常血流通道	心腔内或大血管间存在异常通道	室间隔缺损、动脉导管未闭等
心腔异常结构	乳头肌、腱索断裂残端漂，浮扰乱血液层流	心肌梗死引起乳头肌、腱索断裂。
大血管瘤样扩张	血液流经该血管瘤形成涡流	动脉瘤等

（2）杂音的特性与听诊要点

1）最响部位和传导方向：最响部位常与病变部位有关。

最响部位	病因
心尖部	二尖瓣病变
主动脉瓣区	主动脉瓣病变如主动脉瓣狭窄或关闭不全等
肺动脉瓣区	肺动脉瓣病变
胸骨左缘第 3、4 肋间响亮粗糙收缩期杂音	室间隔缺损

2）杂音的传导：二尖瓣关闭不全的杂音向左腋下传导，主动脉瓣狭窄的杂音向颈部传导，而二尖瓣狭窄的隆隆样杂音则局限于心尖区。

3）心动周期中的时期：不同时期的杂音反映不同的病变。可分为收缩期杂音、舒张期杂音、连续性杂音和双期杂音（收缩期与舒张期均出现但不连续的杂音）。

4）性质：指由于杂音的不同频率而表现出音调与音色的不同。临床上常用于形容杂音音调的词为柔和、粗糙。杂音的音色可形容为吹风样、隆隆样（雷鸣样）、机器样、喷射样、叹气样（哈气样）、乐音样和鸟鸣样等。

5）强度与形态：分六级。

级别	响度	听诊特点	震颤
1	最轻	很弱，须在安静环境下仔细听诊才能听到，易被忽略	无
2	轻度	较易听到，不太响亮	无
3	中度	明显的杂音，较响亮	无
4	中度	明显的杂音	有
5	很响	杂音很强，且向四周甚至背部传导，听诊器离开胸壁即听不到	明显
6	最响	杂音震耳，即使听诊器离开胸壁一定距离也能听到	明显

杂音形态：

①递增型杂音：杂音由弱逐渐增强，如二尖瓣狭窄的舒张期隆隆样杂音。

②递减型杂音：杂音由较强逐渐减弱，如主动脉瓣关闭不全时的舒张期叹气样杂音。

③递增递减型杂音：又称菱形杂音，即杂音由弱转强，再由强转弱，如主动脉瓣狭窄的收缩期杂音。

④连续型杂音：杂音由收缩期开始，逐渐增强，高峰在 S_2 处，舒张期开始渐减，直到下一心动的 S_1 前消失，如动脉导管未闭的连续性杂音。

⑤一贯型杂音：强度大体保持一致，如二尖瓣关闭不全的全收缩期杂音。

（3）杂音的临床意：功能性杂音，又称"生理性杂音"，指产生杂音的部位没有器质性病变出现的杂音。器质性杂音，又称"病理性杂音"，指产生杂音的部位有器质性损害出现的杂音。由于舒张期杂音绝大多数为器质性杂音，故一般仅将收缩期杂音分为功能性与器质性，两者鉴别如下。

鉴别点	功能性	器质性
部位	肺动脉瓣区和（或）心尖区	可在任何瓣膜听诊区
性质	柔和，吹风样	粗糙，吹风样，常呈高调
持续时间	短促，不遮盖第一心音	较长，常为全收缩期
强度	≤2/6 级	常≥3/6 级
震颤	无	常伴有
传导	局限，传导不远	沿血流方向传导较远而广
心脏大小	正常	可有心房和（或）心室增大

1）收缩期杂音

部位	分类	性质	病因
二尖瓣区	功能性	柔和、吹风样、强度（1~2）/6 级，时限短，较局限。若杂音性质较粗糙、吹风样、强度 2~3/6 级，时限较长，有一定的传导，可为具有心脏病理意义的功能性杂音	运动、发热、贫血、妊娠与甲亢。具有心脏病理意义的功能性杂音有左心室大引起的二尖瓣相对性关闭不全，如心脏病、冠心病和扩心病等
	器质性	粗糙、吹风样、高调，强度 ≥ 3/6 级，持续时间长，向左腋下传导	风心病二尖瓣关闭不全、二尖瓣脱垂
主动脉瓣区	功能性	柔和、吹风样，强度在（1~2）/6 级以下，时限较短，常有 A_2 亢进	青少年及儿童生理性杂音、升主动脉扩张
	器质性	典型喷射性收缩中期杂音，响亮粗糙，递增递减型，向颈部传导，常伴震颤，A_2 减弱	主动脉瓣狭窄等
肺动脉瓣区	功能性	呈柔和、吹风样，强度在 2/6 级以下，时限较短	青少年及儿童中非常多见的生理性杂音
	器质性	典型收缩中期杂音，喷射性、粗糙、强度 ≥ 3/6 级，伴有震颤且 P_2 减弱	肺动脉瓣狭窄等

部位	分类	性质	病因
三尖瓣区	功能性	吹风样、柔和，吸气时增强，一般在 3/6 级以下	右心室扩大如二尖瓣狭窄、肺心病
	器质性	与器质性二尖瓣关闭不全类似，不传导，可伴颈静脉和肝脏收缩期搏动	极少见
其他部位	功能性	在胸骨左缘第 2、3、4 肋间，部分青少年中可闻及生理性（无害性）杂音，杂音 1~2/6 级、柔和、无传导，平卧位吸气时杂音易闻及，坐位时杂音减轻或消失	可能系左或右心室将血液排入主或肺动脉时产生的紊乱血流所致
	器质性	常见的有胸骨左缘第 3、4 肋间响亮而粗糙的收缩期杂音，可伴震颤，有时呈喷射性	提示室间隔缺损或肥厚型梗阻性心肌病的器质性杂音

2）舒张期杂音

部位	分类	性质	病因
二尖瓣区	功能性	柔和、低调的舒张期隆隆样杂音	中重度主动脉瓣关闭不全产生的 Austin Flint 杂音
	器质性	局限于心尖区的舒张中、晚期低调、隆隆样、递增型杂音，平卧或左侧卧位易闻及，常伴震颤	风湿性心瓣膜病的二尖瓣狭窄

部位	分类	性质	病因
主动脉瓣区		舒张早期开始的递减型柔和吹气样杂音,向胸骨左缘及心尖传导。主动脉瓣第二听诊区、前倾坐位、深呼气后暂停呼吸最清楚	风湿性心瓣膜病或先天性心脏病、特发性主动脉瓣脱垂、梅毒性升主动脉炎和马方综合征所致主动脉瓣关闭不全
肺动脉瓣区		柔和、较局限、呈舒张期递减型、吹风样,于吸气末增强,常合并 P_2 亢进,称 Graham Steell 杂音	多由于肺动脉扩张导致相对性关闭不全所致的功能性杂音
三尖瓣区		局限于胸骨左缘第 4、5 肋间,低调隆隆样,深吸气末杂音增强	三尖瓣狭窄,极少见

3)连续性杂音:最常见于动脉导管未闭。杂音粗糙、响亮似机器转动样,持续于整个收缩与舒张期,其间不中断,掩盖 S_2。在胸骨左缘第 2 肋间稍外侧闻及,常伴有震颤。先天性心脏病主肺动脉间隔缺损、冠状动静脉瘘、冠状动脉窦瘤破裂也可出现连续性杂音。

7. 心包摩擦音 指脏层与壁层心包由于生物性或理化因素致纤维蛋白沉积而粗糙,以致在心脏搏动时产生摩擦而出现的声音。音质粗糙、高音调、搔抓样、比较表浅,类似纸张摩擦的声音。在心前区或胸骨左缘第 3、4 肋间最响亮,坐位前倾或呼气末更明显。典型者摩擦音的声音呈三相:心房收缩 - 心室收缩 - 心室舒张期,但多为心室收缩。心室舒张的双期摩擦音,有时也可仅出现在收缩期。心包摩擦音与心搏一致,屏气时摩擦音仍存在，可据此与胸膜摩擦音相鉴别。见于各种感染性心包炎，也可见于急性心肌梗死、尿毒症、心脏损伤后综合征和系统性红斑狼疮等非感染性情况导致的心包炎。当心包腔有一定积液量后，摩擦音可消失。

第六节　血管检查

一、脉搏

（一）脉率

正常成人脉率在安静、清醒的情况下为 60～100 次/分。老年人偏慢，女性稍快，儿童较快，＜3 岁的儿童多在 100 次/分以上。各种生理、病理情况或药物影响也可使脉率增快或减慢。除脉率快慢外，应观察脉率与心率是否一致。某些心律失常如心房颤动或频发期前收缩时，由于部分心脏收缩的搏出量低，不足以引起周围动脉搏动，故脉率可少于心率。

（二）脉律

脉搏的节律可反映心脏的节律。正常人规则，窦性心律不齐者的脉律可随呼吸改变，吸气时增快，呼气时减慢。心房颤动者脉律绝对不规则，脉搏强弱不等，脉率少于心率，后者称脉搏短绌；有期前收缩呈二联律或三联律者可形成二联脉、三联脉；二度房室传导阻滞者可有脉搏脱漏，称脱落脉。

（三）紧张度与动脉壁状态

脉搏的紧张度与血压（主要为收缩压）高低有关。将两个手指指腹置于脉搏上，近心端手指用力按压阻断血流使远心端手指触不到脉搏，通过施加压力的大小及感觉的血管壁弹性状态判断脉搏紧张度。

（四）强弱

脉搏的强弱与心搏出量、脉压和外周血管阻力相关。

1. 洪脉 脉搏增强且振幅大，见于高热、甲状腺功能亢进症、主动脉瓣关闭不全等。

2. 细脉 脉搏减弱而振幅低，见于心力衰竭、主动脉瓣狭窄与休克等。

（五）脉波

1. 正常脉波 由升支、波峰和降支构成。

2. 水冲脉 脉搏骤起骤落，犹如潮水涨落，故名水冲脉。由于周围血管扩张或存在分流、反流所致。检查者握紧患者手腕掌面，将其前臂高举过头部，可明显感知犹如水冲的急促而有力的脉搏冲击。

3. 交替脉 系节律规则而强弱交替的脉搏，必要时嘱患者在呼气中期屏住呼吸，以排除呼吸变化所影响的可能性。常见于高血压性心脏病、急性心肌梗死和主动脉瓣关闭不全等。

4. 奇脉 是指吸气时脉搏明显减弱或消失，系左室搏血量减少所致。

5. 无脉 脉搏消失，可见于严重休克及多发性大动脉炎，后者系由于某一部位动脉闭塞而致相应部位脉搏消失。

二、血压

血压通常指动脉血压或体循环血压，是重要的生命体征。

（一）测量方法

1. 直接测量法 即经皮穿刺将导管由周围动脉送至主动脉，导管末端接监护测压系统，自动显示血压值。精确，但有创，适用于危重疑难病例。

2. 间接测量法 患者半小时内禁烟、禁咖啡，安静环境下在有靠背的椅子休息至少 5 分钟。取仰卧或坐位测血压，被检查者上肢裸露伸直并轻度外展，肘部置于心脏同一水平，将气袖均匀紧贴皮肤缠于上臂，使其下缘在肘窝以上约 2.5cm，气袖之中央位于肱动脉表面。检查者触及肱动脉搏动后，将听诊器体件置于搏动上准备听诊。然后，向袖带内充气，边充气边听诊，待肱动脉搏动声消失，再升高 30mmHg 后，缓慢放气，双眼随汞柱下降，平视汞柱表面，根据听诊结果读出血压值。首先听到的响亮拍击声代表收缩压，最终声音消失前的血压值即舒张压。血压至少应测量 2 次。收缩压与舒张压之差值为脉压，舒张压加 1/3 脉压为平均动脉压。

气袖宽度：成人标准气袖宽 12~13cm。

（二）血压标准

正常成人血压标准的主要根据大规模流行病学资料分析获得。根据 1999 年 10 月中国高血压联盟参照了 WHO/ISH 指南（1999）公布的中国高血压防治指南的标准规定如下。

血压水平的定义和分类

类别	收缩压（mmHg）	舒张压（mmHg）
正常血压	<120	<80
正常高值	120~139	80~89
高血压		
1 级高血压（轻度）	140~159	90~99
2 级高血压（中度）	160~179	100~109
3 级高血压（重度）	≥180	≥110
单纯收缩期高血压	≥140	<90

（三）血压变动的临床意义

1. 高血压　血压测值受多种因素的影响，如情绪激动、紧张、运动等。在安静、清醒的条件下采用标准测量方法，**至少3 次非同日血压**的收缩压值达到或超过 140mmHg 和（或）舒张压达到 90mmHg，即可认为有高血压，如果仅收缩压达到标准则称为收缩期高血压。高血压绝大多数是原发性，约 <5% 继发于其他疾病，称为继发性或症状性高血压。

2. 低血压　血压低于 90/60mmHg 时称低血压。多见于严重病症，如休克、心肌梗死、急性心脏压塞等。可有体质的原因，一贯血压偏低一般无症状。

3. 双侧上肢血压差别显著　正常双侧上肢血压差别达 5 ~ 10mmHg。超过属异常，见于多发性大动脉炎或先天性动脉畸形等。

4. 上下肢血压差异常　正常下肢血压高于上肢血压达 20 ~ 40mmHg，下肢血压低于上肢考虑主动脉缩窄，或胸腹主动脉型大动脉炎等。

5. 脉压改变

（1）脉压明显增大，见于甲亢、主动脉瓣关闭不全和动脉硬化等。

（2）脉压减小，可见于主动脉瓣狭窄、心包积液及严重心力衰竭患者。

（四）动态血压监测

动态血压的正常标准如下：24 小时平均血压值 < 130/80mmHg；白昼平均血压值 <135/85mmHg；夜间平均血压值 < 120/70mmHg。

三、血管杂音及周围血管征

（一）静脉杂音

1. 静脉压力低，不易出现涡流，故杂音多不明显。

2. 生理性 颈静脉营营声（无害性杂音），在颈根部近锁骨处，甚至在锁骨下，尤其是右侧可出现低调、柔和、连续性杂音，坐位及站立明显，系颈静脉血液快速回流入上腔静脉所致。以手指压迫颈静脉暂时中断血流，杂音可消失，属无害性杂音。

（二）动脉杂音

多见于周围动脉、肺动脉和冠状动脉。

（三）周围血管征

脉压增大除可触及水冲脉外，还有以下体征。

1. 枪击音 在外周较大动脉表面，常选择股动脉，轻放听诊器膜型体件时可闻及与心跳一致短促如射枪的声音。

2. Duroziez 双重杂音 以听诊器钟型体件稍加压力于股动脉可闻及收缩期与舒张期双期吹风样杂音。

3. 毛细血管搏动征 用手指轻压患者指甲末端或以玻片轻压患者口唇黏膜，使局部发白，当心脏收缩和舒张时则发白的局部边缘发生有规律的红、白交替改变即为毛细血管搏动征。

凡体检时发现上述体征及水冲脉可统称**周围血管征阳性**，主要见于主动脉瓣重度关闭不全、甲状腺功能亢进和严重贫血等。

第七节 循环系统常见疾病的主要症状和体征

一、二尖瓣狭窄

二尖瓣狭窄我国常见，主要病因为风湿热。

1. 正常二尖瓣口径面积为 $4.0 \sim 6.0 cm^2$，病变时二尖瓣明显缩小，瓣口缩小程度分为三度。

（1）轻度狭窄：瓣口面积缩小至 $1.5 \sim 2.0 cm^2$。

（2）中度狭窄：瓣口面积缩小至 $1.0 \sim 1.5 cm^2$。

（3）重度狭窄：瓣口面积 $< 1.0 cm^2$。

2. 根据狭窄程度和代偿状态，分为三期。

（1）代偿期：当瓣口面积减少至 $2.0 cm^2$，左房排血受阻，继而发生代偿性扩张和肥厚，以增强左房容量和收缩，增加瓣口血流量。

（2）左房失代偿期：瓣口面积减小到 $1.5 cm^2$ 时，左房压进一步升高，当瓣口面积减小为 $1.0 cm^2$ 时，左房压显著增高。左房失代偿时，由于左心房与肺静脉之间并无瓣膜，肺静脉和肺毛细血管压升高、血管扩张、淤血。进而间质性肺水肿和肺血管壁增厚，引起肺顺应性降低，出现呼吸困难，并逐步加重。

（3）右心衰竭期：由于长期肺动脉高压，右心室负荷增加，出现右心室肥厚与扩张，最后导致右心衰竭。

（一）症状

劳力性呼吸困难→休息时呼吸困难→端坐呼吸、阵发性夜间呼吸困难→急性肺水肿。

（二）体征

1. 视诊 两颊绀红色呈二尖瓣面容，口唇轻度发绀，因右心室增大心尖搏动可略向左移。

2. 触诊 心尖可触及舒张期震颤。

3. 叩诊 轻度狭窄者心界正常。二尖瓣狭窄严重者，左房、肺动脉及右心室增大与增宽，心浊音界可呈梨形，即心尖稍向左增大，心腰消失，胸骨左缘第三肋间心浊音界增宽。

4. 听诊 心尖区 S_1 亢进，有局限性舒张中、晚期隆隆样杂音，左侧卧位时更为清晰。可听到开瓣音。肺动脉瓣区 S_2 亢进、分裂，严重肺动脉高压者，在肺动脉瓣区可闻及舒张期杂音，称 Graham Steell 杂音。晚期患者可出现心房颤动的体征。

二、二尖瓣关闭不全

（一）症状

早期无明显自觉症状→严重者心悸、咳嗽、劳力性呼吸困难等。

（二）体征

1. 视诊　左室增大时，心尖搏动向左下移位，心尖搏动强，发生心力衰竭后心尖搏动有所减弱。

2. 触诊　心尖搏动有力，可呈抬举样，在重度关闭不全患者可触及收缩期震颤。

3. 叩诊　心浊音界向左下扩大。晚期可向两侧扩大，提示左右心室均增大。

4. 听诊　心尖区可闻及响亮粗糙、音调较高的 3/6 级以上全收缩期吹风样杂音，向左腋下和左肩胛下区传导。S_1 常减弱，P_2 可亢进和分裂。严重反流时心尖区可闻及 S_3，以及紧随 S_1 后的短促舒张期隆隆样杂音。

三、主动脉瓣狭窄

主动脉瓣狭窄病因有风湿性、先天性及老年退行性主动脉瓣钙化等。

（一）症状

轻度狭窄可无症状。中、重度狭窄者，常见呼吸困难、心绞痛和晕厥，为典型主动脉瓣狭窄的三联征。

（二）体征

1. 视诊 心尖搏动增强，位置可稍移向左下。

2. 触诊 心尖搏动有力，呈抬举样。胸骨右缘第二肋间可触及收缩期震颤，脉搏呈迟脉。

3. 叩诊 心浊音界正常或可稍向左下增大。

4. 听诊 在胸骨右缘第 2 肋间可闻及 3/6 级以上收缩期粗糙喷射性杂音呈递增递减型，向颈部传导。主动脉瓣区 S_2 减弱，由于左室射血时间延长，可在呼气时闻及 S_2 逆分裂。因左心室显著肥厚致舒张功能减退，顺应性下降而使心房为增强排血而收缩加强，因此心尖区有时可闻及 S_4。

四、主动脉瓣关闭不全

主动脉瓣关闭不全可由风湿性与非风湿性病因（先天性、感染性心内膜炎等）引起。

（一）症状

症状出现较晚。可因心搏量增多有心悸、心前区不适、头部搏动感、体位性头晕等症状。存在心肌缺血时可出现心绞痛，病变后期有劳力性呼吸困难。

（二）体征

1. 视诊 心尖搏动向左下移位，部分重度关闭不全者颈动脉搏动明显，并可有随心搏出现的点头运动。

2. 触诊 心尖搏动移向左下，呈抬举样搏动。有水冲脉及毛细血管搏动等。

3. 叩诊 心界向左下增大而心腰不大，因而心浊音界轮廓似靴形。

4. 听诊 主动脉瓣区或主动脉瓣第二听诊区可闻及叹气样、递减型、舒张期杂音，向胸骨左下方和心尖区传导，以前倾坐位最易听清。重度反流者，有相对性二尖瓣狭窄，心尖区出现柔和、低调、递减型舒张中、晚期隆隆样杂音（Austin Flint 杂音），系主动脉瓣关闭不全时回流血液限制二尖瓣开放所致。周围血管可听到枪击声和 Duroziez 双重杂音。

五、心包积液

心包积液指心包腔内积聚过多液体，包括黏液性、浆液纤维蛋白性、脓性和血性等。病因可有感染性（如结核、病毒、化脓性等）与非感染性（如风湿性、肿瘤转移、出血、尿毒症性等）。病理生理改变取决于积液的量与积液速度。大量心包积液或急性心包积液量较大时可以出现急性心脏压塞而危及生命。

（一）症状

胸闷、心悸、呼吸困难、腹胀、水肿等，以及原发病的症状，如结核的低热、盗汗，化脓性感染的畏寒、高热等。严重的心脏压塞可出现休克。

（二）体征

1. 视诊　心尖搏动明显减弱甚至消失。

2. 触诊　心尖搏动弱而不易触到，如能触及则在心相对浊音界之内侧。

3. 叩诊　心浊音界向两侧扩大，且随体位改变；卧位时心底部浊音界增宽，坐位则心尖部增宽。

4. 听诊　早期由炎症引起的少量心包积液可在心前区闻及心包摩擦音，积液量增多后消失。心率较快、心音弱而远，偶然可闻心包叩击音。大量积液时，由于静脉回流障碍，可出现颈静脉怒张、肝大和肝颈静脉反流征阳性。还可由于左肺受压出现 Ewart 征，即左肩胛下区语颤增强、叩诊浊音并闻及支气管肺泡呼吸音。脉压减小，并可出现奇脉。

六、心力衰竭

心力衰竭指在静脉回流无器质性障碍的情况下，由于心肌损害引起心排血量减少，不能满足机体代谢需要的一种综合征。临床上以肺和（或）体循环淤血以及组织灌注不足为特征，又称充血性心力衰竭。

心力衰竭的病因很多，可分为心肌本身病变和心室负荷过重两大类，前者如心肌缺血、心肌坏死或心肌炎症；后者又可分为阻力负荷过重（如高血压、主动脉瓣狭窄等）和容量负荷过重（如二尖瓣或主动脉瓣关闭不全等）。心力衰竭的发生除基本病因外，常有诱发因素促使其发病或使其在原有基础上病情加重，如感染、心律失常、钠盐摄入过多、输液过多和（或）过快以及过度劳累等多种因素。

（一）症状

1. 左心衰竭（肺淤血） 乏力，进行性劳力性呼吸困难、夜间阵发性呼吸困难、端坐呼吸、咳嗽、咳泡沫痰，少数出现咯血。

2. 右心衰竭（体循环淤血） 腹胀、少尿及食欲缺乏，甚至恶心、呕吐。

（二）体征

1. 左心衰竭 主要为肺淤血的体征。

（1）视诊：有不同程度的呼吸急促、轻微发绀、高枕卧位或端坐体位。急性肺水肿时可出现自口、鼻涌出大量粉红色泡沫，呼吸窘迫，并大汗淋漓。

（2）触诊：严重者可出现交替脉。

（3）叩诊：除原发性心脏病体征外，通常无特殊发现。

（4）听诊：心率增快，心尖区及其内侧可闻及舒张期奔马律，P_2亢进。根据心力衰竭程度的轻重，单侧或双侧肺由肺底往上有不同程度的对称性细小湿啰音，也可伴少量哮鸣音；急性肺水肿时，则双肺满布湿啰音和哮鸣音。

2. 右心衰竭 主要是体循环淤血的体征。

（1）视诊：颈静脉怒张，可有周围性发绀、水肿。

（2）触诊：可触及不同程度的肝大、压痛及肝 - 颈静脉反流征阳性。下肢或腰骶部等下垂部位凹陷性水肿，严重者可全身水肿。

（3）叩诊：可有胸水（右侧多见）与腹水体征。

（4）听诊：由于右心室扩大可在三尖瓣区闻及三尖瓣相对关闭不全的收缩期吹风样杂音，以及右心室舒张期奔马律。

小结速览

胸部检查
- 胸部的体表标志
  - 骨骼标志：胸骨角、剑突、肋骨等
  - 垂直线标志：前正中线、锁骨中线等
  - 自然陷窝：腋窝、胸骨上窝等
  - 肺和胸膜的界限：肺尖、肺上界、肺下界等
- 胸壁、胸廓与乳房
- 肺和胸膜
  - 视诊：呼吸运动、呼吸频率、呼吸节律
  - 触诊：胸廓扩张度、语音震颤、胸膜摩擦感
  - 叩诊：清音、过清音、鼓音等
  - 听诊：正常呼吸音、异常呼吸音
- 呼吸系统常见疾病的主要症状和体征

胸部检查
├─ 心脏检查
│   ├─ 视诊：胸廓畸形、心尖搏动、心前区搏动
│   ├─ 触诊：心前区搏动、震颤、心包摩擦感
│   ├─ 叩诊：叩心浊音界
│   └─ 听诊：心率、心律、心音、额外心音、杂音和心包摩擦音
├─ 血管检查
│   ├─ 脉搏：脉率、脉律等
│   ├─ 血压：间接测量法
│   └─ 血管杂音及周围血管征
└─ 循环系统常见疾病的主要症状和体征

第六章　腹部检查

● **重点**　腹部听诊异常肠鸣音。
○ **难点**　腹部触诊手法。
★ **考点**　腹部叩诊及听诊的临床意义。

第一节　腹部的体表标志及分区

一、体表标志

标志	定义及位置	意义
肋弓下缘	由第8~10肋软骨连接形成的肋弓	腹部体表的上界，腹部分区，肝、脾的测量和胆囊的定位
剑突	胸骨下端的软骨	腹部体表的上界，肝脏测量的标志
腹上角	两侧肋弓的交角	用于判断体型及肝的测量
脐	腹部中心，向后投影相当于第3~4腰椎之间，是腹部四区分法的标志	易有脐疝
髂前上棘	髂嵴前方突出点	腹部九区分法的标志和骨穿的部位
腹直肌外缘	锁骨中线的延续	手术切口和胆囊点的定位

续表

标志	定义及位置	意义
腹中线	胸骨中线的延续	腹部四区分法的垂直线，易有白线疝
腹股沟韧带	腹部体表的下界	寻找股动、静脉的标志，腹股沟疝的通过部位和所在
耻骨联合	两耻骨间的纤维软骨连接	腹部体表下界
肋脊角	两侧背部第 12 肋骨与脊柱的交角	检查肾叩痛的位置

二、腹部分区

目前常用的腹部分区有以下两种方法。

（一）四区分法

通过脐划一水平线与一垂直线，两线相交将腹部分为四区、即左、右上腹部和左、右下腹部。各区所包含主要脏器如下。

1. 右上腹部 肝、胆囊、幽门、十二指肠、小肠、胰头、右肾上腺、右肾、结肠肝曲、部分横结肠、腹主动脉、大网膜。

2. 右下腹部 盲肠、阑尾、部分升结肠、小肠、右输尿管、胀大的膀胱、淋巴结、女性右侧卵巢和输卵管、增大的子宫、男性右侧精索。

3. 左上腹部 肝左叶、脾、胃、小肠、胰体、胰尾、左肾上腺、左肾、结肠脾曲、部分横结肠、腹主动脉、大网膜。

4. 左下腹部 乙状结肠、部分降结肠、小肠、左输尿管、胀大的膀胱、淋巴结、左侧卵巢和输卵管、增大的子宫、男性左侧精索。

（二）九区分法

由两侧肋弓下缘连线和两侧髂前上棘连线为两条水平线，左右髂前上棘至腹中线连线的中点为两条垂直线，四线相交将腹部划分为井字形九区。

1. 右上腹部（右季肋部）　肝右叶、胆囊、结肠肝曲、右肾、右肾上腺。

2. 右侧腹部（右腰部）　升结肠、空肠、右肾。

3. 右下腹部（右髂部）　盲肠、阑尾、回肠下端、淋巴结、右侧卵巢和输卵管、右侧精索。

4. 上腹部　胃、肝左叶、十二指肠、胰头、胰体、横结肠、腹主动脉、大网膜。

5. 中腹部（脐部）　十二指肠、空肠、回肠、下垂的胃或横结肠、肠系膜及淋巴结、输尿管、腹主动脉、大网膜。

6. 下腹部（耻骨上部）　回肠、乙状结肠、输尿管、胀大的膀胱、增大的子宫。

7. 左上腹部（左季肋部）　脾、胃、结肠脾曲、胰尾、左肾、左肾上腺。

8. 左侧腹部（左腰部）　降结肠、空肠、回肠、左肾。

9. 左下腹部（左髂部）　乙状结肠、淋巴结、左侧卵巢和输卵管、左侧精索。

第二节　视　诊

1. 嘱患者解小便以排空膀胱。

2. 保持室温，光线宜充足而柔和，最好与腹部表面形成切线角度，这样有利于观察腹部较小的隆起。当患者仰卧位时，光源最好放在头部；如患者取坐位或直立位时，光源不宜放在患者的对面，最好放在腹部的一侧。

3. 被检查者取仰卧位,两下肢伸直,充分暴露腹部。检查者立于其右侧,正面观察其整个腹部,可大致了解其全貌。然后检查者下蹲,双眼与患者腹前壁平齐或稍高,从切线上观察腹部呼吸运动、异常搏动、腹部膨隆与凹陷、胃肠型及蠕动波等。然后检查者可从患者足前向上观察,可对比其腹前壁左右两侧对称部位有何不同。

4. 必要时可嘱患者取鞠躬位或站立位,以利于观察其腹部膨隆、内脏下垂、腹壁与腹股沟疝肿块出现部位及转移方向、腹壁静脉曲张等。并可与仰卧位作对比。

腹部视诊的主要内容有腹部外形、呼吸运动、腹壁皮肤、腹壁静脉、胃肠型和蠕动波以及疝等。

一、腹部外形

应注意腹部外形是否对称,有无全腹或局部的膨隆或凹陷,有腹水或腹部肿块时,还应测量腹围的大小。

正常腹部外形		
类型	表现	意义
腹部平坦	前腹壁大致处于肋缘至耻骨联合同一平面或略为低凹,坐起时脐以下部分稍前凸	健康正常成年人平卧
腹部饱满	腹部外形较饱满,前腹壁稍高于肋缘与耻骨联合的平面	肥胖者或小儿
腹部低平	因腹壁皮下脂肪较少,腹部下陷,前腹壁稍低于肋缘与耻骨联合的平面	消瘦者及老年人

(一)腹部膨隆

平卧时前腹壁明显高于肋缘与耻骨联合的平面,外观呈凸起状，称腹部膨隆，可因生理状况如肥胖、妊娠或病理状况如腹水、腹内积气、巨大肿瘤等引起，可表现为以下几种。

1. 全腹膨隆 腹部弥漫性膨隆，可呈球形或椭圆形。除因肥胖、腹壁皮下脂肪明显增多而脐凹陷外，因腹腔内容物增多所致者腹壁无增厚，受腹压影响使脐凸出。当全腹膨隆时，为观察其程度和变化，常需测量腹围。方法为让患者排尿后平卧，用软尺经脐绕腹一周，测得的周长即为腹围（脐周腹围），通常以厘米为单位，还可以测其腹部最大周长（最大腹围），同时记录。定期在同样条件下测量比较，可以观察腹腔内容物（如腹水）的变化。

（1）腹腔积液：当腹腔内有大量腹水时，平卧位时腹壁松弛，液体下沉于腹腔两侧，致腹部扁而宽，称为蛙腹。侧卧或坐位时，因液体移动而使腹下部膨出。常见于肝硬化门脉高压症，腹水量多致腹压增高，此时可使脐部突出，亦可见于心力衰竭、缩窄性心包炎、腹膜癌转移（肝癌、卵巢癌多见）、肾病综合征、胰源性腹水或结核性腹膜炎等。腹膜有炎症或肿瘤浸润时，腹部常呈尖凸型，称为尖腹。

（2）腹内积气：腹内积气多在胃肠道内，大量积气可引起全腹膨隆，使腹部呈球形，两侧腰部膨出不明显，移动体位时其形状无明显改变，见于各种原因引起的肠梗阻或肠麻痹。积气在腹腔内，称为气腹，见于胃肠穿孔或治疗性人工气腹，前者常伴有腹膜炎。

（3）腹内巨大肿块：如足月妊娠、巨大卵巢囊肿、畸胎瘤等，亦可引起全腹膨隆。

2. 局部膨隆 腹部的局限性膨隆常因为脏器肿大、腹内肿瘤或炎性肿块、胃或肠胀气以及腹壁上的肿物和疝等。视诊时应注意膨隆的部位、外形，是否随呼吸而移位或随体位而改变，有无搏动。

上腹中部膨隆常见于肝左叶大、胃癌、胃扩张（如幽门梗阻、胃扭转）、胰腺肿瘤或囊肿等。右上腹膨隆常见于肝大（肿瘤、脓肿、淤血等）、胆囊肿大及结肠肝曲肿瘤等。左上腹膨隆常见于脾大、结肠脾曲肿瘤或巨结肠。腰部膨隆见于多囊肾、巨大肾上腺肿瘤、肾盂大量积水或积脓。脐部膨隆常因脐疝、腹部炎症性肿块（如结核性腹膜炎致肠粘连）引起。

下腹膨隆常见于子宫增大（妊娠、子宫肌瘤等）、膀胱胀大，后者在排尿后可以消失。右下腹膨隆常见于回盲部结核或肿瘤、Crohn 病及阑尾周围脓肿等。左下腹膨隆见于降结肠及乙状结肠肿瘤，亦可因干结粪块所致。此外还可因游走下垂的肾脏或女性患者的卵巢癌或囊肿而致下腹部膨隆。

腹壁上的肿块（如皮下脂肪瘤、结核性脓肿等）与腹腔内病变的鉴别方法：嘱患者仰卧位做屈颈抬身，使腹壁肌肉紧张，如肿块更加明显，说明肿块位于腹壁上。反之如变得不明显或消失，说明肿块在腹腔内，被收缩变硬的腹肌所掩盖。

（二）腹部凹陷

仰卧时前腹壁明显低于肋缘与耻骨联合的平面，称腹部凹陷，凹陷亦分全腹和局部，但以前者意义更为重要。

1. 全腹凹陷　患者仰卧时前腹壁水平明显低下，见于消瘦和脱水者。严重时前腹壁凹陷几乎贴近脊柱，肋弓、髂嵴和耻骨联合显露，使腹外形如舟状，称舟状腹。见于恶病质，如结核病、恶性肿瘤等慢性消耗性疾病。

2. 局部凹陷　较少见，多由于手术后腹壁瘢痕收缩所致，立位或加大腹压时，凹陷可更明显。白线疝（腹直肌分裂）、切口疝于卧位时可见凹陷，但立位或加大腹压时，局部反而膨出。

二、呼吸运动

正常人可以见到呼吸时腹壁上下起伏，即为呼吸运动，男性及小儿以腹式呼吸为主，而成年女性则以胸式呼吸为主，腹壁起伏不明显。

腹式呼吸减弱常因腹膜炎症、腹水、急性腹痛、腹腔内巨大肿物或妊娠等。腹式呼吸消失常见于胃肠穿孔所致急性腹膜炎或膈肌麻痹等。

腹式呼吸增强不多见，常为癔病性呼吸或胸腔疾病（大量积液等）。

三、腹壁静脉

正常人一般不显露。皮肤较薄而松弛的老年人可见静脉显露于皮肤，但常为较直条纹，并不迂曲，仍属正常。

腹壁静脉曲张常见于门静脉高压致循环障碍或上、下腔静脉回流受阻而有侧支循环形成时，此时腹壁静脉可显而易见或迂曲变粗，称为**腹壁静脉曲张**。

辨别腹壁静脉曲张来源的方法：指压法检查血流方向。正常时脐水平线以上的腹壁静脉血流自下向上经胸壁静脉和腋静脉而进入上腔静脉，脐水平以下的腹壁静脉自上向下经大隐静脉而流入下腔静脉。

四、胃肠型和蠕动波

正常人一般无，腹壁菲薄或松弛的老年人、经产妇或极度消瘦者可能见到。

胃肠道梗阻时，梗阻近端的胃或肠段饱满而隆起，显出呈管状隆起，横行排列于腹中部，组成多层梯形肠型，并可看到明显的肠蠕动波，运行方向不一致，此起彼伏，全腹膨胀，伴高调肠鸣音或呈金属音调。结肠远端梗阻时，其宽大的肠型多位于腹部周边，同时盲肠多胀大成球形，随每次蠕动波的到来而更加隆起。肠麻痹时蠕动波消失。

五、腹壁其他情况

1. 皮疹

表现	病因
充血性或出血性皮疹	发疹性高热疾病或某些传染病（如麻疹、猩红热、斑疹伤寒）及药物过敏等
紫癜或荨麻疹	过敏性疾病
一侧腹部或腰部的疱疹（沿脊神经走行分布）	带状疱疹

2. 色素 正常情况下，腹部皮肤颜色较暴露部位稍淡。异常的情况如下。

表现	病因
散在点状深褐色色素沉着	血色病
皮肤皱褶处褐色色素沉着	肾上腺皮质功能减退
Grey-Turner 征：左腰部皮肤呈蓝色	血液自腹膜后间隙渗到侧腹壁的皮下所致，急性坏死型胰腺炎
Cullen 征：脐周围或下腹壁皮肤发蓝	为腹腔内大出血的征象，见于异位妊娠破裂或急性坏死型胰腺炎
腹部和腰部不规则的斑片状色素沉着	多发性神经纤维瘤
在脐与耻骨之间的中线上有褐色色素沉着	妊娠
腹部可留下红褐色环状或地图样痕迹	长久热敷

3. 腹纹

	表现	部位	机制	病因
白纹	呈银白色条纹	下腹部	腹壁真皮结缔组织因张力增大裂开所致	肥胖者
妊娠纹	下腹部者以耻骨为中心略呈放射状，条纹处皮肤较薄，在妊娠期呈淡蓝色或粉红色，产后则转为银白色而长期存在	下腹部和髂部	真皮层的结缔组织因张力增大而断裂	妊娠
紫纹	真皮萎缩变薄，上面覆盖一层薄薄表皮，条纹呈紫色	下腹部、臀部、股外侧	糖皮质激素引起蛋白分解增强和被迅速沉积的皮下脂肪膨胀，真皮层中结缔组织胀裂	皮质醇增多症

4. 瘢痕

右下腹 McBurney 切口瘢痕	阑尾手术
右上腹直肌旁切口瘢痕	胆囊手术
左上腹弧形切口瘢痕	脾切除术

5. 疝

种类	表现
脐疝	多见于婴幼儿，成人则可见于经产妇或有大量腹水的患者
白线疝	先天性腹直肌两侧闭合不良者

种类	表现
切口疝	手术瘢痕愈合不良处
股疝	腹股沟韧带中部，多见于女性
腹股沟疝	男性腹股沟斜疝可下降至阴囊，直立或咳嗽用力明显，卧位时可缩小或消失

6. 脐部

表现	病因
脐凹分泌物呈浆液性或脓性，有臭味	炎症
分泌物呈水样，有尿味	脐尿管未闭
脐部溃烂	化脓性或结核性炎症
脐部溃疡呈坚硬、固定而突出	癌肿

7. 腹部体毛

体毛增多	皮质醇增多症
体毛稀少	腺垂体功能减退症、黏液性水肿和性腺功能减退症
女性阴毛呈男性型	肾上腺性变态综合征

8. 上腹部搏动 腹主动脉瘤和肝血管瘤，二尖瓣狭窄或三尖瓣关闭不全引起右心室增大，可见明显的上腹部搏动。

第三节 听 诊

听诊内容有肠鸣音、血管杂音、摩擦音和搔刮试验等。妊娠5个月以上的妇女还可在脐下方听到胎心音（130～160 次/分）。

一、肠鸣音

肠蠕动时，肠管内气体和液体随之而流动，产生一种断断续续的咕噜声（或气过水声）称为肠鸣音。肠鸣音声响和音调变异较大，检查者要耐心、细致，听诊时间不应少于 5 分钟，或反复多次地进行听诊。

肠鸣音的强度、频率、音调性质与高低等反映肠蠕动强弱、肠内容物的多少及肠壁的紧张度等状况。正常肠鸣音在脐部听得最清楚，时隐时现，时强时弱，每分钟出现 4～5 次。病理情况下可有增强、减弱或消失。

异常肠鸣音如下：

种类	表现	意义
活跃	肠鸣音达每分钟 10 次以上，但音调不特别高亢，称肠鸣音活跃	急性胃肠炎、服泻药后或胃肠道大出血
亢进	次数多且肠鸣音响亮、高亢，甚至呈叮当声或金属音	机械性肠梗阻
减弱	肠鸣音明显少于正常，或数分钟才听到 1 次	便秘、腹膜炎、低血钾、胃肠动力低下
消失	持续听诊 2 分钟以上未听到肠鸣音，用手指轻叩或搔弹腹部仍无肠鸣音	急性腹膜炎或麻痹性肠梗阻

二、血管杂音

1. 动脉性杂音

（1）中腹部的收缩期血管杂音（喷射性杂音）：腹主动脉瘤或腹主动脉狭窄。前者可在该部位触到搏动的包块；后者则搏动减弱，下肢血压低于上肢，严重者触不到足背动脉搏动。

（2）左、右上腹部的收缩期血管杂音：常提示肾动脉的狭窄，可见于年轻的高血压患者。

（3）下腹两侧的杂音：髂动脉狭窄。

（4）左叶肝癌压迫肝动脉或腹主动脉：包块部位听到吹风样血管杂音。

2. 静脉性杂音　为连续的潺潺声，无收缩期与舒张期性质。常出现于脐周或上腹部，尤其是腹壁静脉曲张严重时，提示门静脉高压有侧支循环形成。

三、摩擦音

脾梗死、脾周围炎、肝周围炎或胆囊炎累及局部腹膜引起，可于深呼吸时，在各相应部位听到摩擦音。

四、搔刮试验

用于肝下缘触诊不清楚时，以协助测定肝下缘。

第四节　叩　　诊

一、腹部叩诊音

	表现	意义
正常	鼓音	腹部大部分区域
	浊音	肝、脾所在部位，增大的膀胱和子宫占据的部位
异常	鼓音范围缩小，病变部位可出现浊音或实音	当肝、脾或其他脏器极度肿大，腹腔内肿瘤或大量腹水
	鼓音范围明显增大或出现于不应有鼓音的部位	胃肠高度胀气和胃肠穿孔致气腹

二、肝脏及胆囊叩诊

肝相对浊音界（肝上界）	一般是沿右锁骨中线、右腋中线和右肩胛线，由肺区向下叩向腹部。叩指用力要适当，勿过轻或过重。当由清音转为浊音时，即为肝上界。此处相当于被肺遮盖的肝顶部，故又称肝相对浊音界。再向下叩 1～2 肋间，则浊音变为实音，此处的肝不再为肺遮盖而直接贴近胸壁，称肝绝对浊音界（亦为肺下界）。
肝绝对浊音界（肺下界）	一般是由腹部鼓音区沿右锁骨中线或正中线向上叩，由鼓音转为浊音处即是肝下界。但因肝下界与胃、结肠等重叠，很难叩准，故多用触诊与叩诊相结合来确定，一般叩得的肝下界比触得的肝下缘高 1～2cm，但若肝缘明显增厚，则两项结果较为接近。

一般叩得的肝下界比触得的肝下缘高 1～2cm，匀称体型者的正常肝脏（在右锁骨中线上）上界在第 5 肋间，下界位于右季肋下缘。二者之间的距离为肝上下径，为 9～11cm；在右腋中线上，其上界为第 7 肋间，下界相当于第 10 肋骨水平；在右肩胛线上，其上界为第 10 肋间。矮胖体型者肝上下界均可高一个肋间，瘦长体型者则可低一个肋间。

肝浊音界改变	病因
扩大	肝癌、肝脓肿、肝炎、肝淤血和多囊肝、膈下脓肿
缩小	急性重型肝炎、肝硬化和胃肠胀气
消失代之以鼓音	肝表面覆有气体，见于急性胃肠穿孔、腹部大手术后、间位结肠等
向上移位	右肺纤维化、右下肺不张及气腹、鼓肠
向下移位	肺气肿、右侧张力性气胸

肝区叩击痛对于诊断肝炎、肝脓肿或肝癌有一定的意义。胆囊区叩击痛为胆囊炎的重要体征。

三、胃泡鼓音区及脾脏叩诊

胃泡鼓音区位于左前胸下部肋缘以上，约呈半圆形，为胃底穹隆含气而形成。此区明显缩小或消失可见于中、重度脾大、左侧胸腔积液、心包积液、肝左叶增大，也见于急性胃扩张或溺水患者。

脾脏触诊不满意或在左肋下触到很小的脾缘时，宜用脾脏叩诊进一步检查脾脏大小。正常时在左腋中线第 9 ~ 11 肋之间叩到脾浊音，其长度为 4 ~ 7cm，前方不超过腋前线。

四、肾脏叩诊

1. 检查方法 患者采取立位、坐位或侧卧位，医生用左手掌平放在患者的肾区，右手握拳用由轻到中等强度的力量向左手背进行叩击。

2. 结果判定 正常时肾区无叩击痛。当有肾炎、肾盂肾炎、肾结石及肾周围炎时，肾区有不同程度的叩击痛。

五、膀胱叩诊

当膀胱触诊不满意时，可用叩诊进行检查。

用间接或直接叩诊法，由耻骨联合上方逐步向外叩诊，或由四周向耻骨联合上方叩诊。膀胱空虚时，因耻骨上方有肠管存在，叩诊呈鼓音，叩不出膀胱的轮廓。当膀胱内有尿液充盈时，在耻骨上方可叩出圆形浊音区。排尿或导尿后复查，如浊音区转为鼓音，即为尿潴留所致的膀胱胀大。中期妊娠的子宫、子宫肌瘤或卵巢囊肿等，该区叩诊时也可呈浊音，应注意区别。

六、移动性浊音

移动性浊音指腹腔积液时，因体位改变而出现的浊音区变动的现象。

1. 检查方法 嘱患者仰卧，用间接叩诊法由脐部开始逐渐叩向腹部两侧，若有腹水则两侧呈浊音。而腹中部由于肠管内有气体而在液面浮起，故叩诊呈鼓音。当患者变换体位时，液体因重力而移动，浊音也随之变动。嘱患者侧卧时，因腹水积于下部、肠管上浮，故叩下部呈浊音，上侧腹部转为鼓音。

如果腹水量少，用以上方法不能查出时，可让患者取肘膝位，使脐部处于最低部位。由侧腹部向脐部叩诊，如由鼓音转为浊音，则提示有腹水的可能。也可让患者站立，如下腹部积有液体而呈浊音，液体的上界呈一水平线，在此水平线上为浮动的肠曲，叩诊呈鼓音。

2. 结果判定 当腹腔内游离腹水在 **1000ml** 以上时，即可查出移动性浊音。

3. 腹水的鉴别 下列情况易误为腹水，应注意鉴别。

（1）肠管内有大量液体潴留时，可因患者体位的移动，出现移动性浊音，但常伴有肠梗阻的征象。

（2）巨大的卵巢囊肿，亦可使腹部出现大面积浊音，但其浊音为非移动性。

第五节 触　诊

触诊是腹部检查的主要方法，对腹部体征的认知和疾病的诊断有重要作用。有些体征如腹膜刺激征、腹部包块、脏器肿大等主要靠触诊发现。腹部触诊检查要点如下。

1. 根据检查目的不同，嘱被检查者采取不同体位。若取仰卧位检查时，头垫低枕，两手自然放于躯干两侧，两下肢屈曲并稍分开，平静状态下做腹式呼吸，以放松腹肌，并使膈下脏器上下移动；检查肝、脾时，可分别采用向左、向右侧卧位；检查肾时可用坐位或立位；检查腹部肿瘤时可用肘膝位。

2. 检查者站在被检查者右侧，前臂应与腹部表面在同一水平。检查时手要温暖，动作要轻柔，先行腹部浅表触诊，以全手掌放于腹壁上部，使患者适应片刻，并感受腹肌紧张度。

3. 检查顺序，作为常规，自左下腹开始逆时针方向触诊腹的各部。

4. 若患者有腹痛，应先触诊未诉病痛的部位，逐渐移向病痛部位，以免造成患者感受的错觉。边触诊边观察被检查者的反应与表情，对精神紧张或有痛苦者给以安慰和解释。亦可边触诊边与患者交谈，转移其注意力而减少腹肌紧张，顺利完成检查。

5. 合理应用不同触诊法。如浅部触诊法，目的在于检查腹壁的紧张度、抵抗感、表浅的压痛、包块、搏动和腹壁上的肿物（皮下脂肪瘤、结节）等。为了解腹腔内脏器情况、检查压痛、反跳痛和肿物时，需要用深部触诊法，包括脏器触诊、深压、滑动、浮沉（冲击）触诊法。有时还要用双手触诊（双合诊）感知脾、肾、子宫等脏器。

一、腹壁紧张度

正常人腹壁有一定张力，但触之柔软，较易压陷，称腹壁柔软。有些人（尤其儿童）因不习惯触摸或怕痒而发笑致腹肌自主性痉挛，称肌卫增强。

（一）腹壁紧张度增加

全腹壁紧张的原因

表现	原因
腹部张力可增加，但无肌痉挛，无压痛	肠胀气或气腹，腹腔内大量腹水
腹肌痉挛、腹壁明显紧张，甚至强直硬如木板，称板状腹	急性胃肠穿孔或脏器破裂所致急性弥漫性腹膜炎
腹壁柔韧而具抵抗力，不易压陷，称揉面感或柔韧感	结核性炎症或癌性腹膜炎

局部腹壁紧张常见于局部脏器炎症波及腹膜而引起。

（二）腹壁紧张度减低

多因腹肌张力降低或消失所致。检查时腹壁松软无力，失去弹性，全腹紧张度减低，见于慢性消耗性疾病或大量放腹水后，亦见于经产妇或老年体弱、脱水患者。脊髓损伤所致腹肌瘫痪和重症肌无力可使腹壁张力消失。局部紧张度降低较少见，多由于局部的腹肌瘫痪或缺陷（如腹壁疝等）。

二、压痛及反跳痛

1. 压痛　多来自腹壁或腹腔内的病变。腹壁病变比较表浅，抓捏腹壁或仰卧位做屈颈抬肩时触痛更明显，而有别于腹腔内病变引起者。腹腔内的病变，如脏器的炎症、淤血、肿瘤、破裂、扭转以及腹膜的刺激（炎症、出血等）等均可引起压痛，压痛的部位常提示存在相关脏器的病变。位于右锁骨中线与肋缘交界处的胆囊点压痛标志胆囊的病变，位于脐与右髂前上棘连线中、外 1/3 交界处的 McBurney 点压痛标志阑尾的病变等。

2. 反跳痛 当医师用手触诊腹部出现压痛后，用并拢的2~3个手指压于原处稍停片刻，使压痛感觉趋于稳定，然后迅速将手抬起，如此时患者感觉腹痛骤然加重，并常伴有痛苦表情或呻吟，称为反跳痛。反跳痛是腹膜壁层已受炎症累及的征象。当腹内脏器炎症尚未累及壁腹膜时，可仅有压痛而无反跳痛。

3. 腹膜刺激征 腹膜炎患者常有腹肌紧张、压痛与反跳痛，称腹膜刺激征。

三、脏器触诊

（一）肝脏触诊

主要用于了解肝脏的大小、质地、形态及有无压痛、搏动、震颤和摩擦感等。

1. 肝下缘触诊方法 触诊时，被检查者处于仰卧位，两膝关节屈曲，使腹壁放松，并做较深的腹式呼吸动作以使肝脏上下移动。

（1）单手触诊法：检查者立于患者右侧，将右手中间三指并拢，掌指关节伸直，与肋缘大致平行地放在右上腹部（或脐右侧）估计肝下缘的下方，随患者呼气时，手指压向腹深部，再次吸气时，手指向前上迎触下移的肝缘，如此反复进行中手指逐渐向肋缘移动，直到触到肝缘或肋缘为止，需在右锁骨中线上及前正中线上，分别触诊肝缘并测量其与肋缘或剑突根部的距离，以厘米表示。

（2）双手触诊法：检查者立于患者右侧，右手位置同单手法，左手托住被检查者右腰部，拇指置于肋部，触诊时左手向上推，使肝下缘紧贴前腹壁，并限制右下胸扩张，以增加膈下移的幅度，这样吸气时下移的肝脏就更易碰到右手指，可提高触诊的效果。

（3）钩指触诊法：适用于儿童和腹壁薄软者。触诊时，检查者立于被检查者右肩旁，面向其足部，将右手掌搭在其右前胸下部，右手第2～5指弯成钩状，嘱被检查者做深呼吸动作，检查者随吸气而更进一步屈曲指关节，这样指腹容易触到下移的肝下缘。

2. 触诊肝脏时需注意以下内容

（1）最敏感的触诊部位是示指前端的桡侧，并非指尖端。故应以示指前外侧指腹接触肝脏。

（2）检查腹肌发达者时，右手宜置于腹直肌外缘稍外处向上触诊，否则肝缘易被掩盖或将腹直肌腱划误认为肝缘。

（3）触诊肝脏需密切配合呼吸动作，于吸气时手指上抬速度一定要落后于腹壁的抬起，而呼气时手指应在腹壁下陷前提前下压，这样就可能有两次机会触到肝缘。

（4）当右手示指上移到肋缘仍未触到肝脏时，如右腹部较饱满，应考虑巨大肝脏，手指可能就在肝脏上面，故触不到肝缘，应下移初始触诊的部位自髂前上棘或更低的平面开始。

（5）如遇腹腔积液患者，深部触诊法不能触及肝脏时，可应用浮沉触诊法，即用并拢三个手指垂直在肝缘附近冲击式连续按压数次，待排开腹腔积液后脏器浮起时常触及肝脏，此法在脾脏和腹部肿块触诊时亦可应用。

（6）鉴别易误认为肝下缘的其他腹腔器官。

①横结肠：为横行索条状物，可用滑行触诊法于上腹部或脐水平触到上、下缘，与肝缘感觉不同。

②腹直肌腱划：有时酷似肝缘，但左右两侧对称，不超过腹直肌外缘，且不随呼吸上下移动。

③右肾下极：位置较深，边缘圆钝，不向两侧延展，触诊手指不能探入其后掀起下缘。

	正常	异常	病因
大小	肋缘下触不到，剑突下可触及肝下缘，3cm以内	肝下移	内脏下垂，肺气肿、右侧胸腔大量积液导致膈肌下降
		肝大	弥漫性肿大见于肝炎、肝淤血、脂肪肝、早期肝硬化、Budd-Chiari综合征、白血病、血吸虫病、华支睾吸虫病等。局限性肝大见于肝脓肿、肝肿瘤及肝囊肿
		肝脏缩小	急性和亚急性重型肝炎，门脉性肝硬化晚期，病情极为严重
质地	正常肝脏质地柔软，如触撅起的口唇	质韧	急性肝炎及脂肪肝时肝质地稍韧，慢性肝炎及肝淤血质韧如触鼻尖
		质硬	肝硬化质硬；肝癌质地最坚硬，如触前额
		囊性感	肝脓肿或囊肿
边缘和表面状态	边缘整齐、且厚薄一致、表面光滑	脂肪肝或肝淤血	脂肪肝或肝淤血
		边缘不规则，表面不光滑，成不均匀的结节状	肝癌、多囊肝和肝包虫病
		表面呈大块状隆起者	巨块型肝癌或肝脓肿
		呈明显分叶状者	肝梅毒

续表

	正常	异常	病因
压痛	正常肝脏无压痛	轻度弥漫性压痛	肝炎、肝淤血
		局限性剧烈压痛	较表浅的肝脓肿
搏动	不伴有搏动	单向性	传导性搏动，系因肝脏传导了其下面的腹主动脉的搏动所致，故手掌置于肝脏表面有被推向上的感觉
		扩张性	肝脏本身的搏动，见于三尖瓣关闭不全，由于右心室的收缩搏动通过右心房、下腔静脉而传导至肝脏，使其呈扩张性
肝区摩擦感	无摩擦感	肝区摩擦感	肝周围炎时，肝表面和邻近的腹膜可因有纤维素性渗出物而变得粗糙
肝震颤		一种微细的震动感	肝包虫病
肝颈静脉回流征	阴性	阳性	当右心衰竭引起肝淤血增大时，用手压迫肝脏可使颈静脉怒张更明显

（二）脾触诊

1. 正常情况下脾不能触及。脾脏明显增大而位置又较表浅时，用右手单手触诊稍用力即可查到。如果增大的脾位置较深，应用双手触诊法进行检查。

	定义	意义
第Ⅰ线 （甲乙线）	左锁骨中线与左肋缘交点至脾下缘的距离	脾脏轻度增大时只作第Ⅰ线测量
第Ⅱ线 （甲丙线）	左锁骨中线与左肋缘交点至脾脏最远点的距离	脾脏明显增大加测
第Ⅲ线 （丁戊线）	脾右缘与前正中线的距离	脾脏高度增大向右越过前正中线，则测量脾右缘至前正中线的最大距离，以"+"表示；未超过前正中线则测量脾右缘与前正中线的最短距离，以"−"表示

2. 脾大的特点 脾大时具有下列特点，可用以与其他左上腹肿块相鉴别。

（1）胃泡鼓音区左界缩小。

（2）脾浊音区超出腋前线。

（3）左肋缘下触及脾，说明脾增大1倍。

（4）增大的脾能随呼吸运动而上下移动（除非粘连）。

（5）增大的脾与左季肋间无间隙，插不进手指。

（6）脾大时，脾切迹始终存在。

（7）脾大部分的浊音区延及正常的脾浊音区，其间无任何鼓音区间隔。

（8）慢性增生性脾大的质地硬，慢性充血性脾大的质地较软。脾结核、霍奇金林巴瘤、囊肿等，脾表面变形或有结节。

（9）脾大程度，与其病因和病程长短有关。

3. 脾大的分度 脾大分为轻、中、高三度。脾缘不超过肋下2cm为轻度大；超过2cm，在脐水平线以上为中度大；超过脐水平线或前正中线则为高度大，即巨脾。

4. 脾触诊异常的临床意义

异常表现	特点	病因
轻度增大	质地柔软	急慢性肝炎、伤寒、粟粒型结核、急性疟疾、感染性心内膜炎及败血症等
中度增大	质地较硬	肝硬化、疟疾后遗症、慢性淋巴细胞性白血病、慢性溶血性黄疸、淋巴瘤、系统性红斑狼疮
高度增大	表面光滑	慢性粒细胞性白血病、黑热病、慢性疟疾和骨髓纤维化
	表面不平滑有结节	淋巴肉瘤和恶性组织细胞病
	表面有囊性肿物	脾囊肿
脾压痛		脾脓肿、脾梗死
脾区摩擦感		脾周围炎或脾梗死时，脾包膜有纤维素性渗出

5. 易与脾大相混淆的其他包块的鉴别。

（1）增大的左肾：位置较深，边缘钝圆，并无切迹。即使高度增大，也不会越过正中线。

（2）增大的肝左叶：可沿其边缘向右触诊，如发现其隐没于右肋缘后或与肝右叶相连，则为肝左叶。肝左叶增大不会引起脾浊音区扩大。

（3）胰尾部囊肿：无锐利的边缘和切迹，并且不随呼吸移动。

（4）结肠脾曲肿物：较硬，近圆形，与脾边缘不同。

（三）胆囊触诊

正常时胆囊不能触及。肿大的胆囊一般呈梨形或卵圆形，有时较长呈布袋形，张力较高，常有触痛，随呼吸上下移动。

胆囊触痛的检查方法：医师以左手掌平放于患者右胸下部，以拇指指腹勾压于右肋下胆囊点处，然后嘱患者缓慢深吸气。在吸气过程中发炎的胆囊下移时碰到用力按压的拇指，即可引起疼痛，此为胆囊触痛，如因<u>剧烈疼痛而致吸气终止称 **Murphy征阳性**</u>。

常见胆囊胆道疾病的表现

疾病	表现
急性胆囊炎	胆囊肿大呈囊性感，并有明显压痛
壶腹周围癌	胆囊肿大呈囊性感，无压痛
胆囊结石或胆囊癌	胆囊肿大，有实性感
胰头癌压迫胆总管	无痛性胆囊肿大伴黄疸（Courvoisier征阳性）

（四）肾触诊

<u>正常情况下，肾脏一般不易触及</u>，有时可触到右肾下极。身材瘦长者，肾下垂、游走肾或肾代偿性增大时，肾较易触到。

1. 触诊方法 肾脏触诊一般采用双手触诊法，其他方法尚有反击触诊法、侧卧位触诊法、坐位触诊法及浮沉触诊法等

（1）双手触诊法：如触诊右肾时，患者仰卧，两腿稍屈起，医生位于患者右侧，右手掌放在患者右季肋部肋弓的下方，左手掌顶住患者右后腰部。随着患者呼吸运动将右手逐渐压向腹腔深部，同时用左手将后腹壁顶向前方，当两手相互配合触诊时即可触及肾脏。如未触到，让患者深吸气，使肾脏下降，如果肾脏大部分能被触知，则可以将其在两手间夹住，有时仅能触及肾脏下极。

（2）反击触诊法：用双手触诊时，腹部上的手深按住肿块不动，在后腰部的手有节律地向前冲击，则在腹部的手可有硬

而有弹性的肾脏冲动的感觉。

（3）侧卧位触诊法：患者侧卧，上面的腿屈曲，下面的腿伸直，检查者触诊手法同上，当患者深吸气时，两手相对触诊。

（4）坐位触诊法：患者坐在靠背椅上，腹肌放松，双手抱肩。检查者一手握住腰部，以拇指顶住下垂肾的上极，另一手进行触诊。

（5）浮沉触诊法：患者站立位或坐位。检查者一手置于其腹部，另一手置于腰部，当腰部之手突然上抬时，腹部之手感觉有肿块冲动。此法适用于未发生粘连的肾盂积脓性肿块。

2. 肾脏触诊内容　如能触及肾脏，要注意其大小、形态、硬度、表面状态、敏感性和移动性等。

3. 触及肾脏时的可能病变　正常肾不易触及。能触及的肾可能为肾下垂、游走肾、肾肿大或肿块。

肾脏异常的表现	
异常	表现
肾下垂	深吸气时能触到1/2以上的肾脏
肾游走	肾下垂明显并能在腹腔各个方向移动
肾脏肿大	见于肾盂积水或积脓、肾肿瘤、多囊肾
肾盂积水或积脓	肾的质地柔软而富有弹性，有时有波动感
多囊肾	一侧或两侧肾脏为不规则形增大，有囊性感
肾肿瘤	表面不平，质地坚硬

肾脏和尿路压痛点

（1）季肋点（前肾点）：第10肋骨前端，右侧位置稍低，相当于肾盂位置。

（2）上输尿管点：在脐水平线上腹直肌外缘。

（3）中输尿管点：在髂前上棘水平腹直肌外缘，相当于输尿管第二狭窄处。

(4) 肋脊点：背部第12肋骨与脊柱的交角（肋脊角）的顶点。

(5) 肋腰点：第12肋骨与腰肌外缘的交角（肋腰角）顶点。

肋脊点和肋腰点是肾盂肾炎、肾脓肿和肾结核等常出现的压痛部位。如炎症深隐于肾实质内，可无压痛而仅有叩击痛。季肋点压痛亦提示肾脏病变。上输尿管点或中输尿管点出现压痛，提示输尿管结石、结核或化脓性炎症。

（五）膀胱触诊

正常膀胱空虚时隐存于盆腔内，不易触到。只有当膀胱充盈胀大时，才越出耻骨上缘而在下腹中部触到。膀胱触诊一般采用单手滑行法。膀胱增大多为尿潴留所致，呈扁圆形或圆形，触之囊性感，不能用手推移。

膀胱胀大最多见于尿道梗阻（如前列腺肥大或癌）、脊髓病（如截瘫）所致的尿潴留。也见于昏迷患者、腰椎或骶椎麻醉后、手术后局部疼痛患者。

（六）胰脏触诊

正常胰脏位于腹膜后，位置深而柔软，故不能触及。

胰脏疾病的表现	
疾病	体征
胰腺炎症	在上腹中部或左上腹有横行呈带状压痛及肌紧张，并涉及左腰部者
急性坏死型胰腺炎	起病急，同时有左腰部皮下淤血而发蓝
慢性胰腺炎	上腹部触及质硬而无移动性横行条索状的肿物
胰腺癌	呈坚硬块状，表面不光滑似有结节

续表

胰脏疾病的表现	
疾病	体征
胰头癌	梗阻性黄疸及胆囊肿大而无压痛（即 Courvoisier 征阳性）
胰腺假性囊肿	上腹部肝缘下或左上腹部触到囊性肿物

四、腹部肿块

（一）正常腹部可触到的结构

可触到的结构	需要鉴别的结构	鉴别要点
腹直肌肌腹及腱划	肝脏及腹腔内肿物	中线两侧对称出现，较浅表，抬头腹肌紧张明显
腰椎椎体及骶骨岬	后腹壁肿瘤	其左前方常可查到腹主动脉搏动
乙状结肠粪块	肿瘤	于肿块部位皮肤上做标志，隔日复查，如于排便或洗肠后肿块移位或消失
横结肠	肝缘	上下缘均可触知
盲肠		右下腹 McBurney 点稍上内部位可触到

（二）异常肿块

1. 部位

表现形式	原发器官
上腹中部肿块	胃或胰腺的肿瘤、囊肿或胃内结石
右肋下肿块	与肝和胆有关

续表

表现形式	原发器官
两侧腹部肿块	结肠肿瘤
脐周或右下腹不规则、有压痛的肿块	结核性腹膜炎所致肠粘连
下腹两侧类圆形、可活动、具有压痛的肿块	腹腔淋巴结肿大
位置较深、坚硬不规则的肿块	腹膜后肿瘤
腹腔内游走肿块	卵巢囊肿多有蒂
腹股沟韧带上方的肿块	卵巢及其他盆腔器官

2. 大小　凡触及的肿块均应测量其上下（纵长）、左右（横宽）和前后径（深厚）。

3. 形态　触到肿块应注意其形状、轮廓、边缘和表面情况是否规则。

肿块形状、轮廓、 边缘和表面情况	意义
圆形且表面光滑的肿块	多良性，以囊肿或淋巴结居多
形态不规则，表面凸凹不平且坚硬	恶性肿瘤、炎性肿物或结核性肿块
索条状或管状肿物，短时间内形态多变	蛔虫团或肠套叠
右上腹触到边缘光滑的卵圆形肿物	胆囊积液
左上腹肿块有明显切迹	脾脏

4. 质地　肿块若为实质性的，其质地可能柔韧、中等硬或坚硬，见于肿瘤、炎性或结核浸润块，如胃癌、肝癌、回盲部

结核等。肿块若为囊性，质地柔软，见于囊肿、脓肿，如卵巢囊肿、多囊肾等。

5. 压痛　炎性肿块有明显压痛。如位于右下腹的肿块压痛明显，常为阑尾脓肿、肠结核或 Crohn 病等。与脏器有关的肿瘤压痛可轻重不等。

6. 搏动　消瘦者可以在腹部见到或触到动脉的搏动。如在腹中线附近触到明显的膨胀性搏动，则应考虑腹主动脉或其分支的动脉瘤。有时尚可触及震颤。

7. 移动度　肿块随呼吸而上下移动，可推动者，多为肝、脾、胃、肾或其肿物。局部炎性肿块或脓肿及腹腔后壁的肿瘤，一般不能移动。

五、液波震颤

液波震颤又称"波动感"或"液波感"。指腹腔有大量腹水时，检查者用手叩击腹部出现的一种波动感。检查时让患者仰卧，检查者以一手掌面置于患者腹壁一侧，另一手用指端叩击对侧腹壁，如腹腔有大量游离液体，则贴于腹壁的手掌有被液体波动冲击的感觉，即液波震颤。为防止腹壁本身的震动（如腹壁脂肪过多）传至对侧，可让助手将一手掌的尺侧缘压在脐部正中线上，即可阻止腹壁震动的传导。此法检查腹水，需有3000～4000ml 以上液量才能查出，不如移动性浊音敏感。

第六节　腹部常见疾病的主要症状和体征

一、消化性溃疡

消化性溃疡主要指发生于胃、十二指肠的慢性溃疡，即胃溃疡和十二指肠溃疡。

（一）症状

慢性发作性上腹痛是本病的主要特点，其可能机制：①溃疡及其周围组织的炎性病变和血管充血可提高局部感受器的敏感性，使其对胃酸刺激的痛阈降低。②局部肌张力增高或痉挛。③胃酸对溃疡面的刺激。④浆膜面受侵。

1. 上腹痛的特点

（1）病程：呈慢性反复发作，愈合后易复发，可每年定期发作，且表现为屡愈屡发，延续数年至数十年，每次发作时间数周至数月不等。

（2）部位：胃溃疡的疼痛多在上腹部正中或剑突下偏左，十二指肠溃疡则位于中上腹部或脐上偏右。

（3）性质：常为持续性钝痛如胀痛、灼痛、饥饿样不适等。急性发作时可有剧痛如绞拧或刀割样。每次持续时间一般为 1~2 小时或 3~4 小时。

（4）范围：疼痛范围一般如手掌大，相应部位的皮肤可有过敏区。

（5）节律：胃溃疡的疼痛多在餐后 1 小时出现，至下一餐前消失，即进餐 - 疼痛 - 缓解。十二指肠溃疡的疼痛则多在两餐之间出现，持续至下次进餐后缓解，即疼痛 - 进餐 - 缓解，又称空腹痛，可出现夜间痛。

（6）季节性：好发于秋末冬初或冬春之交，与寒冷有明显关系。

（7）诱因及缓解：过度紧张、劳累、焦虑、忧郁、生冷饮食及烟酒等均可诱致疼痛发作。休息、口服制酸药或稍进食物可缓解。

2. 其他伴随症状 餐后腹胀、返酸、嗳气、流涎、恶心、呕吐、食欲缺乏、便秘或体重下降等。

（二）体征

1. 全身情况　患者多体型瘦长、腹上角或呈锐角。出血时可见皮肤及黏膜苍白。

2. 腹部体征　溃疡活动期时，上腹部常有压痛点，与疼痛部位一致，并可在背部 10～12 胸椎段有椎旁压痛，胃溃疡偏左侧，十二指肠偏右侧；缓解期则不明显。后壁溃疡穿孔，可有明显背部压痛。

二、急性腹膜炎

腹膜受到细菌感染或化学物质（如胃液、肠液、胰液、胆汁等）的刺激时所致的急性炎症，称为急性腹膜炎。

（一）症状

1. 腹痛　急性弥漫性腹膜炎常见于消化性溃疡穿孔和外伤性胃肠穿孔。多为突发的持续性剧烈腹痛，一般以原发病灶处最显著，常迅速扩展至全腹。在深呼吸、咳嗽和变换体位时疼痛可加重。

2. 恶心与呕吐　常早期出现。

3. 体温、脉搏　其变化与炎症的轻重有关。

4. 全身表现　发热等，严重者可出现休克。

（二）体征

1. 全身情况　急性弥漫性腹膜炎患者多呈急性危重病面容，出冷汗，表情痛苦。被迫采取仰卧位，两下肢屈曲，呼吸频速表浅。

2. 腹部检查

（1）视诊：腹式呼吸运动减弱或消失。当腹腔渗出增多及肠管发生麻痹时，可显示腹部膨胀。

（2）触诊：典型的腹膜炎三联征——腹壁肌紧张、腹部压痛和反跳痛。

（3）叩诊：由于胃肠内气体游离于腹腔内以及肠麻痹，叩诊肝浊音界缩小或消失，腹腔内有较多游离液体时，可叩出移动性浊音。

（4）听诊：肠鸣音减弱或消失。

三、肝硬化

肝硬化是一种常见的慢性进行性肝病。主要病因有病毒性肝炎、慢性酒精中毒、血吸虫病、营养不良、药物及工业毒物中毒和慢性心功能不全等。临床上以肝功能损害和门静脉高压为主要表现，晚期常出现消化道出血、肝性脑病、继发感染等严重并发症。

（一）症状

肝硬化起病隐匿，进展缓慢，肝脏又有较强的代偿功能，所以在肝硬化发生后有一段较长的时间内并无明显症状及体征。临床上分为代偿期（早期）和失代偿期（中、晚期）。

1. 代偿期　症状较轻，缺乏特异性。可有食欲缺乏、消化不良、腹胀、恶心、大便不规则等消化系统症状及乏力、头晕、消瘦等。

2. 失代偿期　上述症状加重，并可出现水肿、腹水、黄疸、皮肤黏膜充血、发热、肝性脑病、无尿等。

（二）体征

代偿期可见毛细血管扩张或蜘蛛痣、肝掌。肝脏轻度增大，表面光滑，质地偏硬，多无压痛；脾脏可呈轻、中度增大。

失代偿期患者面色灰暗，缺少光泽，皮肤、巩膜多有黄疸，男性患者可有乳房发育、压痛。肝脏由增大而缩小，质地变硬，表面不光滑可有结节，并出现肝功能障碍及门静脉高压的表现。

1. 腹水 肝硬化晚期最突出的临床表现。

2. 静脉侧支循环的建立与开放

曲张静脉部位	侧支循环	临床表现
食管下端和胃底	经胃冠状静脉、食管静脉、奇静脉而入上腔静脉	曲张的静脉破裂出血致呕血、黑便及休克、肝性脑病等症状
脐周及腹壁	经再通的脐静脉（肝圆韧带）、腹壁静脉、胸廓内静脉入上腔静脉	水母头、脐周或剑突下可听到静脉营营音
痔静脉	经直肠上静脉与腔静脉系统的直肠中下静脉吻合相通	痔静脉明显扩张形成痔核，破裂时引起便血

3. 脾大及脾功能亢进 门静脉压力增高时，脾脏由于淤血而增大，常为中、高度增大，为正常的 2～3 倍，部分病例可平脐或达脐下。脾大时出现脾功能亢进，全血减少。上消化道出血时，脾脏可暂时缩小，甚至不能触及。如发生脾周围炎，可引起左上腹隐痛或胀痛。

四、急性阑尾炎

急性阑尾炎是指阑尾的急性细菌性感染，为急腹症中最常见的疾病。

（一）症状

1. 腹痛 典型的表现为转移性右下腹 McBurney 点（阑尾点）痛。初期为上腹痛或脐周痛（内脏神经传导的疼痛），6～8 小时后转移至右下腹部。

2. 胃肠道症状 发病早期，常伴有恶心、呕吐、便秘，儿童常有腹泻。盆位阑尾炎可引起排便、里急后重症状。还可出现腹胀、排气排便减少。

3. 全身症状 早期乏力，炎症重时出现中毒症状、心率增快、发热等。

（二）体征

体征	表现及意义
上腹部或脐周固有位置不定的压痛	早期阑尾炎尚未累及壁腹膜时出现
麦氏点压痛、反跳痛	多于起病数小时后出现，多显著且固定
结肠充气试验（Rovsing 征）	右手压迫左下腹，再左手挤压近侧结肠，结肠内气体传至盲肠和阑尾，引起右下腹疼痛
腰大肌试验	患者左侧卧位，两腿伸直，使右腿被动向后过伸时发生右下腹痛为阳性。提示盲肠后位的阑尾炎
闭孔内肌试验	患者仰卧位，右髋和大腿屈曲，被动向内旋转，引起右下腹疼痛者为阳性。提示阑尾靠近闭孔内肌
右下腹肿块	右下腹饱满，扪及压痛性肿块，边界不清、固定，多为阑尾周围脓肿
直肠指诊	可有明显的局部触痛

五、肠梗阻

肠内容物不能正常运行、顺利通过肠道，称为肠梗阻，是常见的急腹症。根据梗阻原因可分为机械性肠梗阻、动力性肠梗阻、血管性肠梗阻；根据肠壁有无循环障碍，分为单纯性和绞窄性肠梗阻；根据肠梗阻的程度，分为完全性和不完全性肠梗阻；根据肠梗阻的发展快慢，分为急性和慢性肠梗阻。

（一）症状

1. 腹痛 机械性肠梗阻时，由于梗阻近端肠段平滑肌产生强烈收缩，表现为阵发性绞痛，约数分钟一次。多在腹中部，也可偏于梗阻所在的部位。腹痛发作时，自觉有"气块"在腹内窜动，并受阻于某一部位。

2. 呕吐 早期为反射性呕吐，吐出物为发病前所进食物。以后呕吐则按梗阻部位的高低而有所不同。高位梗阻者呕吐发生早，次数多。如高位小肠梗阻（十二指肠和上段空肠），早期频繁呕吐胃液、十二指肠液、胰液及胆汁，呕吐量大。低位小肠梗阻呕吐出现较晚，先吐胃液和胆汁，以后吐出小肠内容物，棕黄色，有时带粪臭味。结肠梗阻时，很少出现呕吐。

3. 腹胀 肠道气体和液体的积聚引起腹胀，以上腹部和中腹部为最明显。高位肠梗阻腹胀不明显，低位肠梗阻及麻痹性肠梗阻腹胀显著，遍及全腹。

4. 肛门排气排便停止 完全性肠梗阻患者除早期可排出大肠内积存的少量气体和粪便外，一般均无排气、排便。

（二）体征

重症病容，痛苦表情，脱水貌，呼吸急促，脉搏增快，甚至休克。

1. 视诊 腹部膨隆，腹式呼吸减弱或消失，机械性肠梗阻时可见肠型及蠕动波。

2. 触诊 腹壁紧张，有压痛。绞窄性肠梗阻有反跳痛。

3. 叩诊 全腹呈高调鼓音，肝浊音界缩小或消失。绞窄性肠梗阻时腹腔内有渗液，可叩出移动性浊音。

4. 听诊 肠鸣音明显亢进，呈金属音调。麻痹性肠梗阻时无肠型，肠鸣音减弱或消失。

六、腹部肿块

腹部肿块为腹部常见的体征之一。可由很多病因引起，如脏器肿大、炎性肿块、肿瘤、寄生虫等。

（一）症状与体征

1. 症状

疾病	症状
良性肿瘤	肿块长时间无明显变化且一般情况无改变者
恶性肿瘤	肿块进行性长大
小肠、系膜或网膜肿块	肿块活动幅度大
肝胆疾病	肿块伴黄疸
胃肠道疾病	肿块伴腹部绞痛、呕吐

2. 体征

（1）全身检查：注意一般情况改变、发育、营养状况，有否贫血、黄疸、出血倾向等。还应注意身体其他部位是否有相似肿块，有否恶性肿瘤转移可能，包括检查锁骨上窝、腋窝的淋巴结，直肠膀胱窝，以及肝、肺等。

（2）腹部肿块的位置：①区别肿块来自腹壁或腹腔内。②区别肿块来自腹腔内或腹膜后。

（3）其他：肿块的大小、形态、质地、压痛、活动度、搏动、震颤和数目。

小结速览

腹部检查
- 腹部的体表标志及分区
  - 标志：剑突、脐、耻骨联合等
  - 分区：四区分法、九区分法
- 视诊
  - 外形：膨隆、凹陷
  - 呼吸运动
  - 腹壁静脉
  - 胃肠型和蠕动波
- 听诊
  - 肠鸣音
  - 血管杂音
  - 摩擦音
- 叩诊
  - 叩诊音：正常为浊音、鼓音
  - 肝脏及胆囊、脾脏、肾脏、膀胱的叩诊
  - 移动性浊音的检查方法及结果判定
- 触诊
  - 腹壁紧张度
  - 压痛及反跳痛
  - 脏器触诊：不同脏器不同的触诊方法
  - 腹部肿块
  - 液波震颤：提示大量腹水
- 腹部常见疾病的主要症状和体征

第七章 生殖器、直肠及肛门检查

● **重点** 直肠指诊。

○ **难点** 男性、女性生殖器的检查。

★ **考点** 肛门和直肠检查的常用体位。

第一节 男性生殖器检查

一、阴茎检查

阴茎的大小与形态、包皮、阴茎头与冠状沟、尿道。

1. 阴茎大小与形态异常 正常成年人阴茎长 7 ~ 10cm。

2. 包皮 成年人包皮不应掩盖尿道口，翻起后应露出阴茎头。异常情况有以下几种。

（1）包皮过长与包茎：包皮长度超过阴茎头，但翻起后能露出尿道口甚或阴茎头者称为包皮过长，在小儿时期是正常现象。包皮翻起后不能露出尿道外口或阴茎头者称为包茎，多为先天性包皮口狭窄或炎症、外伤后粘连所致。包皮过长或包茎易引起尿道外口或阴茎头感染、嵌顿，甚至成为阴茎癌的致病因素。

（2）包皮水肿：包皮皮下组织松弛，易水肿。

3. 阴茎头与阴茎颈 检查时应将包皮上翻暴露全部阴茎头及阴茎颈，观察其表面的色泽及有无充血、水肿、分泌物、结节等。正常人阴茎头与冠状沟应红润、光滑、无红肿及结节。

异常病变如下。

（1）下疳：阴茎颈处发现单个椭圆形硬质溃疡，无自觉疼痛也无触痛，称为下疳，由梅毒螺旋体引起，愈后留有瘢痕，此症对诊断梅毒有重要价值。

（2）阴茎癌：早期为一硬结，晚期发生暗红色的溃疡或硬结节，易出血，也可融合成菜花状。

4. 尿道口 检查尿道口时，医生用示指与拇指，轻轻挤压龟头使尿道张开，观察尿道口有无红肿、分泌物及溃疡。

二、阴囊

检查阴囊时，患者取立位或仰卧位，两腿稍分开，检查者将双手的拇指置于阴囊前面，其余手指放在阴囊后面，起托护作用，拇指做来回滑动触诊，可双手同时进行。检查时应注意阴囊的外观、睾丸、附睾、精索及患者感觉。

1. 阴囊皮肤及外形 常见病变有阴囊湿疹、阴囊水肿、阴囊象皮肿、阴囊疝、鞘膜积液。

2. 精索

（1）炎症：若有挤压痛且局部皮肤红肿多为精索急性炎症；若呈串珠样肿胀，见于输精管结核。

（2）寄生虫病：血丝虫病时，靠近附睾的精索可触及硬结。

（3）静脉曲张：精索有蚯蚓团样感为精索静脉曲张的特征。

3. 睾丸 检查时应注意睾丸的大小、形状、硬度及有无触压痛等，并作两侧对比。

（1）病原体感染：睾丸急性肿痛，压痛明显者，见于急性睾丸炎，常继发于流行性腮腺炎、淋病等。

（2）肿瘤：一侧睾丸肿大、质硬并有结节，应考虑睾丸肿瘤或白血病细胞浸润。

（3）睾丸萎缩：可由流行性腮腺炎或外伤后遗症及精索静脉曲张所致。

（4）睾丸过小：常为先天性或内分泌异常引起，如肥胖性生殖无能症等。

（5）隐睾症：指睾丸未降入阴囊内而隐居在腹腔、腹股沟管内或阴茎根部、会阴部等处者。

4. 附睾　慢性附睾炎症时可触及附睾肿大，而压痛轻；急性炎症时肿痛明显；附睾肿胀而无压痛，并触及呈结节状的硬块，常伴有输精管增粗且呈串珠状，多为附睾结核，结核灶可破溃后形成瘘管不易愈合。

三、前列腺

1. 检查方法　被检查者取肘膝卧位，跪卧于检查台上，也可采用右侧卧位或站立弯腰位。检查者戴指套（或手套），并涂以润滑剂，徐徐插入肛门，向腹侧触诊。

2. 结果判定　正常成年人前列腺质韧而有弹性，左、右两叶之间可触及正中沟。异常病变如下：

（1）前列腺肥大：正中沟消失，肿大而表面光滑、质韧、无压痛及粘连，见于老年人。

（2）前列腺炎：前列腺肿大且有明显压痛，多见于急性前列腺炎。

（3）前列腺癌：可见前列腺肿大、质硬、无压痛、表面有硬结节。

四、精囊

正常精囊柔软、光滑，肛诊一般不易触及。精囊病变常继发于前列腺，如前列腺炎症或积脓累及精囊时，精囊可触及索

条状肿胀并有触压痛；前列腺结核累及精囊则可触及精囊表面
呈结节状。

第二节 女性生殖器检查

一、外生殖器

1. 阴阜 耻骨联合前面隆起的脂肪垫，性成熟后皮肤有阴
毛，呈倒三角形分布。若阴毛明显稀少或缺如，见于性功能减
退症或席汉综合征等；阴毛明显增多，呈男性分布，多由于肾
上腺皮质功能亢进所致。

2. 大阴唇 未婚妇女两侧大阴唇自然合拢，遮盖阴道口和
尿道口；经产妇大阴唇向两侧分开；绝经后大阴唇萎缩，阴毛
也稀少。

3. 小阴唇 位于大阴唇内侧的一对薄皱襞，常合拢遮盖阴
道外口。小阴唇若有红肿、疼痛，常见于炎症；局部色素脱失
见于白斑；若有结节、溃烂应考虑癌变可能。

4. 阴蒂 位于小阴唇之间的顶端，外表为阴蒂包皮，其内
有海绵体。阴蒂过小见于性功能发育不全，过大应考虑两性畸
形，红肿见于外阴炎症。

5. 阴道前庭 为两小阴唇之间的菱形区。前起于阴蒂，后
止于阴唇系带。前部有尿道口，后部有阴道口。

二、内生殖器

1. 阴道 正常阴道黏膜呈淡红色，柔软、光滑。

2. 子宫 正常成年未孕子宫长约 7.5cm，宽 4cm，厚约
2.5cm；产后妇女子宫增大，触之较韧，光滑无压痛。子宫体积
匀称性增大见于妊娠，非匀称性增大见于各种肿瘤。

3. 输卵管 长 8 ~ 14cm。正常输卵管表面光滑、质韧无压痛。输卵管肿胀、增粗或有结节，弯曲或僵直，且常与周围组织粘连、固定，明显触压痛者，多见于急、慢性炎症或结核。明显肿大可为输卵管积脓或积水。双侧输卵管病变，管腔变窄或梗阻，则难以受孕。

4. 卵巢 青春期前，卵巢表面光滑、质软；青春期开始排卵后，表面逐渐凹凸不平，成年女子的卵巢约 4cm × 3cm × 1cm；绝经后萎缩变小、变硬。增大常见于卵巢囊肿或炎症等。

第三节　肛门与直肠检查

一、肛门和直肠检查的常用体位

体位	适用情况
肘膝位	最常用，并用于检查前列腺、精囊及进行内镜检查等
左侧卧位	病重、年老体弱或女患者
仰卧位或截石位	重症体弱患者或膀胱直肠窝
蹲位	检查直肠脱出、内痔及直肠息肉

肛门与直肠检查结果及其病变部位应按时钟方向进行记录，并注明其体位。如肘膝位时肛门后正中点为 12 点钟位，前正中点为 6 点钟位，而仰卧位的时钟位则与此相反。

二、视诊

（一）检查方法

检查者用两手将患者臀部分开，观察肛门及其周围皮肤颜色及皱褶。正常肛门四周皮肤颜色较深，其周围的皱褶呈放射状，肛门收缩时皱褶加深，做排便动作时皱褶变浅，此时较容易看到肛门周围病变。

（二）视诊的主要内容

异常病变		表现	原因
肛裂		排便时疼痛，排出粪便常附有少许鲜血。肛门有明显触压痛	肛管下段深达皮肤全层的纵行及梭形裂口或感染性溃疡
痔	内痔	位于齿状线以上的直肠上静脉曲张所致，在肛门内口可查到柔软的紫红色包块，排便时可突出肛门口外	直肠下端黏膜下或肛管边缘皮下的内痔静脉丛或外痔静脉丛扩大和曲张所致的静脉团
	外痔	位于齿状线以下的直肠下静脉曲张所致，在肛门外口可见紫红色柔软包块	
	混合痔	齿状线上、下的静脉丛扩大、曲张，具有外痔与内痔的特点	
肛门闭锁与狭窄			多见于新生儿先天性畸形，狭窄也可因感染、外伤或手术瘢痕收缩所致
肛门外伤与感染			多见于外伤或手术后。肛门周围有红肿及压痛，常为肛门周围脓肿

续表

异常病变	表现	原因
肛门直肠瘘	肛门周围皮肤有瘘管开口，在直肠或肛管内可见瘘管的内口或伴有硬结	直肠、肛管与肛门周围皮肤相通的瘘管，多为肛管或直肠周围脓肿与结核所致，不易愈合
直肠脱垂	患者取蹲位，观察肛门外有无突出物。让患者屏气做排便动作时在肛门外更易看到紫红色球状突出物	又称脱肛。指肛管、直肠甚至乙状结肠下端的肠壁部分或全层向外翻而脱出于肛门外

三、触诊检查

（一）检查方法

1. 被检查者可采用左侧卧位、平卧位、膝胸卧位。

2. 医师右手示指戴指套或手套，并涂以适量润滑剂，如肥皂液、凡士林、液状石蜡等。先将探查的示指置于肛门外口轻轻按摩，等患者适应且肛门括约肌放松后，探查示指再徐徐插入肛门、直肠内。

3. 先检查肛门及括约肌的紧张度，再查肛管及直肠的内壁。注意被检查者的表情，并询问有无不适或疼痛。注意黏膜是否光滑，有无肿块及搏动感。男性还可触诊前列腺与精囊，女性则检查子宫颈、子宫、输卵管等，必要时配用双合诊。

（二）直肠指诊应注意以下内容

1. 肛门括约肌的紧张度　过度紧张见于肛裂及感染，检查时可发生剧烈触痛。精神紧张也可出现肛门过度紧张现象。肛门括约肌过度松弛，见于恶病质及神经疾病。

2. 直肠息肉　触诊为柔软、光滑而有弹性的肿物，若带蒂可自由活动。

3. 直肠癌　为坚硬、凹凸不平的包块。

4. 直肠扩张　见于腹膜炎。

5. 肛门、直肠周围脓肿　触痛伴有波动感。

6. 急性阑尾炎　在直肠壁的右上方有触痛。

7. 触诊后手套表面带有黏液、脓液或血液，说明有炎症或伴有组织破坏，必要时应取其涂片镜检或做细菌学检查，以助诊断。

小结速览

生殖器、直肠及肛门检查
- 男性生殖器检查：阴茎、阴囊、前列腺、精囊
- 女性生殖器检查
  - 外生殖器：阴阜、大阴唇与小阴唇、阴蒂、阴道前庭
  - 内生殖器：阴道、子宫、输卵管、卵巢
- 肛门与直肠检查
  - 肛门和直肠检查的常用体位
  - 直肠触诊

第八章 脊柱与四肢检查

- ● **重点** 脊柱压痛与叩击痛。
- ○ **难点** 脊柱的特殊试验；肩、肘、髋关节的活动度。
- ★ **考点** 脊柱弯曲度、脊柱活动度。

第一节 脊柱检查

脊柱的检查通常以视、触、叩诊相互结合，其主要内容包括脊柱的弯曲度、有无畸形、脊柱的活动度及有无压痛、叩击痛等。

一、脊柱弯曲度

（一）生理性弯曲

正常人直立时，脊柱从侧面观察有呈 S 状的四个生理弯曲，即颈段稍向前凸，胸段稍向后凸，腰椎明显向前凸，骶椎则明显向后凸。

（二）病理性变形

1. 颈椎变形 颈侧偏见于先天性斜颈。

2. 脊柱后凸 脊柱过度后弯称为脊柱后凸，也称为驼背，多发生于胸段脊柱。常见于佝偻病、脊柱结核、强直性脊柱炎、脊椎退行性变等。

3. 脊柱前凸 脊柱过度向前凸出性弯曲。

4. 脊柱侧凸 脊柱离开后正中线向左或右偏。根据侧凸的性状分为姿势性和器质性两种。

二、脊柱活动度

正常人脊柱有一定活动度，但各部位的活动范围明显不同。其特点为：颈椎段与腰椎段的活动范围最大；胸椎段活动范围较小；骶椎各节已融合成骨块状几乎无活动性；尾椎各节融合固定无活动性。下表为正常人直立、臀部固定的条件下，颈椎、胸椎、腰椎及全脊柱的活动范围。

	前屈	后伸	左右侧弯	旋转
颈椎	35°~45°	35°~45°	45°	60°~80°
胸椎	30°	20°	20°	35°
腰椎	75°~90°	30°	20°~35°	30°
全脊柱	128°	125°	73.5°	115°

1. 脊柱颈椎段活动受限

（1）颈部肌肉肌纤维炎及颈肌韧带劳损。

（2）颈椎增生性关节炎。

（3）结核或肿瘤浸润使颈椎骨质破坏。

（4）颈椎外伤、骨折或关节脱位。

2. 脊柱腰椎段活动受限

（1）腰肌肌纤维炎及腰肌韧带劳损。

（2）腰椎增生性关节炎。

（3）椎间盘脱出，可使腰椎段各方向的运动均受限。

（4）结核或肿瘤使腰椎骨质破坏。

（5）腰椎骨折或脱位，多发生于外伤后。检查时应注意询问病史，观察局部有无肿胀或变形等。

三、脊柱压痛与叩击痛

（一）脊柱压痛

1. 检查方法　嘱患者取端坐位，身体稍向前倾。检查者以右手拇指自上而下逐个按压脊椎棘突及椎旁肌肉，以第 7 颈椎棘突为骨性标志，计数病变椎体位置。

2. 结果判定　正常情况下脊棘突及椎旁肌肉均无压痛。某部位压痛多示其相应的脊椎或肌肉有病变，如脊椎结核、椎间盘脱出、脊椎外伤或骨折等。若椎旁肌肉有压痛常为腰背肌纤维炎或劳损所致。

（二）叩击痛

1. 检查方法

（1）直接叩击法：用手指或叩诊锤直接叩击各椎体的棘突。用于胸椎与腰椎的检查。

（2）间接叩击法：嘱患者取坐位，检查者将左手掌面置于患者头顶部，右手半握拳用小鱼际肌部位叩击左手背，观察患者有无疼痛。

2. 结果判定　正常人脊椎无叩击痛。叩击痛阳性见于脊椎结核、脊椎骨折及椎间盘脱出等。叩击痛的部位多示病变所在。

四、脊柱检查的几种特殊试验

（一）颈椎特殊试验

1. Jackson 压头试验。

2. 前屈旋颈试验（Fenz 征）。

3. 颈静脉加压试验（压颈试验，Naffziger 试验）。

4. 旋颈试验。

（二）腰骶椎的特殊试验

1. 摇摆试验。

2. 拾物试验。

3. 直腿抬高试验（Lasegue 征）。

4. 屈颈试验（Linder 征）。

5. 股神经牵拉试验。

第二节 四肢与关节检查

四肢及其关节的检查常运用视诊与触诊，观察四肢及其关节的形态、肢体位置、活动度或运动情况等。

一、上肢

（一）长度

上臂长度是从肩峰至尺骨鹰嘴的距离。前臂长度测量是从鹰嘴突至尺骨茎突的距离。

（二）肩关节

1. 外形 正常双肩对称，双肩呈弧形，如肩关节弧形轮廓消失、肩峰突出，呈"方肩"，见于肩关节脱位或三角肌萎缩。两侧肩关节一高一低，颈短耸肩，见于先天性肩胛高耸症及脊柱侧弯。

2. 运动 肩关节外展可达 90°，内收 45°，前屈 90°，后伸 35°，旋转 45°。

3. 压痛点 肱骨结节间的压痛见于肱二头肌长头腱鞘炎，肱骨大结节的压痛可见于冈上肌腱损伤。肩峰下内方的触痛，可见于肩峰下滑囊炎。

（三）肘关节

1. 形态 正常肘关节双侧对称，伸直时肘关节轻度外翻，称携物角，5°～15°，检查此角时嘱患者伸直两上肢，手掌向前，左右对比。此角 >15° 为肘外翻，<15° 为肘内翻。

2. 运动 肘关节活动正常时屈 135°～150°，伸 10°，旋前（手背向上转动）80°～90°，旋后（手背向下转动）80°～90°。

3. 触诊 注意肘关节周围皮肤温度，有无肿块，肱动脉搏动，桡骨小头是否压痛，滑车淋巴结是否肿大。

（四）腕关节及手

1. 外形 手的功能位置为腕背伸 30°并稍偏尺侧，拇指于外展时掌屈曲位，其余各指屈曲，呈握茶杯姿势。

2. 局部肿胀与隆起 腕关节背侧或旁侧局部隆起见于腱鞘囊肿，腕背部肿胀见于腕肌腱鞘炎或软组织损伤。

3. 畸形

（1）杵状指（趾）：手指或足趾末端增生、肥厚、增宽、增厚，指甲从根部到末端拱形隆起呈杵状。常见于：①呼吸系统疾病，如慢性肺脓肿、支气管扩张和支气管肺癌。②某些心血管疾病，如发绀型先天性心脏病、亚急性感染性心内膜炎。③营养障碍性疾病，如肝硬化。

（2）匙状甲：又称反甲，特点为指甲中央凹陷、边缘翘起，指甲变薄，表面粗糙有条纹。常见于缺铁性贫血和高原疾病，偶见于风湿热及甲癣。

（3）其他

①腕垂症：桡神经损伤所致。

②猿掌：正中神经损伤。

③爪形手：手指呈鸟爪样，见于尺神经损伤、进行性肌萎缩、脊髓空洞症和麻风等。

④餐叉样畸形：见于 Colles 骨折。

4. 运动

腕关节及指关节运动范围表

关节	背伸	掌屈	内收（桡侧）	外展（尺侧）
腕关节	30°~60°	50°~60°	25°~30°	30°~40°
掌指	0°	60°~90°	–	–
近端指间	0°	90°	–	–
远端指间	0°	60°~90°	–	–
拇指掌拇关节	–	20°~50°	可并拢桡侧示指	–
指间关节	–	90°	可横越手掌	40°

二、下肢

（一）髋关节

1. 步态

（1）跛行：疼痛性跛行见于髋关节结核、暂时性滑膜炎、股骨头无菌性坏死等；短肢跛行见于小儿麻痹症后遗症。

（2）鸭步：见于先天性双侧髋关节脱位、髋内翻和小儿麻痹症所致的双侧臀中、小肌麻痹。

（3）呆步：见于髋关节强直、化脓性髋关节炎。

2. 畸形　内收畸形、外展畸形、旋转畸形。

3. 肿胀及皮肤皱褶

4. 肿块、窦道及瘢痕

5. 压痛

6. 活动度

髋关节检查方法及活动范围

检查内容	检查方法	活动度
屈曲	患者仰卧，医生一手按压髂嵴，另一手将屈曲膝关节推向前胸	130°~140°
后伸	患者仰卧，医生一手按压臀部，另一手握小腿下端，屈膝90°后上提	15°~30°
内收	仰卧，双下肢伸直，固定骨盆，一侧下肢自中立位向对称下肢前面交叉内收	20°~30°
外展	患者仰卧，双下肢伸直，固定骨盆，使一侧下肢自中立位外展	30°~45°
旋转	患者仰卧，下肢伸直，髌骨及足尖向上，医生双手放于患者大腿下部和膝部旋转大腿，也可让患者屈髋屈膝90°，医生一手扶患者臀部，另一手握踝部，向相反方向运动，小腿做外展、内收动作时，髋关节则为外旋、内旋	45°

（二）膝关节

1. 膝外翻、膝内翻 常见于佝偻病。

2. 膝反张 见于小儿麻痹症后遗症、膝关节结核。

3. 肿胀 膝关节匀称性胀大，双侧膝眼消失并突出，见于膝关节积液。

4. 肌萎缩 见于股四头肌及内侧肌萎缩。

5. 压痛 膝关节发炎时，双侧膝眼处压痛。

6. 肿块 对膝关节周围的肿块，应注意大小、硬度、活动度，有无压痛及波动感。

7. 摩擦感 见于炎症及创伤后遗留的病变。

8. 活动度 膝关节屈曲可达 120°～150°，伸 5°～10°，内旋 10°，外旋 20°。

9. 特殊试验 浮髌试验（阳性提示有中等量以上关节积液 50ml）、侧方加压实验（阳性提示外侧副韧带损伤）。

三、踝关节与足

1. 肿胀 ①匀称性肿胀，见于踝关节扭伤、结核、化脓性关节炎及类风湿关节炎。②局限性肿胀。

2. 局限性隆起

3. 畸形 常见的畸形有扁平足、弓形足、马蹄足、足内翻、足外翻。

4. 压痛点

5. 其他踝足部触诊

6. 活动度

①踝关节：背伸 20°～30°，跖屈 40°～50°；跟距关节：内、外翻各 30°。

②跗骨间关节：内收 25°，外展 25°；跖趾关节：屈 30°～40°，背伸 45°。

小结速览

```
                            ┌ 脊柱弯曲度：生理性弯曲、病理性变形
                     ┌ 脊柱检查 ┤ 脊柱活动度
                     │         │ 脊柱压痛与叩击痛
脊柱与               │         └ 脊柱检查的特殊试验
四肢检查 ┤
                     │                  ┌ 上肢：肩关节、肘关节、腕关节等
                     └ 四肢与关节检查 ┤
                                        └ 下肢：髋关节、膝关节、踝关节与足
```

第九章　神经系统检查

- ● **重点**　12 对脑神经。
- ○ **难点**　感觉的分类及检查。
- ★ **考点**　神经反射检查。

第一节　脑神经检查

脑神经共有 12 对，脑神经检查对颅脑损害的定位诊断极有意义。

一、嗅神经

1. 检查方法　嘱患者闭目，并用手指压住一侧鼻孔，然后用醋、酒、茶叶、牙膏等带有气味的物品分别放于鼻孔前，让患者说出所嗅到的气味。同法检查对侧。嗅觉正常时可明确分辨出测试物品的气味。

2. 临床意义　如一侧嗅觉减退或丧失，则为同侧的嗅球、嗅束、嗅丝的损害。见于创伤、前颅凹占位病变、颅底脑膜结核等。鼻黏膜炎症或萎缩亦可出现嗅觉障碍。

二、视神经检查

视神经检查包括视力、视野和眼底检查。

三、动眼神经、滑车神经、展神经

动眼神经、滑车神经、展神经分别为第Ⅲ、Ⅳ、Ⅵ对脑神经，共同支配眼球运动，合称眼球运动神经，可同时检查。检查时需注意睑裂外观、眼球运动、瞳孔及对光反射、调节反射等。

四、三叉神经

三叉神经具有运动与感觉两种功能。检查内容包括面部感觉检查、运动功能检查、角膜反射检查及下颌反射检查。

1. 面部感觉 用针、棉签及盛有冷、热水的试管分别检查面部三叉神经分布区域（前额、鼻部两侧及下颌）内皮肤的痛觉、触觉及温度觉，两侧对比。观察有无减退、消失或过敏。

2. 角膜反射 被检查者向内上方注视，检查者用细棉签毛由角膜外缘轻触患者的角膜。正常时，被检者眼睑迅速闭合，称为直接角膜反射。同时和刺激无关的另一只眼睛也同时产生反应，称为间接角膜反射。

3. 运动功能 将双手置于患者两侧下颌角上面咀嚼肌隆起处，嘱患者做咀嚼动作，即可对比两侧嚼肌力量强弱的差异。

五、面神经

面神经系第Ⅶ对脑神经，主要支配面部表情肌和具有舌前2/3味觉功能。

1. 运动 首先观察患者在安静、说话和做表情动作时有无双侧面肌的不对称。其次可嘱患者做皱眉、闭眼、露齿、鼓腮或吹口哨等动作，观察左、右两侧差异。受损时患侧动作有障碍，常见于面神经瘫痪及脑血管病变。

2. 味觉 准备不同的试液（如糖水、盐水、醋酸溶液等），嘱患者伸舌，检查者以棉签分别依次蘸取上述试液，轻涂于患者舌面上，让其辨味。每试一侧后即需漱口，两侧分别试之。面神经损害时舌前 2/3 味觉丧失。

六、位听神经

1. 听力检查 粗略的检查可用耳语、表音或音叉，准确的检查需借助电测听设备。

2. 前庭功能检查 询问患者有无眩晕、夜行困难；观察患者有否眼球震颤等，若有以上症状需考虑耳蜗及前庭神经病变。

七、舌咽神经、迷走神经

舌咽神经、迷走神经系第Ⅸ、第Ⅹ对脑神经，两者在解剖与功能上关系密切，常同时受损。

八、副神经

副神经主要支配胸锁乳突肌和斜方肌，前者主要作用是向对侧转颈，后者作用为耸肩。

九、舌下神经

舌下神经检查支配同侧舌肌，其作用是伸舌向前，并推向对侧。

第二节 运动功能检查

运动功能大体可分随意和不随意运动两种。随意运动由锥体束司理，不随意运动（不自主运动）由锥体外系和小脑系司理。本部分检查包括随意运动与肌力、肌张力、不随意运动、共济运动等。

（一）肌容积

肌容积是指肌肉的体积。

（二）肌力

肌力的记录采用 0 ~ 5 级的六级分级法。

0 级	完全瘫痪。测不到肌肉收缩
1 级	仅测到肌肉收缩，但不能产生动作
2 级	肌体在床面上能水平移动，但不能抵抗自身重力，即不能抬离床面
3 级	肢体能抬离床面，但不能抗阻力
4 级	能作抗阻力动作，但不完全
5 级	正常肌力

临床意义：不同程度的肌力减退可分别称为完全性瘫痪和不完全性瘫痪（轻瘫）。不同部位或不同组合的瘫痪可分别命名为：单瘫、偏瘫、交叉性瘫痪、截瘫。

（三）肌张力

指静息状态下的肌肉紧张度和被动运动时遇到的阻力。

1. 肌张力增高 痉挛状态（常见于锥体束损害现象）、铅管样强直（常见于锥体外系损害现象）。

2. 肌张力降低 常见于下运动神经元病变、小脑病变和肌源性病变等。

（四）不自主运动

不自主运动是指患者意识清楚的情况下，随意肌不自主收缩所产生的一些无目的的异常动作，多为锥体外系损害的表现。常表现为震颤、舞蹈样动作、手足徐动。

（五）共济运动

机体任一动作的完成依赖于某组肌群协调一致的动作，称为共济运动。

1. 指鼻试验　小脑半球病变时同侧指鼻不准。

2. 跟 – 膝 – 胫试验　小脑损害时，动作不稳。

3. 其他　快速轮替动作（常见于共济失调者）、闭目难立征（提示小脑病变）。

第三节　感觉功能检查

感觉的分类及检查

可分为浅感觉、深感觉和复合感觉的检查。

（一）浅感觉检查

	检查方法	异常	意义
痛觉	用大头针的针尖以均匀的力量轻刺患者皮肤	感觉正常、过敏、减退、消失	多见于脊髓丘脑侧束损伤，局部疼痛多为炎性病变影响末梢神经，烧灼性疼痛多为交感神经不完全损伤
温度觉	用盛有热水（40～50℃）及冷水（5～10℃）的试管测试	不能明确辨别冷热的感觉	脊髓丘脑侧束损伤
触觉	用棉签轻触患者的皮肤或黏膜	轻触感不灵敏	脊髓后索病变

（二）深感觉检查

	检查方法	意义
位置觉	嘱患者闭目，检查者将其肢体摆放成某种姿势，让患者说出所放的位置或用对侧相应肢体模仿	位置觉障碍多见于脊髓后索损伤
运动觉	检查者轻捏患者的手指或足趾两侧，上下移动5°左右，让患者说出肢体被动运动的方向（向上或向下）	运动觉障碍多见于脊髓后索损伤
震动觉	将震动着的音叉（128Hz）置放在患者肢体的骨隆起处如内外踝、腕关节、髋骨、锁骨、桡骨等处的皮肤上，让患者回答有无震动的感觉	震动觉障碍见于脊髓后索损害。老年人可减弱，为生理性

（三）复合感觉

大脑综合、分析、判断的结果，也称皮质感觉。

	检查方法	意义
皮肤定位觉	医师用手指轻触皮肤某处，让患者用手指出被触位置	皮肤定位觉障碍见于皮质病变
两点辨别觉	患者闭目，用分开的双脚规刺激两点皮肤，如患者有两点感觉，将两脚规距离缩短，直到患者感觉为一点为止	触觉正常而两点辨别觉障碍，见于顶叶病变
体表图形觉	患者闭目，检查者用竹签或笔杆在患者皮肤上画一几何图形（圆形、方形、三角形等）或数字，看患者能否辨别	图形觉障碍提示为丘脑水平以上的病变

续表

	检查方法	意义
实体觉	患者闭目，将物体如铅笔、橡皮、钥匙等置于患者手中，让其触摸后说出物体的名称	实体觉缺失可见于皮质病变

第四节　神经反射检查

一、浅反射

刺激皮肤或黏膜引起反应称为浅反射。

项目	异常	意义
角膜反射	直接与间接角膜反射皆消失	患侧三叉神经病变（传入障碍）
	间接反射存在	患侧面神经瘫痪（传出障碍）
	角膜反射完全消失	深昏迷患者
腹壁反射	上部反射消失	胸髓 7~8 节病损
	中部反射消失	胸髓 9~10 节病损
	下部反射消失	胸髓 11~12 节病损
	双侧上、中、下三部反射均消失	昏迷或急腹症患者
	一侧消失	同侧锥体束病损

续表

项目	异常	意义
提睾反射	双侧反射消失	腰髓1~2节病损
	一侧反射减弱或消失	锥体束损害或局部病变，如腹股沟疝、阴囊水肿、精索静脉曲张、睾丸炎、附睾炎等
跖反射	反射消失	骶髓1~2节病损
肛门反射	无肛门括约肌的收缩	骶髓4~5节病损

二、深反射

刺激骨膜、肌腱引起的反应是通过深部感觉器完成，故称深部反射。

临床常用的深反射的检查如下。

反射名称	阳性表现	意义
肱二头肌反射	肱二头肌收缩，前臂快速屈曲	反射中枢在颈髓5~6节
肱三头肌反射	肱三头肌收缩，前臂稍伸展	反射中枢在颈髓6~7节
桡骨膜反射	屈肘、前臂的旋前	反射中枢在颈髓5~6节
膝反射	小腿伸展	反射中枢在腰髓2~4节
踝反射	腓肠肌收缩，足向跖面屈曲	反射中枢在骶髓1~2节

续表

反射名称		阳性表现	意义
阵挛	踝阵挛	左手将患者膝部托起，右手握足前端，突然用力使足背屈并持续施压于足底，腓肠肌节律性收缩	深反射亢进
	髌阵挛	用拇指和示指按住患者髌骨上缘，用力向下快速推动数次，保持向下的推力，髌骨发生一连串节律性的上下颤动	
	腕阵挛	将患者的腕关节强力背屈并保持固定不动时，出现腕关节节律性的屈伸动作	

三、病理反射

只在中枢神经系统损害时才出现的异常反射称为病理反射。病理反射的出现是锥体束损害的确证，说明锥体束失去了对脑干和脊髓的抑制功能。1岁半以内的婴幼儿因锥体束尚未发育完善，可以出现上述反射现象，且多双侧对称。成年人若出现上述反射现象则为病理反射。临床常用的病理征有：

	检查方法	阳性表现
Babinski 征	用竹签沿患者足底外侧缘，由后向前至小趾近跟部并转向内侧	踇趾背屈，其余四趾呈扇形散开
Oppenheim 征	用拇、示两指沿患者胫骨前缘由上向下加压推移	
Gordon 征	用拇指和其他四指分置于腓肠肌部位，以适度的力量捏压	

续表

	检查方法	阳性表现
Hoffmann 征	左手托住患者腕部上方，以右手中指和示指夹持患者中指，稍向上提，使腕部处于轻度过伸位，用拇指迅速弹刮患者中指的指甲	拇指和其他手指掌屈

四、脑膜刺激征

为脑脊膜及神经根受激惹的表现。重要的脑膜刺激征有下列几种。

	检查方法	阳性表现
颈项强直	去枕平卧，医师双手托住患者头部，被动屈颈时感到明显抵抗感	见于脑膜炎、蛛网膜下腔出血等。也见于颈椎病、颈椎骨折、脱位、肌肉损伤等
Kernig 征	患者仰卧，先将其一侧髋关节和膝关节屈成直角，用手抬高小腿，正常可将膝关节伸达 135° 以上。阳性表现为伸膝受限，并伴有疼痛与屈肌痉挛	提示腰骶神经根有刺激现象。见于各种脑膜炎、脑膜脑炎、蛛网膜下腔出血等，也见于坐骨神经痛
Brudzinski 征	患者仰卧，双下肢自然伸直，检查者前屈其颈部时发生双侧膝关节和髋关节一过性屈曲	多见于急性（化脓性）软脑膜炎、结核性脑膜炎等

第五节 自主神经功能检查

一、眼心反射

1. 检查方法 嘱患者平静仰卧、轻闭眼,测其1分钟的脉搏数,之后检查者用右手的示指和中指置于患者眼球的两侧,逐渐施加压力。加压20~30秒后,即开始测出1分钟的脉搏数。

2. 判定标准及临床意义 正常人在压迫后脉搏可减慢10~12次/分。减少12次/分以上提示迷走神经功能增强,减少18~24次/分提示迷走神经功能明显亢进。如压迫后脉率不减少甚或增加,称为倒错反应,提示交感神经功能亢进。

二、卧立试验

在患者平卧位时计数1分钟脉搏数,然后嘱患者起立站直再计数1分钟的脉搏数。由卧位到立位脉搏增加10~12次/分为交感神经兴奋增强。由立位到卧位称为立卧试验,脉率减慢超过10~12次/分为副交感经兴奋增强。

三、皮肤划痕试验

可分为白色皮肤划痕、红色皮肤划痕及反射性皮肤划痕。系交感、副交感神经张力增高的征象。

四、竖毛反射

根据竖毛反射障碍的部位来判断交感神经功能障碍的范围。

五、发汗试验

常用碘淀粉法,即以碘1.5g、蓖麻油10.0ml、与95%酒精100ml混合成淡碘酊涂布于皮肤,干后再敷以淀粉。皮下注射毛果芸香碱 10mg，作用于交感神经节后纤维而引起出汗，出汗处淀粉变蓝色，无汗处皮肤颜色不变，可协助判断交感神经功能障碍的范围。

六、Valsalva 动作

患者深吸气后，在屏气状态下用力做呼气动作 10～15 秒。计算此期间最长心搏间期与最短心搏间期的比值。正常人大于或等于 1.4，如小于 1.4 则提示压力感受器功能不灵敏或其反射弧的传入纤维或传出纤维损害。

小结速览

神经系统检查
- 脑神经检查：嗅神经、三叉神经、面神经等
- 运动功能检查
  - 肌力：六级分级法
  - 肌张力
  - 不自主运动、共济运动
- 感觉功能检查
  - 浅感觉：痛觉、温度觉、触觉
  - 深感觉：位置觉、运动觉、震动觉
  - 复合感觉：皮肤定位觉、两点辨别觉、体表图形觉实体觉
- 神经反射检查
  - 浅反射：角膜反射、腹壁反射、提睾反射等
  - 深反射：肱二头肌反射、膝反射等
  - 病理反射：Babinski 征等
  - 脑膜刺激征：颈强直、Kernig 征等
- 自主神经检查
  - 眼心反射
  - 卧立试验
  - 皮肤划痕实验
  - 竖毛反射

第十章　全身体格检查

● **重点**　全身体格检查的基本项目。
○ **难点**　全身体格检查的基本要求。
★ **考点**　老年人的体格检查。

第一节　全身体格检查的基本要求

1. 检查的内容务求全面系统。
2. 检查的顺序应是从头到四肢分段进行。
3. 酌情对个别检查顺序做适当调整。
4. 注意具体操作的灵活性。
5. 注意全身体格检查的顺序。
6. 强调边查边想，正确评价；边查边问，核实补充。
7. 检查过程中与患者适当交流。
8. 掌握检查的进度和时间。
9. 检查结束时应与患者简单交谈。

第二节　全身体格检查的基本项目

基本项目包括：一般检查/生命体征、头颈部、前胸部、侧胸部、背部、腹部、上肢、下肢、肛门直肠（必要时）、外生殖器（必要时）。

第三节　特殊情况的体格检查

特殊情况主要包括：智力障碍患者的检查、情绪障碍或有精神疾病的患者、病重或生理缺陷患者的检查、检查条件不佳的情景、某些意外紧急情况下的体格检查。

第四节　老年人的体格检查

注意随着年龄增长而可能出现的老年性改变。

第五节　重点体格检查

进行有的放矢的重点体格检查，其顺序与全身体格检查基本一致。

第四篇

实验诊断

第一章　概　　论

> ● **重点**　实验室诊断的基本概念、主要内容及应用范围；
> 　　　　血液标本的采集和处理。
> ○ **难点**　血液标本的采集和处理。
> ★ **考点**　实验室诊断的基本概念、主要内容及应用范围，
> 　　　　血液标本的采集和处理。

一、实验诊断的基本概念

实验诊断是以实验室检查结果或数据为依据，结合其他临床资料，经过综合分析，应用于临床诊断、鉴别诊断、病情观察、疗效监测和预后判断的一种临床诊断方法。

二、实验诊断主要内容

1. 临床血液学检查。
2. 体液与排泄物检查。
3. 临床生物化学检查。
4. 临床免疫学检查。
5. 临床病原学检查。

三、实验诊断的应用范围

1. 为临床医疗工作服务。
2. 为开展预防工作提供依据。
3. 进行社会普查。

4. 开展健康咨询。

四、标本的采集和处理

1. 血液标本

（1）血液标本的种类

①全血：用于对血细胞成分的检查。

②血清：用于大部分临床生化检查和免疫学检查。

③血浆：用于凝血因子测定和游离血红蛋白以及部分临床生化检查。

（2）采血部位

①毛细血管采血：成人在指端，特别是无名指，婴儿可用姆趾或足跟。

②静脉采血：多在肘部、腕部或手背静脉，婴幼儿可在颈外静脉采血。

③动脉采血：常用于血气分析时，多在股动脉穿刺采血。

（3）标本采集后的处理

①添加剂，采全血或血浆标本时，采血后应立即将血液标本注入含适当添加剂的试管中并充分混匀。如用肝素抗凝，则在抽血前先用肝素湿润注射器。

②血液标本采集后应尽快送检和检测。

③微生物检验的血标本采集后应立即注入血培养皿中送检并防止标本的污染。

2. 骨髓标本

3. 排泄物、体液标本

五、实验诊断的临床应用和评价

1. 正确选择实验室检测项目　选择检验项目时必须了解各项检验的临床价值，应选择对疾病诊断灵敏度高和特异性强检

验项目来进行检查，做到有的放矢，避免滥用和杜绝浪费。

2. 常用诊断性试验的评价指标 主要有诊断灵敏度、诊断特异性和诊断准确度。

六、实验诊断参考值范围、医学决定水平与危急值

1. 参考范围 所有抽样组测得值的平均值加减 2 个标准差即为参考范围。

2. 危急值 是指某些检验结果出现异常超过一定界值时，可能危及患者的生命，医生必须紧急处理。

小结速览

概述 ｛

实验诊断的应用范围 ｛ 为临床医疗工作服务
为开展预防工作提供依据
进行社会普查
开展健康咨询

标本的采集和处理：血液标本、骨髓标本、排泄物及体液标本

危急值：指某些检验结果出现异常超过一定界值时，可能危及患者的生命，医生必须紧急处理

第二章 临床血液学检测

● **重点** 血型的鉴定及交叉配血实验。
○ **难点** 血细胞的临床意义及正常值。
★ **考点** 血细胞的临床意义及正常值；血细胞从原始到成熟的发育过程。

第一节 血液一般检测

血液的一般检测是对血液中的有形成分的一些基础指标进行数字值测定、形态学描述的实验室检查。

一、红细胞的检测和血红蛋白的测定

（一）概述

1. 定义 RBC 指单位体积血液中红细胞数及血红蛋白量高于参考值高限。

2. 血红蛋白和红细胞的参考值

	RBC（$\times 10^{12}$/L）	Hb（g/L）
成年男性	4.0~5.5	120~160
成年女性	3.5~5.0	110~150
初生儿	6.0~7.0	170~200

（二）临床意义

1. 红细胞及血红蛋白增多 分为相对性增多（脱水血液浓缩）和绝对性增多（红细胞增多症）两类。

（1）继发性红细胞增多症（血中红细胞生成素增多所致）

1）红细胞生成素代偿性增加：生理性见于新生儿、高原居民；病理性见于严重慢性心、肺疾病；携氧能力低的异常血红蛋白病等。

2）红细胞生成素非代偿性增加：与某些肿瘤或肾脏疾病有关。

（3）真性红细胞增多症（骨髓增生性疾病）。

2. 红细胞及血红蛋白减少

（1）生理性减少。

（2）病理性减少：见于各种贫血。

3. 红细胞形态改变 可有大小、形态、着色和结构等异常改变。

二、白细胞的检测

（一）白细胞计数

1. 参考值

（1）成人（4.0~10.0）×10^9/L。

（2）新生儿（15.0~20.0）×10^9/L。

（3）6个月至2岁（11.0~12.0）×10^9/L。

2. 临床意义 白细胞总数的增多或减少主要受中性粒细胞数量的影响，淋巴细胞数量上的较大改变也会引起白细胞总数的变化。

（二）白细胞的分类计数

1. 5种白细胞正常百分数和绝对值

细胞类型	百分比（%）	绝对值（10^9/L）
中性杆状核粒细胞	0~5	0.04~0.5
中性分叶核粒细胞	50~70	2~7
嗜酸性粒细胞	0.5~5	0.05~0.5
嗜碱性粒细胞	0~1	0~0.1
淋巴细胞	20~40	0.8~4
单核细胞	3~8	0.12~0.8

2. 临床意义

（1）中性粒细胞

①增多：病理性增多见于急性感染、严重的组织损伤及大量血细胞破坏、急性大出血、急性中毒及白血病、骨髓增殖性肿瘤、恶性实体瘤。

②减少：减少的原因有感染、血液系统疾病、物理和化学因素损伤、单核-吞噬细胞系统功能亢进、自身免疫性疾病。

（2）嗜酸性粒细胞

①增多：见于过敏性疾病、寄生虫病、皮肤病、血液病及某些恶性肿瘤和某些传染病。

②减少：见于伤寒、长期应用肾上腺皮质激素。

（3）嗜碱性粒细胞：无临床意义。

（4）淋巴细胞

①增多：病理性见于感染性疾病、成熟淋巴细胞肿瘤、移植排斥反应、急性传染病恢复期、淋巴细胞比值相对增高的疾病。

②减少：见于应用肾上腺皮质激素和烷化剂、抗淋巴细胞球蛋白等的治疗以及放射线损伤、T淋巴细胞免疫缺陷病、丙种球蛋白缺乏症（B淋巴细胞免疫缺陷）等。

（5）单核细胞

①增多：病理性见于某些感染如活动性肺结核、感染性心内膜炎、黑热病等，某些血液病如单核细胞白血病。

②减少：一般情况下无临床意义，毛发状细胞白血病时单核细胞减少。

三、网织红细胞的检测

（一）网织红细胞的测定

1. 定义　网织红细胞是晚幼红细胞脱核后的红细胞阶段，由于胞质内还残存核糖体（内含有 mRNA）等嗜碱性物质，煌焦油蓝或新亚甲蓝染色后呈现浅蓝或深蓝色的网织状细胞而得名。

2. 参考值　成人 0.5% ~ 1.5%、儿童 0.5% ~ 1.5%、新生儿 3% ~ 6%。

3. 临床意义

（1）网织红细胞增多：表示骨髓红细胞系增生旺盛，常见于溶血性贫血、急性失血、缺铁性贫血、巨幼细胞贫血及某些贫血患者治疗后。

（2）网织红细胞减少：表示骨髓造血功能减低，见于再生障碍性贫血、纯红细胞再生障碍性贫血等。

（二）网织红细胞生成指数（RPI）

1. RPI =（患者网织红细胞%/2）×（患者血细胞比容/正常人血细胞比容）×100。

2. 参考值　正常人 RPI 为 2。

3. 临床意义　网织红细胞生成指数 >3 提示为溶血性贫血或急性失血性贫血；<2 则提示为骨髓增生低下或红细胞系成熟障碍所致的贫血。

四、血小板检测

（一）血小板计数

1. 血小板计数（PLT）　正常参考值范围为（100～300）×10^9/L。

2. 平均血小板体积（MPV）　单个血小板的平均体积。参考值为 7～11fl。

3. 血小板形态的变化　如巨大血小板的出现等。

（二）MPV 的临床意义

反映血小板的成熟度，与 PLT 结合分析鉴别血小板数量异常的原因

PLT ↓	MPV ↑	表示血小板减少是周围血的原因
PLT ↓	MPV ↓	表示骨髓增生的障碍
PLT ↓	MPV N	表示血小板分布异常
PLT ↑	MPV ↑	表示反应性血小板增加
PLT ↑	MPV ↓	表示病变来自于骨髓

五、红细胞沉降率（ESR）

1. 影响因素

①血浆中组分变化：球蛋白、纤维蛋白原增加会使血沉加快。

②红细胞数量和形状：红细胞减少时血沉加快，球形红细胞增多血沉减慢。

2. 参考值　男 0～15mm/h；女 0～20mm/h。

3. 临床意义

（1）血沉增快

1）生理性增快：12 岁以下的儿童、60 岁以上的高龄者、月经期、妊娠 3 个月以上血沉可加快，其增快可能与生理性贫血或纤维蛋白原含量增加有关。

2）病理性增生：见于各种炎症性疾病、组织损伤及坏死、各种原因导致血浆球蛋白相对或绝对增高时，血沉均可增快。

（2）血沉减慢：见于红细胞增多症及球形红细胞增多症和纤维蛋白原含量重度缺乏者。

第二节　溶血性贫血的实验室检测

一、基本概念

溶血性贫血是由于各种原因使红细胞生存时间缩短、破坏增多或加速，而骨髓的代偿造血功能不足以补偿其损耗时所发生的一类贫血。

二、溶血性贫血的筛查检测

项目	参考值	临床意义
血浆游离血红蛋白测定	<50mg/L（1～5mg/dl）	发生血管内溶血
血清结合珠蛋白测定	0.7～1.5g/L（70～150mg/dl）	各种溶血时均有减低，血管内溶血时减低显著
血浆高铁血红素清蛋白测定	阴性	阳性表示为严重血管内溶血
含铁血黄素尿试验（Rous 试验）	阴性	慢性血管内溶血可呈现阳性，并持续数周

三、红细胞膜缺陷的检测

红细胞渗透脆性试验	开始溶血: 0.42% ~ 0.46% NaCl 溶液	脆性增高: 见于遗传性球形细胞增多症
	完全溶血: 0.28% ~ 0.34% NaCl 溶液	脆性减低: 常见于海洋性贫血
红细胞孵育渗透脆性试验	未孵育: 50% 溶血为 4.00 ~ 4.45g/L NaCl	脆性增加: 见于遗传性球形细胞增多症等
	37℃孵育 24 小时: 50% 溶血为 4.65 ~ 5.9g/LNaCl	脆性减低: 见于珠蛋白生成障碍性贫血等
自身溶血试验及纠正试验	正常人红细胞经孵育 48 小时后, 仅轻微溶血、溶血度 < 3.5%; 加葡萄糖和加 ATP 孵育, 溶血明显纠正, 溶血度均 < 1%	可用作遗传性球形细胞增多症和先天性非球形细胞性溶血性贫血的鉴别诊断

四、红细胞酶缺陷的检测

项目	参考值	临床意义
高铁血红蛋白还原试验	高铁血红蛋白还原率 >75%; 高铁血红蛋白 0.3 ~ 1.3g/L	蚕豆病和伯氨喹型药物溶血性贫血
氰化物 – 抗坏血酸试验	正常人血液要在 4 小时以上才变成棕色	G – 6 – PD 缺陷病
变性珠蛋白小体生成试验	< 30%	G – 6 – PD 缺陷病、不稳定 Hb、HbH 病等变性珠蛋白小体常高于 45%

项目	参考值	临床意义
葡萄糖-6-磷酸脱氢酶荧光斑点试验和活性测定	正常人有很强荧光	G-6-PD缺陷者荧光很弱或无荧光
丙酮酸激酶荧光筛选试验和活性测定	PK活性正常,荧光在20分钟内消失	PK严重缺陷(纯合子)荧光60分钟不消失

五、珠蛋白生成异常的检测

项目	参考值	临床意义
血红蛋白电泳	正常人的电泳图谱显示4条区带,最靠阳极端的为量多的HbA,其后为量少的HbA_2,再后为两条量更少的红细胞内的非血红蛋白成分(NH_1和NH_2)	HbA_2增高:诊断β轻型地中海贫血的重要依据
		HbA_2减低:缺铁性贫血及铁粒幼细胞贫血
胎儿血红蛋白酸洗脱试验		脐带血、新生儿、婴儿阳性,成人小于1%
胎儿血红蛋白测定或HbF碱变性试验	成人<2%,新生儿55%~85%,1岁左右同成人	β地中海贫血明显增高,重型者高达80%~90%
HbA_2定量测定	1%~3.2%	同血红蛋白电泳

六、自身免疫性溶血性贫血检测

项目	参考值	临床意义
抗球蛋白试验	直接、间接抗球蛋白均为阴性反应	阳性见于新生儿溶血病等，温抗体与冷抗体、抗体亚型及间接 Coombs 试验
冷凝集素试验	效价 <1:40，反应最适温度为 4℃	某些 AIHA 患者的冷凝集素效价很高，有些效价可达 64000 或更高
冷热溶血试验	阴性	阳性见于 PCH

七、阵发性睡眠性血红蛋白尿症有关检测

项目	参考值	临床意义
蔗糖溶血试验	阴性	PNH 常为阳性
酸化溶血试验	阴性	阳性主要见于 PNH
蛇毒因子溶血试验	阴性	特异性 PNH 试验

第三节　骨髓细胞学检测

一、血细胞发育过程中形态演变的一般规律

（一）血细胞从原始到成熟的发育过程

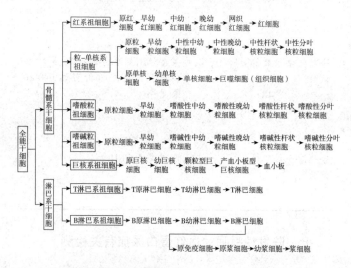

（二）血细胞发育规律

1. 细胞体积

（1）大小：血细胞胞体由大变小，但巨核细胞体积通常由小变大。

（2）外形：从圆形或卵圆形变为不规则形。

2. 细胞质

（1）量：由少逐渐增多。

（2）色：由深蓝变浅染。

（3）颗粒：从无颗粒（原始细胞）→嗜天青颗粒（早幼粒

细胞）→特异性颗粒（中性嗜酸性和嗜碱性颗粒）。

3. 细胞核/细胞质比例　由大变小，即由核大质少到核小质多。巨核细胞则相反。

二、血细胞的化学染色

1. 髓过氧化物酶染色

（1）结果：胞浆中无蓝色颗粒者为阴性反应，出现蓝色颗粒者为阳性反应。

（2）临床意义：本染色法主要用于急性白血病的鉴别诊断。急性粒细胞白血病细胞过氧化物酶染色多呈强阳性反应；急性单核细胞白血病时呈弱阳性或阴性反应；急性淋巴细胞白血病时呈阴性反应。

2. 中性粒细胞碱性磷酸酶染色（NAP）

（1）参考值：成人 NAP 阳性率一般在 10%～40%，积分值在 40～80 分。

（2）临床意义

①用于慢性髓系白血病的鉴别诊断：慢性髓系白血病 NAP 活性明显减低，类白血病反应 NAP 活性极度增强。

②用于急性粒白血病的鉴别诊断：急性粒细胞白血病 NAP 活性减低，急性淋巴细胞白血病活性多增强，急性单核细胞白血病时一般正常或减低。

③用于贫血的鉴别：再生障碍性贫血 NAP 活性增高，阵发性睡眠性血红蛋白尿时活性减低。

3. 氯乙酸 ASD 萘酚酯酶染色

（1）结果：胞浆中出现红色沉淀者为阳性反应。

（2）临床意义：急性粒细胞白血病时原粒细胞及早幼粒细胞酶活性显著增强；急性单核细胞白血病时一般呈阴性反应；急性淋巴细胞白血病时呈阴性反应。

4. 铁染色

（1）结果：细胞外铁观察骨髓小粒，阳性反应呈蓝绿色颗粒、小珠或团块状。细胞内铁是在油镜下计数 100 个幼红细胞，记录铁粒幼细胞的百分率。

（2）参考值：细胞外铁 + ～ + +，大多为 + +。

（3）临床意义

①缺铁性贫血时细胞外铁消失，铁粒幼细胞减少，常<15%。

②铁粒幼细胞性贫血时，铁粒幼细胞增多，并可见到环状铁粒幼细胞。

第四节　血型鉴定与交叉配血试验

（一）ABO 血型系统的抗原和抗体

血型	红细胞表面的抗原	血清中的抗体
A	A	抗 B
B	B	抗 A
AB	AB	无
O	无	抗 A 及抗 B

（二）ABO 血型鉴定和交叉配血试验

1. ABO 血型鉴定　ABO 血型抗体能在生理盐水中，与相应红细胞抗原结合而发生凝集反应。进行 ABO 血型鉴定时，采用标准的抗 A 及抗 B 血清以鉴定被检者红细胞上的抗原，同时用标准的 A 型及 B 型红细胞鉴定被检者血清中的抗体。只有被检者红细胞上的抗原鉴定和血清中的抗体鉴定所得结果完全相符时才能肯定其血型类别。

标准血清 + 被检者红细胞			标准红细胞 + 被检者血清			被鉴定的血型
抗 A 血清	抗 B 血清	抗 AB 血清 (O 型血清)	A 型 红细胞	B 型 红细胞	O 型 红细胞	
+	–	+	–	+	–	A 型
–	+	+	+	–	–	B 型
+	+	+	–	–	–	AB 型
–	–	–	+	+	–	O 型

2. 交叉配血试验常采用试管法进行，由于配血试验主要是检查受血者血清中有无破坏供血者红细胞的抗体，故受血者血清加供血者红细胞悬液相配的一管称为主侧；供血者血清加受血者红细胞相配的一管称为次侧，两者合称为交叉配血。

小结速览

临床血液学检测
├ 血液一般检测
│ ├ 红细胞的检测和血红蛋白的测定、白细胞的检测
│ ├ 血小板及网织红细胞的检测及红细胞的沉降率
│ ├ 髓过氧化物酶染色、中性粒细胞碱性磷酸酶染色
│ └ 氯乙酸 ASD 萘酚醋酶染色及铁染色
└ 交叉配血试验：常采用试管法进行
　├ 受血者血清加供血者红细胞悬液相配的一管称为主侧
　└ 供血者血清加受血者红细胞相配的一管称为次侧

第三章　血栓与止血检测

● **重点**　血块收缩实验的临床意义。

○ **难点**　活化的部分凝血活酶时间测定及血浆凝血酶原时间的临床意义。

★ **考点**　毛细血管脆性实验及出血时间。

第一节　血管壁检测

一、毛细血管脆性试验（CRT）

1. 方法　称毛细血管抵抗力试验或束臂试验，血压计袖带于上臂加压 8 分钟，观察前臂屈侧皮肤在直径 5cm 的圆圈内新的出血点数目。

2. 参考值　成年男性低于 5 个，儿童和成年女性低于 10 个。

3. 意义　新的出血点超过正常范围高限值为该试验阳性，见于血管壁结构与功能异常、血小板数量和功能异常及血管型血友病。

二、出血时间（BT）

1. 原理　测定毛细血管被刺破后至自然止血所需时间。

2. 参考值　WHO 推荐用模板法或出血时间测定器法测定。

参考值为（6.9±2.1）分钟，超过 9 分钟为异常。

3. 临床意义

（1）BT 延长

①血小板明显减少：如原发性和继发性血小板减少性紫癜。

②血小板功能异常：如血小板无力症和巨血小板综合征。

③严重缺乏血浆某些凝血因子：如血管性血友病、弥散性血管内凝血。

④血管异常：如遗传性出血性毛细血管扩张症。

（2）BT 缩短：本试验敏感度和特异性均差，又受诸多因素干扰，故临床价值有限。

第二节　血小板检测

初期止血过程中，血小板主要依靠其数量和功能发挥止血作用。血小板参数包括血小板计数、血小板平均容积和血小板分布宽度，血小板功能主要是黏附、聚集、释放、促凝和血块收缩等。

一、筛检试验

1. 血块收缩试验的参考值　包括凝块法和血块收缩时间（小时）。

2. 血块收缩试验的临床意义

（1）减低（＜40%）：见于特发性血小板减少性紫癜（ITP）、血小板增多症、血小板无力症、红细胞增多症、低（无）纤维蛋白原血症、多发性骨髓瘤、原发性巨球蛋白血症等。

（2）增高：见于先天性和获得性因子Ⅷ缺陷症等。

二、诊断试验

项目	参考值	临床意义
单克隆抗体血小板抗原固定试验	ELISA 法：阴性。	自身免疫性疾病 ITP 治疗评估
血小板黏附试验	玻珠柱法：62.5%±8.6%	增高见于血栓前状态和血栓性疾病，如心肌梗死、心绞痛等；降低见于血管性血友病、巨血小板综合征等
血小板聚集试验	O'Brien 的参考值 中国医学科学院血液病研究所的参考值	增高见于血栓前状态和血栓性疾病，如心肌梗死、心绞痛等；减低见于血小板无力症、尿毒症等
血小板 P 选择素测定	酶标法：血小板膜表面 P 选择素含量为 (780±490) 分子数/血小板；血浆中 P 选择素为 (1.61±0.72) × 10 分子数/ml；ELSA 法：血浆中 P 选择素含量为 9.4~20.8ng/ml	为诊断或观察急性心肌梗死、心绞痛、糖尿病伴血管病变、脑血管病变、深静脉血栓形成、系统性红斑狼疮、原发性血小板增多症、肾病综合征等提供了较为特异的指标
血小板促凝活性测定	流式细胞术 (FCM) 测定血小板表面上的磷脂酰丝氨酸，正常人的阳性率为 30%	减低见于弥散性血管内凝血、服用抗血小板药物、系统性红斑狼疮、急性白血病等；增高见于血栓性疾病和血栓前状态，胶原和凝血酶刺激后 Annexin V 的阳性率可高达 89%

续表

项目	参考值	临床意义
血浆血栓烷 B_2 测定	酶标法：(76.3 ± 48.1) ng/L	增高见于血栓前状态和血栓性疾病，如心肌梗死、心绞痛、糖尿病等；减低见于环氧酶或 TXA_2 合成酶缺乏症，服用抑制环氧酶或 TXA_2 合成酶的药物，如阿司匹林等

第三节　凝血因子检测

一、活化的部分凝血活酶时间测定

1. 原理　在受检血浆中加入活化部分凝血活酶时间（APTT）试剂（接触因子激活剂和部分磷脂）和 Ca^{2+} 后，观察血浆凝固所需要的时间。它是内源凝血系统较为灵敏和最为常用的筛选试验。

2. 临床意义

（1）APTT 延长：见于因子 XII、XI、IX、VIII、X、V、II、PK（激肽释放酶原）、HMWK（高分子量激肽原）和纤维蛋白原缺乏，尤其用于 FVIII、IX、XI缺乏以及它们的抗凝物质增多；此外，APTT 是监测普通肝素和诊断狼疮抗凝物质的常用试验。

（2）APTT 缩短：见于血栓性疾病和血栓前状态，但灵敏度和特异度差。

二、凝血时间（CT）

1. 原理　观察血液自离体后，到玻璃试管中凝固所需时间。

2. 临床意义

（1）CT 延长：见于因子Ⅷ、Ⅸ、Ⅺ严重减少，如血友病；凝血酶原严重减少，如严重肝病、阻塞性黄疸；纤维蛋白原严重减少，如 DIC、纤溶亢进、先天性缺乏。

（2）CT 缩短：见于高凝状态，但敏感度差。

三、血浆凝血酶原时间（PT）

1. 原理 在受检血液中加入组织凝血活酶和 Ca^{2+}，观察血浆凝固所需的时间，是外源性凝血系统的初筛实验。

2. 参考值 包括不同方法、不同的试剂检测的结果有较大差异，凝血酶原时间比值及国际正常化比值。

3. 临床意义

（1）PT 延长：见于先天性凝血因子Ⅰ（纤维蛋白原）、Ⅱ（凝血酶原）、Ⅴ、Ⅶ、Ⅹ缺乏；获得性凝血因子缺乏，如严重肝病、维生素 K 缺乏、纤溶亢进、使用抗凝药物（如口服抗凝剂）等。

（2）PT 缩短：见于血液高凝状态。

（3）PTR 及 INR 是监测口服抗凝剂的首选指标。

四、血浆纤维蛋白原测定

1. 参考值 WHO 推荐用 Clauss 法（凝血酶比浊法）为 2 ~ 4g/L。

2. 意义

（1）减低：见于原发性纤溶症、重症肝炎、肝硬化和低（无）纤维蛋白原血症。

（2）增高：见于糖尿病、急性心肌梗死及风湿病等。

第四节 抗凝系统检测

一、病理性抗凝物质的筛检试验

1. 血浆凝血酶时间的参考值 手工法：16~18 秒。

2. 血浆凝血酶时间的临床意义

（1）延长：见于低（无）纤维蛋白原血症和异常纤维蛋白原血症；血中纤维蛋白（原）降解产物（FDPs）增高；血中有肝素或者类肝素物质存在。

（2）缩短：无临床意义。

二、病理性抗凝物质的诊断试验

1. 狼疮抗凝物质的参考值 阴性。

2. 狼疮抗凝物质的临床意义 本试验阳性见于有狼疮抗凝物质存在的患者，如系统性红斑狼疮、自发性流产、某些血栓性疾病以及抗磷脂抗体综合征等。

三、生理性抗凝因子检测

1. 血浆抗凝血酶活性测定的参考值 发色底物法：108.5% ±5.3%。

2. 血浆抗凝血酶活性测定的临床意义

（1）增高：见于血友病及白血病等疾病。

（2）减低：见于先天性和获得性 AT 缺陷症。

第五节　纤溶活性检测

一、筛检试验

1. 血浆 D – 二聚体测定的参考值　ELISA 法为 0 ~ 0.256mg/L。

2. 血浆 D – 二聚体测定的临床意义

（1）正常：可排除深静脉血栓和肺血栓栓塞。

（2）增高：可见于 DIC、恶性肿瘤、急性早幼粒细胞白血病、肺血栓栓塞、深静脉血栓形成等。

二、诊断试验

1. 血浆纤溶酶 – 抗纤溶酶复合物测定的参考值　ELISA 法为 0 ~ 150ng/ml。

2. 血浆纤溶酶 – 抗纤溶酶复合物测定的临床意义　本试验是反映纤溶酶活性较好的试验。增高见于血栓前状态和血栓性疾病，如 DIC、急性心肌梗死、脑梗死、肺栓塞、深静脉血栓形成、肾病综合征等。

第六节　血液流变学检测

1. 血液流变学　是指机体内血液具有流动性，血浆及其有形成分在流动过程中产生流体力学特征和形变规律，分析全血和血浆在切变率下的表现，了解其生理病理意义。目前由于检测结果缺乏特异性临床意义，多作为临床血栓前状态的筛检。

2. 原理　包括全血黏度测定及血浆黏度测定。

3. 血浆黏度测定的临床意义　包括全血黏度增高或减低、

血浆黏度增高、全血还原黏度及血沉方程 K 值等。

第七节 血栓弹力图检测

1. 血栓弹力图系采用物理和化学的方法检测血液凝固状态。

2. 37℃条件下，抗凝全血在圆柱形的检测杯中，以频率 0.1Hz 来回摆动。接触血液的悬垂丝穿过杯盖连接扭力传感器。

3. 血样呈液体状态时，杯子的摆动不影响杯盖。当血凝块一旦形成，可将杯和盖紧密相连，杯子摆动所产生的扭转力以及改变了的黏弹性传导至杯盖和悬垂丝。

4. 血块逐渐形成，使信号的振幅增加直到最大。当血凝块回缩或溶解时，杯盖与血凝块的连结解除，杯的运动不再传递给悬垂丝。扭力转换成电子信号，通过 AD 转换盒从而在电脑上形成 TEG 图形。

第八节 检测项目的选择和应用

一、筛检试验的选择与应用

1. 一期止血缺陷筛检试验的选择与应用。

2. 二期止血缺陷筛检试验的选择与应用。

3. 纤溶亢进筛检试验的选择与应用。

二、抗血栓和溶血栓治疗检测项目的选择与应用

1. 普通肝素和低分子量肝素治疗的监测。

2. 抗凝药治疗的监测。

3. 溶血栓治疗的监测。

4. 抗血小板药治疗的监测。

5. 降纤药治疗的监测。

小结速览

```
                    ┌ 毛细血管脆性试验（CRT）
                    │
                    │          ┌ 血小板明显减少
          ┌ 血管壁  │ 出血时间  │ 血小板功能异常
          │ 检测    │ 的延长    │ 严重缺乏血浆某些凝血因子
          │         │          └ 血管异常
          │         │
          │         └ 出血时间的缩短：临床价值有限
          │
          │                              ┌ 延长：见于因子Ⅻ、Ⅺ、Ⅸ、
          │                    ┌ 活化的部分│      Ⅷ、Ⅹ、Ⅴ、Ⅱ、PK
          │                    │ 凝血活酶  │
          │                    │ 时间测定  │ 缩短：见于血栓性疾病和血栓
血栓与止  │ 凝血因  │          └      前状态
血检测    │ 子检测  │
          │         │                    ┌ 延长：见于先天性凝血因子Ⅰ
          │         │          ┌ 血浆凝血 │     （纤维蛋白原）、Ⅱ（凝血
          │         │          │ 酶原时间 │      酶原）缺乏等
          │         └          └          └ 缩短：见于血液高凝状态
          │
          │         ┌ 病理性抗凝物质的筛检试验
          └ 抗凝系  │ 病理性抗凝物质的诊断试验
            统检测  └ 生理性抗凝因子检测
```

第四章　排泄物、分泌物及体液检验

● **重点**　尿液标本的种类、特点及用途；粪便的颜色、性状及痰液的检测

○ **难点**　尿液产生的机制；细胞的管型；脑脊液的颜色

★ **考点**　尿液病理性蛋白尿的分类；细胞的管型及红细胞的形态学分类

第一节　尿液检测

一、概述

1. 尿液产生的机制　肾小球滤过→肾小管集合管重吸收，并排泌体内代谢产物→浓缩→排出体外称之为尿液。

2. 尿液检验的用途

（1）泌尿系统疾病的诊断和疗效判断。

（2）其他系统疾病的诊断。

（3）用药的监护。

3. 尿液标本的种类、特点及用途

（1）晨尿：清晨起床后的第一次尿液，其浓缩、酸化，有形成分、化学成分浓度高，适用于有形成分和早期妊娠检查。

（2）随机尿：可随时采集的尿液标本。其采集方便，标本易得；但影响因素多，适合于门诊、急诊。

（3）3 小时尿：采集上午 6~9 时时段内的尿液标本，适用

于尿液有形成分排泄率检查，如白细胞排泄率等。

（4）12 小时尿：晚 8 时排空膀胱并弃去此次尿液，采集至次日晨 8 时最后一次排出的全部尿液，适用于 12 小时尿有形成分计数，但其检查结果变化较大，已较少应用。

（5）24 小时尿：晨 8 时排空膀胱并弃去此次尿液，采集此后直至次日晨 8 时的全部尿液，适用于化学成分定量检查。

（6）餐后尿：午餐后 2 小时的尿液标本，适用于检查病理性尿蛋白、尿糖和尿胆原。

（7）清洁中段尿：清洗外阴后，不间断排尿，弃去前、后时段的尿液，无菌容器采集中间时段的尿液，适用于微生物培养。

二、尿液一般性状检查

1. 尿量 是指 24 小时内人体排出体外的尿液总量。尿量主要取决于肾脏功能，但也受精神、饮水量、活动量、年龄、药物应用和环境温度等因素的影响。

2. 多尿 成人 24 小时尿量 >2500ml 为多尿，生理性原因包括饮水多、利尿剂使用后、饮茶等。病理性原因可见于内分泌疾病、肾脏疾病和代谢性疾病等患者。

3. 少尿与无尿 成人 24 小时尿量少于 400ml 或每小时少于 17ml，学龄前儿童尿量少于 300ml/24h，婴幼儿尿量少于 200ml/24h，称为少尿。成人 24 小时尿量少于 100ml，小儿少于 30~50ml，称为无尿。少尿与无尿主要由肾前性、肾性和肾后性等因素所致。

4. 外观 正常尿液呈淡黄色或橘黄色。

三、尿液化学检查

1. 蛋白质　当蛋白质浓度大于 100mg/L 或 150mg/24h 尿液，蛋白质定性检查呈阳性的尿液。

（1）生理性蛋白尿：功能性蛋白尿、体位性蛋白尿（又称直立性蛋白尿）。

（2）病理性蛋白尿

分类	标志性蛋白	临床意义
肾小球性蛋白尿	清蛋白或抗凝血酶、转铁蛋白、前清蛋白、IgG、IgA、IgM 和补体 C3 等	急性肾炎、肾缺血和糖尿病肾病
肾小管性蛋白尿	α_1-MG、β_2-MG、视黄醇结合蛋白、胱抑素 C、$\beta-NAG$	肾盂肾炎、间质性肾炎、重金属中毒、药物损害及肾移植术后等
混合性蛋白尿	清蛋白、α_1-MG、总蛋白	糖尿病、系统性红斑狼疮等
溢出性蛋白尿	血红蛋白、肌红蛋白、本-周蛋白	溶血性贫血、挤压综合征、多发性骨髓瘤、浆细胞病、轻链病等
组织性蛋白尿	Tamm-Horsfall 蛋白	肾小管受炎症或药物刺激等
假性蛋白尿	血液、脓液、黏液等	肾脏以下的泌尿道疾病如膀胱炎、尿道炎、尿道出血及尿液内混入阴道分泌物等

2. 尿糖　正常人尿内可有微量糖，但检查为阴性。当血糖浓度超过 8.88mmol/L 时，尿液中开始出现葡萄糖，这时的血糖

浓度称为肾糖阈。

异常尿糖	临床意义
血糖增高性糖尿	包括代谢性糖尿、应激性糖尿、摄入性糖尿及内分泌性糖尿，其各自的临床意义不同
血糖正常糖尿	见于慢性肾炎、肾病综合征、间质性肾炎、家族性糖尿病等。
假性糖尿	尿液中含有的某些还原性物质，如维生素C、尿酸等

3. 尿酮体 主要用于糖代谢障碍和脂肪不完全氧化的判断与评价。

4. 尿液胆红素与尿胆原 主要用于黄疸的鉴别。

指标	健康人	溶血性黄疸	肝细胞性黄疸	胆汁淤积性黄疸
尿液颜色	浅黄	深黄	深黄	深黄
尿胆原	弱阳性/阴性	强阳性	阳性	阴性
尿胆素	阴性	阳性	阳性	阴性
尿液胆红素	阴性	阴性	阳性	阳性

四、尿液显微镜检查

（一）尿液显微镜检查的指标与参考值

指标	参考值
红细胞	玻片法平均0~3个/HPF，定量检查0~5个/μl
白细胞和脓细胞	玻片法平均0~5个/HPF，定量检查0~10个/μl

续表

指标	参考值
上皮细胞	①肾小管上皮细胞：无。②移行上皮细胞：无或偶见。③鳞状上皮细胞：男性偶见，女 3～5 个 /HPF
管型	偶见透明管型

（二）临床意义

1. 细胞

（1）RBC：离心尿液中红细胞数量增多，超过 3 个/HPF，且外观无血色的尿液称为镜下血尿。在低渗尿液中红细胞胀大，甚至使血红蛋白溢出，形成大小不等的空环形，称为红细胞淡影或影形红细胞。

（2）以 RBC 形态分为均一性红细胞、非均一性红细胞及混合性红细胞。

类型	特点与临床意义
均一性红细胞	肾小球以外部位的泌尿系统的出血，如尿路结石、损伤、出血性膀胱炎、血友病、剧烈活动等
非均一性红细胞	见于肾小球肾炎、肾盂肾炎、肾结核、肾病综合征，此时多伴有蛋白尿和管型
混合性红细胞	以上 2 种红细胞混合存在

（3）白细胞和脓细胞

①尿液中的白细胞主要是中性粒细胞，在新鲜尿液中其形态与血液白细胞一致；在炎症过程中被破坏或者死亡的白细胞称为脓细胞。

②意义：尿白细胞增高见于感染，如肾盂肾炎、尿路感染、肾结核、肾小球炎症、妇科疾病、阴道炎等。

（4）上皮细胞：尿液中可见肾小管上皮细胞、移行上皮细胞和鳞状上皮细胞等。

类型	来源	病因
肾小管上皮细胞	近曲小管和远曲小管	多见于肾盂肾炎、急性肾小球炎、排斥反应
移行上皮细胞	多源于膀胱	大量出现见于移行上皮细胞肿瘤
鳞状上皮细胞	女性阴道或者炎症期间的尿道上皮	正常女性可出现，大量出现且混有脓细胞者见于尿道炎

2. 管型

（1）管型是蛋白质、细胞或碎片在肾小管、集合管中凝固而成的圆柱形蛋白聚体。

（2）形成条件：包括清蛋白和 T－H 蛋白为基质、尿液浓缩酸化及尿流缓慢。

类型	组成成分	临床意义
透明管型	T－H蛋白、清蛋白、少量氯化物	健康人偶见，其增多见于肾实质性病变
白细胞管型	管型基质＋白细胞管型	肾脏感染性病变或免疫性反应
红细胞管型	管型基质＋红细胞	急性肾小球病变、肾小球出血
上皮细胞管型	管型基质＋肾小管上皮细胞	肾小管坏死

续表

类型	组成成分	临床意义
颗粒管型	管型基质＋变性细胞分解产物	肾实质性病变伴有肾单位淤滞
脂肪管型	管型基质＋脂肪滴	肾小管损伤、肾小管上皮细胞脂肪变性
蜡样管型	细颗粒管型衍化而来	肾单位长期阻塞、肾小管有严重病变、预后差
肾衰管型	颗粒管型、蜡样管型演变而来	见于急性肾衰竭多尿期，出现慢性肾衰竭提示预后不良

3. 结晶 尿液中结晶体的析出，决定于该物质的饱和度及尿液的 pH、温度和胶体物质（主要指黏液蛋白）的浓度等因素的影响。尿液中常见病理性结晶的形态特征及临床意义。

结晶	形态特征	临床意义
胆红素结晶	黄色成束的针状或小块状	胆汁淤积性黄疸、肝硬化、肝癌、急性重型肝炎、急性磷中毒
胱氨酸结晶	无色的片状六边形，常重叠排列	肾结石、膀胱结石
亮氨酸结晶	黄褐色小球状，具同心纹	急性磷中毒、氯仿中毒、急性重型肝炎、肝硬化
酪氨酸结晶	略黑色，细针状，束状或羽毛状排列	急性磷中毒、氯仿中毒、急性重型肝炎、肝硬化
胆固醇结晶	无色缺角的方形薄皮状	肾盂肾炎、膀胱炎、肾淀粉样变性或脂肪变性

续表

结晶	形态特征	临床意义
磺胺嘧啶结晶	棕黄色、不对称束状或球状	同时伴红细胞出现提示药物性损伤
磺胺甲噁唑结晶	无色透明的长方形六面体	同时伴红细胞出现提示药物性损伤

4. 其他　尿液中还可见到细菌、真菌、寄生虫、精子等。

五、尿液其他检查

(一) 人绒毛膜促性腺激素 (hCG)

1. 检查目的

(1) 诊断早期妊娠。

(2) 监测孕早期反应 (异位妊娠、流产)。

(3) 监测滋养层肿瘤。

(4) 作为 Down 综合征三联试验的诊断指标之一。

2. 参考值

(1) 定性 (用于常规妊娠检查):阴性。

(2) 定量 (用于 hCG 非常规检查):男性、女性 (未妊娠) <5U/L。

3. 临床意义　见于早期妊娠诊断、异位妊娠诊断、流产诊断和检测、妊娠滋养细胞疾病的诊断与检测、其他疾病。

(二) 本周蛋白

本周蛋白又称为凝溶蛋白 (BJP)。

1. 参考值　阴性

2. 临床意义　60%~80% MM 患者尿液中 BJP 呈阳性。

第二节 粪便检测

粪便是食物在体内被消化、吸收营养成分后剩余的产物。粪便成分主要有未被消化的食物残渣，已被消化但未被吸收的食糜，消化道分泌物，分解产物，肠壁脱落的上皮细胞及细菌等。

一、粪便标本采集

粪便标本的采集方法通常采用自然排出的粪便，标本采集时应注意以下事项。

1. 标本要新鲜，不得混有尿液、消毒剂和污水等，以免破坏其有形成分和病原体等。

2. 应选取含有黏液、脓液和血液等病理成分的部分，外观无异常的粪便可于其表面和深处多部位采集标本。

3. 采集标本后及时送检，并于标本采集后 1 小时内完成检查，否则可因消化酶、酸碱度变化以及细菌的作用等因素的影响，导致粪便有形成分被破坏。

4. 采集标本的容器应清洁、干燥、有盖，不吸水和渗漏；细菌学检查要采用灭菌有盖的容器采集标本。

5. 任何标本都应视为潜在的高危病原菌感染源，采集标本时要特别小心。务必使用合适的器具移取标本，避免被感染或污染环境。

二、粪便一般性状检查

1. 参考值

（1）成人每天一般排便 1 次，为 100～300g，为成形软便，呈黄褐色，有少量黏液，有粪臭。

（2）婴幼儿粪便可为黄色或金黄色糊状。

2. 临床意义

（1）量：排便次数少，单次排变量增多，多见于肠道上段病变；排便次数增多，但每次排便量减少，多为肠道下段病变。

（2）性状

粪便	特点	临床意义
稀汁便	脓样，含有膜状物 洗肉水样 红豆汤样 稀水样	假膜性肠炎 副溶血性弧菌食物中毒 出血性小肠炎 艾滋病伴肠道隐孢子虫感染
米泔样便	白色淘米水样，含有黏液片块	霍乱、副霍乱
黏液便	小肠病变的黏液混于粪便中；大肠病变的黏液附着在粪便表面	肠道炎症或受刺激、肿瘤或便秘、某些细菌性痢疾
胨状便	黏胨状、膜状或纽带状物	过敏性肠炎、慢性细菌性痢疾
鲜血便	鲜红色，滴落于排便之后或附在粪便表面	直肠癌、直肠息肉、肛裂或痔疮
脓血便	脓样、脓血样、黏液血样、黏液脓血样	细菌性痢疾、阿米巴痢疾、结肠癌、肠结核、溃疡性结肠炎
乳凝块	黄白色乳凝块或蛋花样	婴儿消化不良、婴儿腹泻
变形便	球形硬便 细条、扁片状 细铅笔状	习惯性便秘、老年人排便无力 肠痉挛、直肠或肛门狭窄 肠痉挛、肛裂、痔疮、直肠癌

3. 颜色

颜色	生理性	病理性
淡黄色	婴儿	服用大黄、山道年、番泻叶等
绿色	食用大量绿色蔬菜	服用甘汞等
白陶土色	食用大量脂肪	胆汁淤积性黄疸，服用硫酸钡和金霉素
红色	食用大量番茄、红辣椒、西瓜等	直肠癌、痔疮、肛裂等，服用利福平
果酱色	食用大量咖啡、可可、樱桃、桑葚、巧克力等	阿米巴痢疾、肠套叠等
柏油色	食用动物血和肝脏等	上消化道出血、服用铁剂、活性炭等

4. 气味

气味	临床意义
恶臭	慢性肠炎、胰腺疾病、消化道大出血、结肠或直肠癌溃烂时，未消化的蛋白质发生腐败
腥臭	阿米巴肠炎
酸臭	由脂肪、糖类消化不良或吸收不良。脂肪酸分解或糖的发酵所致

5. 寄生虫和结石

三、粪便隐血试验（FOBT）

1. 参考值 阴性

2. 临床意义 可作为消化道恶性肿瘤普查的一个筛查指

标，其连续检查对早期发现结肠癌、胃癌等恶性肿瘤有重要的价值。

四、粪便显微镜检查

(一) 参考值

项目	参考值
细胞	无红细胞、吞噬细胞和肿瘤细胞，偶见白细胞，少见柱状上皮细胞
食物残渣	偶见淀粉颗粒、脂肪小滴，可见少量肌肉纤维、结缔组织、弹力纤维、植物细胞和植物纤维
结晶	可见少量无临床意义的结晶，如磷酸盐、草酸钙、碳酸钙结晶
细菌	粪便中细菌较多，球菌与杆菌的比例约为1:10，约占粪便干重的1/3，多为正常菌群。可有人体酵母菌
寄生虫	无寄生虫及寄生虫虫卵

(二) 临床意义

1. 细胞和食物残渣

(1) 细胞

细胞	临床意义
红细胞	①肠道下段的病变。②阿米巴痢疾可见大量堆积、变性的红细胞，且数量多于白细胞。③细菌性痢疾红细胞形态多正常，数量少于白细胞，且分散存在

细胞	临床意义
白细胞	中性粒细胞为主。①肠炎患者白细胞 < 15 个/HPF，常分散存在。②细菌性痢疾、溃疡性结肠炎患者白细胞大量增多，可见成堆的脓细胞。③肠易激综合征、寄生虫感染患者可见大量嗜酸性粒细胞
吞噬细胞	见于急性细菌性痢疾、出血性肠炎、溃疡性结肠炎患者。吞噬细胞是诊断急性细菌性痢疾的主要依据之一
上皮细胞	大量增多或成片出现见于结肠炎、假膜性肠炎患者
肿瘤细胞	结肠癌、直肠癌患者

（2）残渣

残渣成分	临床意义
脂肪小滴	脂肪小滴大于 6 个/HPF 为脂肪排泄增多。如果出现大量脂肪小滴称为脂肪泻，见于急性和慢性胰腺炎、胰头癌、吸收不良综合征、胆汁淤积性黄疸等
肌肉纤维	肠蠕动亢进、胰蛋白酶缺乏、腹泻等
结缔组织、弹力纤维	胃蛋白酶缺乏症和腹泻
植物细胞、植物纤维	胃蛋白酶缺乏症、肠蠕动亢进和腹泻等
淀粉颗粒	消化功能不良、腹泻、慢性胰腺炎、胰腺功能不全

2. 结晶　病理性结晶主要有 Charcot - Leyden 结晶和血红素

结晶。

3. 细菌

4. 寄生虫及虫卵 镜检找到各种寄生虫卵、原虫滋养体及其包囊，是诊断寄生虫引起腹泻的主要依据。

第三节　痰液检测

痰液是肺泡、支气管和气管所产生的分泌物。健康人痰液很少，只有当呼吸道黏膜和肺泡受刺激时，其分泌物增多，可有痰液咳出，痰液中有时易混入唾液和鼻腔分泌物。

一、痰液标本采集

1. 根据检查目的和患者情况而定，自然咳痰法是最常用的采集方法。

2. 痰液标本的质量直接影响痰液一般性状检查结果。因此，要特别注意标本的采集与处理。

二、痰液一般性状检查

1. 参考值　无痰液或仅有少量白色、灰白色泡沫样或黏液样痰，无异物，新鲜痰液无特殊气味。

2. 临床意义

大量脓痰	支气管扩张、肺脓肿和脓胸、支气管胸膜瘘
血性痰	肺结核、支气管扩张、肺癌
铁锈色痰	大叶性肺炎、肺梗死
烂桃样灰黄色痰	肺吸虫病

续表

棕褐色痰	阿米巴肺脓肿及慢性充血性心力衰竭
恶臭味痰	厌氧菌感染
支气管管型	肺炎球菌肺炎和慢性支气管炎

三、痰液显微镜检查

痰液显微镜检查是诊断病原微生物感染和肿瘤的直接方法。病理性痰液可见较多的红细胞、白细胞及其他有形成分。

四、痰液检测项目的选择与应用

可用于肺部感染性疾病的病原学诊断、开放性肺结核的诊断、肺癌的诊断和肺部寄生虫病的诊断。

第四节　脑脊液检测

一、脑脊液的生理作用

1. 脑脊液（CSF） 是存在于脑室及蛛网膜下腔内的一种无色透明液体，循环流动于脑和脊髓表面，主要由脑室系统脉络丛超滤和分泌。正常脑脊液容量成人为 90～150ml，新生儿 10～60ml。

2. 脑脊液的生理作用

（1）保护脑和脊髓免受外力的震荡损伤。

（2）调节颅内压力的变化。

（3）参与脑组织的物质代谢。

（4）供给脑、脊髓营养物质和排出代谢产物。

（5）调节神经系统碱储量，维持正常 pH 等。

二、脑脊液标本采集

1. 标本采取 通过腰椎穿刺术获得脑脊液标准，特殊情况下可采用小脑延髓池或脑室穿刺术。

2. 脑脊液检查的适应证和禁忌证

适应证	禁忌证
脑膜刺激征	颅内高压
可疑颅内出血、脑膜白血病和肿瘤颅内转移	颅后窝占位性病变
原因不明的剧烈头痛、昏迷、抽搐或瘫痪	处于休克、全身衰竭状态
脱髓鞘疾病	穿刺局部有化脓性感染
中枢神经系统疾病椎管内给药治疗、麻醉和椎管内造影	

三、检查项目

（一）一般性状检查

1. 正常 无色、清晰、透明，不会出现凝块或薄膜。

2. 临床意义

（1）颜色

颜色	原因	临床意义
无色		正常脑脊液、病毒性脑炎、轻型结核性脑膜炎、脊髓灰质炎、神经梅毒
红色	出血	穿刺损伤蛛网膜下腔或脑室出血
黄色	黄变症	出血、黄疸、淤滞和梗阻等

颜色	原因	临床意义
乳白色	白细胞增多	脑膜炎球菌、肺炎球菌、溶血性链球菌引起的化脓性脑膜炎
绿色	脓性分泌物增多	铜绿假单胞菌性脑膜炎、急性肺炎双球菌性脑膜炎
褐色	色素增多	脑膜黑色素肉瘤、黑色素瘤

（2）透明度：脑脊液细胞数量超过 $300 \times 10^6/L$ 或含大量细菌、真菌时则呈不同程度浑浊；病毒性脑炎、流行性乙型脑炎、中枢神经系统梅毒可呈清晰透明或微浑；结核性脑膜炎呈毛玻璃样浑浊；化脓性脑膜炎呈乳白色浑浊；腰穿损伤出血呈红色浑浊。

（3）凝固性：当有纤维蛋白原及细胞数增加可使脑脊液形成凝块或薄膜；急性化脓性脑膜炎静置 1～2 小时可出现凝块或沉淀物；结核性脑膜炎静置 12～24 小时后，可见液面有纤细的薄膜形成；蛛网膜下腔阻塞时，脑脊液呈黄色胶样凝固。

（4）压力：脑脊液压力大于 $200mmH_2O$ 称为颅内压增高。常见于化脓性脑膜炎、结核性脑膜炎等颅内各种炎症性病变等。

（5）比重：常见于各种颅内炎症、肿瘤、出血性脑病、尿毒症和糖尿病患者。比重降低见于脑脊液分泌增多。

（二）脑脊液化学检查

1. 蛋白质　脑脊液蛋白质阳性常见于脑组织和脑膜炎症性病变，如化脓性脑膜炎、结核性脑膜炎、脊髓灰质炎、流行性脑炎等。强阳性见于脑出血、脑外伤等（血液混入脑脊液中）。

2. 葡萄糖

（1）含量为血糖的 50%～80%。

(2) 临床意义

①降低：见于急性化脓性脑膜炎、脑肿瘤（恶性肿瘤）、神经梅毒、低血糖及脑寄生虫病（血吸虫病、肺吸虫病、弓形虫病等）。

②增高：见于早产儿或新生儿、饱餐或静脉注射葡萄糖后、影响到脑干的急性外伤或中毒及脑出血等。

3. 氯化物检查的临床意义

(1) 降低：见于细菌或真菌感染；在细菌性脑膜炎的后期，由于脑膜有明显的炎症浸润或粘连，局部有氯化物附着，使脑脊液氯化物降低，并伴有蛋白质明显增高；呕吐、肾上腺皮质功能减退症患者，由于血氯降低，其脑脊液氯化物浓度亦降低。

(2) 增高：主要见于尿毒症、肾炎、心力衰竭、病毒性脑膜炎或脑炎患者。

4. 酶学

(1) 乳酸脱氢酶（LDH）：活性增高主要见于细菌性脑膜炎、脑梗死、脑出血、蛛网膜下隙出血的急性期、脑肿瘤的进展期、脱髓鞘病。

(2) 氨基转移酶：主要见于中枢神经系统器质性病变、中枢神经系统感染、中枢神经系统转移癌、缺氧性脑病和脑萎缩等。

(3) 脑脊液其他酶学指标增高的临床意义

指标	临床意义
CK	①中枢神经系统感染，以化脓性脑膜炎最明显。②脑出血、蛛网膜下隙出血。③进行性脑积水脱髓鞘病、继发性癫痫
Lys	①细菌性脑膜炎，以结核性脑膜炎增高最明显。②脑肿瘤

续表

指标	临床意义
PHI	①脑部肿瘤，特别是恶性肿瘤。②中枢神经系统感染，以结核性脑膜炎增高更明显。③急性脑梗死
ChE	①多发性硬化症。②重症肌无力、脑肿瘤和多发性神经根神经炎等。③脑部外伤时，假性胆碱酯酶（PChE）增高，而 AChE 活性降低。④脑膜炎、脊髓灰质炎 PChE 增高
NSE	脑出血、脑梗死、癫痫持续状态
醛缩酶	①家族性黑矇性痴呆。②颅脑外伤伴有长期昏迷者。③急性脑膜炎、脑积水、神经梅毒、多发性硬化症
ADA	结核性脑膜炎（可作为诊断和鉴别诊断结核性脑膜炎的指标）

四、脑脊液显微镜检查

1. 指标与参考值

指标	参考值
红细胞	无
白细胞（$\times 10^6$/L）	成人：0~8；儿童：0~15
有核细胞分类	多为淋巴细胞及单核细胞（7:3），偶见内皮细胞
病原微生物学	阴性

2. 临床意义

（1）脑脊液细胞数量增多

增高程度	细胞	临床意义
显著	中性粒细胞	化脓性脑膜炎
	红细胞	蛛网膜下腔出血或脑出血、穿刺损伤
轻度或中度	早期中性粒细胞、后期淋巴细胞	结核性脑膜炎，且有中性粒细胞、淋巴细胞、浆细胞同时存在的现象
	嗜酸性粒细胞	寄生虫感染
正常或轻度	淋巴细胞	浆液性脑膜炎、病毒性脑膜炎、脑水肿

（2）病原微生物学检查。

第五节　浆膜腔积液检测

　　人体的胸腔、腹腔、心包腔统称为浆膜腔，浆膜腔内可有少量的液体，在腔内主要起润滑作用。病理情况下，腔内有过多液体积聚，称为浆膜腔积液，随部位不同分为胸腔积液（胸腔积液）、腹腔积液（腹水）和心包积液。

一、浆膜腔积液分类和发生机制

积液	发生机制	常见原因
漏出液	毛细血管流体静压增高	静脉回流受阻、充血性心力衰竭和晚期肝硬化
	血浆胶体渗透压降低	血清清蛋白浓度明显降低的各种疾病
	淋巴回流受阻	丝虫病、肿瘤压迫等所致的淋巴回流障碍
	钠水潴留	充血性心力衰竭、肝硬化和肾病综合征
渗出液	微生物的毒素、缺氧以及炎性介质刺激	结核性与其他细菌性感染
	血管活性物质增高、癌细胞浸润	转移性肺癌、乳腺癌、淋巴瘤、卵巢癌、胃癌、肝癌等
	外伤、化学物质刺激等	血液、胆汁、胰液和胃液等刺激，外伤

二、浆膜腔积液标本采集

1. 采集方法 浆膜腔穿刺术。

2. 适应证 新发生的浆膜腔积液，已有浆膜腔积液且有突然增多或伴有发热的患者，需进行诊断或治疗性穿刺的患者。

三、浆膜腔积液一般性状检查

（一）参考值

项目	漏出液	渗出液
颜色	淡黄色	黄色、红色、乳白色
透明度	清晰透明	浑浊
比重	<1.015	>1.018
pH	>7.4	<7.4
凝固性	不凝固	易凝固

（二）临床意义

1. 颜色

颜色	临床意义
红色	由于出血量和出血时间不同，积液可呈淡红色、暗红色或鲜红色，常由穿刺损伤、结核、肿瘤、内脏损伤、出血性疾病等所致
白色	呈脓性或乳白色 ①脓性常由化脓性感染时的大量白细胞和细菌所致 ②乳白色见于胸导管阻塞或淋巴管阻塞时的真性乳糜积液，或积液含有大量脂肪变性细胞时的假性乳糜积液 ③有恶臭气味的脓性积液多为厌氧菌感染所致
绿色	由铜绿假单胞菌感染所致
棕色	多由阿米巴脓肿破溃进入胸腔或腹腔所致
黑色	由曲霉菌感染引起
草黄色	多见于尿毒症引起的心包积液

2. 透明度　漏出液多清晰、透明或微浑；渗出液因含大量细胞、细菌而呈不同程度的浑浊。

3. 凝固性　一般不易凝固。

4. 比重　比重高低与浆膜腔积液所含的溶质有关。

5. 酸碱度　pH 降低见于感染性浆膜炎及风湿性疾病等继发性浆膜炎。

四、浆膜腔积液化学和免疫学检查

1. 黏蛋白定性试验（Rivalta 试验）　漏出液多阴性反应，渗出液呈阳性。

2. 蛋白定量试验　漏出液蛋白总量常 <25g/L，而渗出液常在 30g/L 以上。

3. 葡萄糖定量测定　漏出液中葡萄糖与血糖相似，渗出液常因细菌或细胞酶的分解而减少，如化脓性胸（腹）膜炎、化脓性心包炎积液中葡萄糖含量明显减少甚至无糖。

4. 乳酸测定　有助于细菌性感染与非感染性的鉴别诊断，当乳酸含量 >10mmol/L 以上时，高度提示为细菌感染。

5. 乳酸脱氢酶（LDH）测定　漏出液中 LDH 活性与正常血清相近。渗出液中 LDH 活性增高，化脓性胸膜炎可达正常血清的 30 倍。在疾病过程中 LDH 活性的增加与降低，则分别提示炎症的加重与吸收。

五、浆膜腔显微镜检查

1. 细胞计数　漏出液细胞较少，常 $<100 \times 10^6$/L，渗出液常 $>500 \times 10^6$/L。

2. 细胞分类　漏出液中主要为淋巴细胞和间皮细胞。

3. 临床意义　渗出液中细胞数较多，各种细胞增多的临床意义不同。

（1）中性粒细胞为主：常见于化脓性及结核性浆膜腔积液的早期。

（2）淋巴细胞为主：多见于慢性炎症如结核性、梅毒性及肿瘤积液等。

（3）嗜酸性粒细胞增多：见于气胸、血胸、过敏性疾病或寄生虫病所致的积液。

（4）其他细胞：如组织细胞、间皮细胞、狼疮细胞。

4. 脱落细胞检查　检出恶性肿瘤细胞是诊断浆膜腔原发性或继发性癌肿的重要依据。

第六节　阴道分泌物检测

一、阴道分泌物标本采集

一般采用消毒刮板、吸管、生理盐水浸湿的棉拭子自阴道深部或后穹隆、子宫颈管口等处采集，将采集到的标本浸于盛有 1~2ml 生理盐水的试管内，立即送检。

二、阴道分泌物一般性状检查

参考值外观为白色稀糊状，无气味。酸碱度为呈酸性，pH4.0~4.5。

三、阴道清洁度检查

1. 阴道分泌物清洁度的分度及判断标准

清洁度	杆菌	球菌	上皮细胞	白（脓）细胞（个/HPF）
I	+ + + +	−	+ + + +	0~5

续表

清洁度	杆菌	球菌	上皮细胞	白（脓）细胞（个/HPF）
Ⅱ	＋＋	－/少量	＋＋	5～15
Ⅲ	－/少量	＋＋	－/少量	15～30
Ⅳ	－	＋＋＋＋	－	＞30

2. 临床意义　阴道炎症和生育期女性卵巢性激素分泌功能的判断指标。

四、阴道分泌物病原微生物学检查

1. 常见病原体　细菌、真菌、病毒、寄生虫等。

2. 阴道杆菌和阴道加德纳菌数量　可作为细菌性阴道炎诊断的参考。

五、子宫颈（阴道）脱落细胞学检查

1. 子宫颈癌的筛查、早期诊断、疗效观察和预后判断。

2. 良性病变的诊断与鉴别诊断。

3. 了解卵巢功能，评估雌激素水平。

第七节　精液检测

1. 精液的产生和组成　精液由精子和精浆组成。精子由睾丸曲细精管内的精原细胞分化、发育组成。成熟的精子经附睾、输精管达到射精管，暂时储留在储精囊内。射精时有大量精囊液、前列腺液、尿道球腺液和尿道旁腺液混入，总称为精液。

2. 精液标本的采集 受检者应在 2~7 天以上未排精。将全部精液排于清洁、干燥容器内，不宜用避孕套。标本采集后应在 1 小时内送检，寒冷季节应注意保温。

3. 一般性状检查

指标	参考值	临床意义
精液量	1.5~6ml/次	<1.5 或 6ml 视为异常
颜色和透明度	灰白色或乳白色，半透明	久未射精者可略带黄色。血性精液见于生殖系统炎症、结核和肿瘤；脓性精液见于精囊炎和前列腺炎
凝固及液化	射精后立即凝固，液化时间 <60 分钟，但一般在 30 分钟内液化	凝固障碍见于精囊腺炎或输精管缺陷等；液化不完全见于前列腺炎
黏稠度	拉丝长度 <2cm，呈水样，形成不连续小滴	降低常见于先天性无精囊腺等；增高多与附属性腺功能异常有关
气味	粟花或石楠花的特殊气味	前列腺炎患者的精液有腥臭味
酸碱度 (pH)	7.2~8.0	小于 7.0 见于输精管阻塞、先天性精囊腺缺如等

4. 显微镜检查

指标	参考值	临床意义
精子活动率	射精 30~60 分钟内精子活动率为 80%~90%，至少 >60%；精子存活率 >58%（伊红染色）	精子活动率 <40%，且活动力低下，为男性不育症的主要原因之一
精子活动力	总活动力（PR + NP）≥40%，前向运动（PR）≥32%	
精子计数	精子浓度≥15×10^9/L；精子总数≥39×10^6/次	精子浓度降低和无精子症是男性不育的主要原因
精子凝集	无凝集	
精子形态	正常形态精子 >4%	精索静脉曲张，睾丸、附睾功能异常、生殖系统感染；应用某些化学药物，如卤素、乙二醇、重金属、雌激素等；放射线损伤等
细胞	未成熟生殖细胞 <1%	当睾丸曲细精管受到某些药物或其他因素影响或损害时，精液中可出现较多的未成熟生殖细胞
	白细胞 < 1×10^9/L 或 <5 个/HPF	当白细胞 >5 个/HPF 为异常，常见于前列腺炎、精囊腺炎或附睾炎等
	偶见红细胞	红细胞数量增多常见于睾丸肿瘤、前列腺癌等

第八节 前列腺液检测

1. 前列腺液标本采集 可用前列腺按摩法获得。

2. 前列腺液一般性状检查

指标	参考值	临床意义
量	数滴至2ml	减少常见于前列腺炎；多次按摩无排出提示分泌功能严重不足，常见于前列腺的炎性纤维化等；增多主要见于前列腺慢性充血、过度兴奋时
颜色与透明度	乳白色、不透明、稀薄、有光泽	黄色脓性或浑浊、黏稠：见于前列腺炎 血性：见于精囊腺炎、前列腺炎、前列腺结核、结石和肿瘤等，也可为按摩前列腺用力过重所致
酸碱度	弱酸性，pH6.3~6.5	70岁以上老年人前列腺液 pH 可略增高，混入较多精囊腺液时其 pH 亦可增高

3. 前列腺液显微镜检查

成分	参考值	临床意义
磷脂酰胆碱小体	大量	前列腺炎时减少或消失，且分布不均，并有成堆现象
红细胞（个/HPF）	<5	增多见于前列腺炎或肿瘤、结核、精囊腺炎、前列腺按摩过重
白细胞（个/HPF）	<10	增多且成堆出现见于前列腺炎、前列腺脓肿

续表

成分	参考值	临床意义
前列腺颗粒细胞（个/HPF）	<1	增多伴有大量白细胞见于前列腺炎，也可见于正常老年人
淀粉样小体	有	常随年龄增长而增加，无临床意义
精子	可有	按摩前列腺时因精囊腺受挤压而排出精子，无临床意义
滴虫	无	阳性见于滴虫性前列腺炎
结石	可见	主要为碳酸钙、磷酸钙－胆固醇、磷酸精胺结石，少量时无意义

小结速览

排泄物、分泌物及体液检验
- 尿液检测
  - 多尿：成人 24 小时尿量 > 2500ml
  - 少尿
    - 成人 24 小时尿量少于 400ml 或每小时少于 17ml
    - 学龄前儿童尿量少于 300ml/24h
    - 婴幼儿尿量少于 200m/24h
  - 无尿
    - 成人 24 小时尿量少于 100ml
    - 小儿少于 30 ~ 50ml
- 粪便隐血试验
  - 可作为消化道恶性肿瘤普查的一个筛查指标
  - 连续检查对早期发现结肠癌、胃癌等恶性肿瘤有重要的价值
- 脑脊液化学检查：包括蛋白质、葡萄糖、氯化物检查及酶学检查

第五章　常用肾脏功能实验室检测

● **重点**　远端小管及近端小管功能检测的参考值
○ **难点**　血清肌酐及肾小球滤过率测定的参考值及临床意义
★ **考点**　远端小管及近端小管功能检测的临床意义

1. 肾脏是人体重要的生命器官，其主要功能是生成尿液，以维持体内水、电解质、蛋白质和酸碱等代谢平衡，维持机体内环境稳定。同时也兼有内分泌功能，如产生肾素、红细胞生成素、活性维生素 D 等，以实现调节血压、钙磷代谢和红细胞生成的功能。

2. **肾病常用的实验室检测**

（1）尿液检测：用于早期筛选、长期随访；方法简便、价格低廉，也是判断肾脏疾病严重程度、预后的重要指标。

（2）肾功能检测：检测肾功能的重要检查包括肾小球滤过功能及肾小管重吸收、排泄和酸化等功能。肾功能检测是判断肾脏疾病严重程度和预测预后、确定疗效、调整某些药物剂量的重要依据，但尚无早期诊断价值。

第一节　肾小球功能检测

一、基本概念

肾小球的主要功能是滤过，评估滤过功能最重要的参数是肾小球滤过率（GFR）。

二、血清肌酐测定

1. 测定血 Cr 浓度可作为 GFR 受损的指标。肌酐正常值为全血 Cr 为 88.4 ~ 176.8μmol/L；血清或血浆 Cr，男性 53 ~ 106μmol/L，女性 44 ~ 97μmol/L。

2. 临床意义

（1）评价肾小球滤过功能。

（2）鉴别肾前性和肾实质性少尿。

三、内生肌酐清除率测定

1. 肾脏在单位时间内把若干毫升血液中的内在肌酐全部清除出去，称为 Ccr。

2. 内生肌酐清除率计算公式

（1）标准 24 小时留尿计算法：<u>患者低蛋白饮食 3 天，取第 4 日 24 小时尿测定。</u>

$$Ccr = 尿肌酐浓度 \times 每分钟尿量 / 血浆肌酐浓度$$

（2）由于每个人肾脏大小不同，排尿能力也有差异。故需进行校正，矫正清除率 = 实际清除率 × 1.73m² / 受试者的体表面积。

3. 参考值　成人为 80 ~ 120ml/min。

4. 临床意义　判断肾小球损害程度、评估肾功能及指导治疗。

四、血尿素氮测定

1. 原理　尿素主要经肾小球滤过随尿排出，正常情况 30% ~ 40% 由肾小管、集合管重吸收。肾小管有少量分泌。

2. 参考值　成人尿素氮 3.2 ~ 7.1mmol/L；婴儿、儿童 1.8 ~ 6.5mmol/L。

3. 临床意义 增高见于器质性肾功能损害、肾前性少尿及血尿素氮作为肾衰竭透析充分性指标。

五、肾小球滤过率测定

1. ^{99m}Tc – 二乙三胺五醋酸（^{99m}Tc – DTPA）几乎完全经肾小球滤过而清除，其最大清除率即为肾小球滤过率（GFR）。

2. 参考值 总 GFR（100 ± 20）ml/min。

3. 临床意义

（1）GFR 降低：见于急性和慢性肾衰竭、肾小球功能不全、肾动脉硬化、肾盂肾炎（晚期）、糖尿病（晚期）和高血压（晚期）、甲状腺功能减退症、肾上腺皮质功能不全、糖皮质激素缺乏。

（2）GFR 升高：见于肢端肥大症和巨人症、糖尿病肾病早期。

六、血 β_2 – 微球蛋白测定

1. 参考值 成人血清 $1 \sim 2mg/L$。

2. 临床意义 在评估肾小球滤过功能上，血 β_2 – 微球蛋白升高比血肌酐更灵敏。

七、血清胱抑素 C 测定

1. 参考值 成人血清 $0.6 \sim 2.5mg/L$。

2. 临床意义 同血肌酐、尿素氮及内生肌酐清除率。与血肌酐、尿素氮相比，在判断肾功能早期损伤方面，血清 cys C 水平更为灵敏。

第二节 肾小管功能检测

一、近端肾小管功能检测

项目	参考值	临床意义
尿 β_2 – 微球蛋白	成人尿 < 0.3mg/L，或尿肌酐校正 < 0.2mg/g 肌酐	反映近端肾小管重吸收功能受损
α_1 – 微球蛋白	成人尿 α_1 – MG < 15mg/24h，或 < 10mg/g 肌酐；血清游离 α_1 – MG 为 10 ~ 30mg/L	尿 α_1 – MG 升高，是反映各种原因包括肾移植后排斥反应所致早期近端肾小管功能损伤的特异、灵敏指标
视黄醇结合蛋白测定	血清 RBP 约为 45mg/L，尿液为 (0.11 ± 0.07) mg/L，男性高于女性，成人高于儿童	尿液 RBP 升高可见于早期近端肾小管损伤

二、远端肾小管功能检测

项目	参考值	临床意义
昼夜尿比密试验	成人尿 1000 ~ 2000ml/24h，其中夜尿量小于 750ml，昼尿量（晨 8 时至晚 8 时的 6 次尿量之和）和夜尿量比值一般为（3 ~ 4）：1；夜尿或昼尿中至少 1 次尿比密大于 1.018，昼尿中最高与最低尿比密差值大于 0.009	用于诊断各种疾病对远端肾小管稀释、浓缩功能的影响

续表

项目	参考值	临床意义
尿渗量 (尿渗透压) 测定	尿/血浆渗量比值为（3~4.5）：1	判断肾浓缩功能，鉴别肾前性、肾性少尿

第三节　血尿酸检测

1. 参考值　成人酶法血清（浆）尿酸浓度男性 150 ~ 416μmol/L，女性 89 ~ 357μmol/L。

2. 临床意义

（1）血尿酸浓度升高：见于肾小球滤过功能损伤；体内尿酸生成异常增多，常见于遗传性酶缺陷所致的原发性痛风，以及多种血液病、恶性肿瘤等因细胞大量破坏所致的继发性痛风。

（2）血尿酸浓度降低：见于各种原因致肾小管重吸收尿酸功能损害，尿中大量丢失以及肝功能严重损害尿酸生成减少。

第四节　肾小管性酸中毒的检测

项目	参考值	临床意义
氯化铵负荷 (酸负荷试 验)	成人短或长程法的 5 次尿液至少有 1 次 pH < 5.5	若 5 次尿样 pH 均大于 5.5，可诊断远端肾小 管性酸中毒，一般其尿 液 pH 都在 6 ~ 7 之间
碳酸氢根离 子重吸收排 泄试验（碱 负荷试验）	成人尿 HCO_3^- 部分排 泄率≤1%，即原尿 中 的 HCO_3^- 几乎 100% 被重吸收	尿 HCO_3^- 部分排泄率 > 15%，是主要影响近端 肾小管功能的 Ⅱ 型 RTA 的确诊标准

小结速览

常用肾脏功能实验室检测
├─ 肾病常用的实验室检测：尿液检测及肾功能检测
├─ 肾小球功能检测
│　├─ 血清肌酐测定、内生肌酐清除率测定
│　├─ 血尿素氮测定、肾小球滤过率测定
│　└─ 血 β_2 - 微球蛋白测定、血清胱抑素 C 测定
├─ 肾小管功能实验
│　├─ 近端肾小管功能检测
│　│　├─ 尿 β_2 - 微球蛋白、α_1 - 微球蛋白
│　│　└─ 视黄醇结合蛋白测定
│　└─ 远端小管功能检测
│　　　├─ 昼夜尿比密试验
│　　　└─ 尿渗量（尿渗透压）测定
└─ 血尿酸检测及肾小管酸中毒的检测

第六章　肝脏疾病常用实验室检测

● **重点**　血清总蛋白和清蛋白、球蛋白比值测定的临床意义
○ **难点**　血浆凝血因子测定的参考值及临床意义
★ **考点**　血清结合胆红素与非结合胆红素测定的临床意义

第一节　肝脏疾病常用的实验室检测项目

为了解肝脏功能状态设计的实验室检查方法，称为肝功能实验。

一、蛋白质代谢功能检查

1. 血清总蛋白和清蛋白、球蛋白比值测定

（1）原理：90%以上的血清总蛋白和全部的血清清蛋白是由肝脏合成，因此血清总蛋白和清蛋白测定是反映肝脏功能的重要指标。

（2）参考值：正常成人总蛋白 60 ~ 80g/L，清蛋白 40 ~ 55g/L，球蛋白 20 ~ 30g/L，A/G 为 (1.5 ~ 2.5)：1。

（3）临床意义

实验室结果	临床意义
血清总蛋白及清蛋白增高	主要由于血清水分减少，使单位容积总蛋白浓度增加，而全身总蛋白量并未增加，如急性失水、肾上腺皮质功能减退

续表

实验室结果	临床意义
血清总蛋白及清蛋白的减低	常见肝脏疾病，有亚急性重症肝炎、慢性肝炎、肝硬化、肝癌等；营养不良，蛋白丢失过多；消耗增加；血清水分增加
血清总蛋白及球蛋白增高	当血清总蛋白 >80g/L 或球蛋白 >35g/L，称高蛋白血症或高球蛋白血症。见于各种慢性肝病；M 蛋白血症，如多发性骨髓瘤、淋巴瘤等；自身免疫性疾病，如 SLE、风湿热等；慢性炎症与慢性感染，如 TB 病、疟疾等
血清球蛋白浓度降低	主要是因合成减少，见于生理性减少，多见于 3 岁的婴幼儿；免疫功能抑制；先天性低 γ 球蛋白血症
A/G 倒置	见于严重肝功能损伤及 M 蛋白血症等。如中度以上持续性肝炎、肝硬化、原发性肝癌、多发性骨髓瘤等

2. 血清 α_1 - 抗胰蛋白酶 (AAT)

(1) 参考值：0.9 ~ 2.0g/L。

(2) 临床意义：AAT 缺陷可引起胆汁淤积、肝硬化、肝细胞癌、肺气肿等。

3. 铜蓝蛋白 (Cp)

(1) 参考值：0.2 ~ 0.6g/L。

(2) 临床意义：主要作为 Wilson 病的辅助诊断指标。

4. 血清蛋白电泳

(1) 原理：在碱性环境中，血清清蛋白均带阴电荷，在电场中向阳极泳动，因各蛋白等电点和分子量各异，分子量小、阴电荷多者泳动快，分子量大、阴电荷少者泳动慢。电泳后从阳极开始，依次为清蛋白、α_1 球蛋白、α_2 球蛋白、β 球蛋白及

γ 球蛋白五个区带，此种检查法称血清蛋白电泳。

（2）参考值：醋酸纤维素膜法。

清蛋白	0.62～0.71（62%～71%）
α₁球蛋白	0.03～0.04（3%～4%）
α₂球蛋白	0.06～0.10（6%～10%）
β球蛋白	0.07～0.11（7%～11%）
γ球蛋白	0.09～0.18（9%～18%）

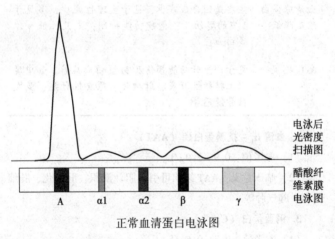

正常血清蛋白电泳图

（3）临床意义

肝脏疾病	肝硬化：有典型的蛋白电泳图形，γ球蛋白明显增加，γ和β球蛋白连成一片不易分开，同时清蛋白降低
M蛋白血症	骨髓瘤、原发性巨球蛋白血症等，清蛋白浓度降低，单克隆γ球蛋白明显升高

肾病综合征、糖尿病、肾病	肾病综合征：有特异的电泳图形，α球蛋白明显增加，β球蛋白轻度增高，清蛋白降低，γ球蛋白可能下降
其他	结缔组织病伴有多克隆γ球蛋白增高，先天性低丙种球蛋白血症γ球蛋白降低，蛋白丢失性肠病表现为清蛋白及γ球蛋白降低，α_2球蛋白则增高

5. 血清前清蛋白测定

参考值	临床意义
1 岁：100mg/L 1～3 岁：168～281mg/L 成人：280～360mg/L	降低：常见于营养不良、慢性感染、晚期恶性肿瘤以及肝胆系统疾病
	增高见于霍奇金淋巴瘤

6. 血浆凝血因子测定

项目	参考值	临床意义
凝血酶原时间测定（PT）	11～14 秒	PT 延长是肝硬化失代偿期的特征，也是诊断胆汁淤积及肝脏合成维生素 K 依赖因子Ⅱ、Ⅴ、Ⅶ、Ⅹ是否减少的重要实验室检查
活化部分凝血活酶时间（APTT）	30～42 秒	严重肝病时，因子Ⅸ、Ⅹ、Ⅺ、Ⅻ合成减少，致使 APTT 延长；维生素 K 缺乏时，因子Ⅸ、Ⅹ不能激活，APTT 亦可延长
凝血酶时间（TT）	16～18 秒	主要反映血浆纤维蛋白原含量减少或结构异常和 FDP 的存在

续表

项目	参考值	临床意义
肝促凝血酶原试验（HPT）		反映因子 Ⅱ、Ⅶ、Ⅹ 的综合活性
抗凝血Ⅲ（AT - Ⅲ）		严重肝病时由于肝脏合成 AT - Ⅲ 减少、消耗增多以及跨毛细血管流过率改变等原因致使血浆 AT - Ⅲ 活性明显降低，合并 DIC 时降低更显著

7. 血氨测定

参考值	临床意义
18 ~ 72μmol/L	生理性增高见于进食高蛋白饮食或运动后；病理性增高见于严重肝损害（如肝硬化、肝癌、重症肝炎等）、上消化道出血、尿毒症及肝外门静脉系统分流形成
	降低常见于低蛋白饮食、贫血

二、脂类代谢功能检查

项目	参考值	临床意义
血清胆固醇和胆固醇测定	总胆固醇：2.9 ~ 6.0mmol/L 胆固醇酯：2.34 ~ 3.38mmol/L 胆固醇酯:游离胆固醇 = 3:1	肝细胞损害；胆汁淤积；营养不良及甲状腺功能亢进症患者，血中总胆固醇减少
阻塞性脂蛋白C测定	正常血清中 LP - X 为阴性	梗阻性黄疸的诊断和肝内、外阻塞的鉴别诊断

三、胆红素代谢检查

临床上通过检测血清总胆红素、结合胆红素、非结合胆红素、尿内胆红素及尿胆原，诊断有无溶血及判断肝、胆系统在胆色素与代谢中的功能状态。

（一）血清总胆红素（STB）测定

1. 参考值

（1）新生儿

1）0~1 天：34~103μmol/L。

2）1~2 天：103~171μmol/L。

3）3~5 天：68~137μmol/L。

（2）成人：3.4~17.1μmol/L

2. 临床意义

（1）判断有无黄疸、黄疸程度及演变过程。

黄疸程度	总胆红素（μmol/L）
隐性黄疸或亚临床黄疸	>17.1，但<34.2
轻度黄疸	34.2~171
中度黄疸	171~342
高度黄疸	>342

（2）根据黄疸程度推断黄疸病因。

黄疸病因	总胆红素（μmol/L）
溶血性黄疸	<85.5
肝细胞性黄疸	17.1~171
不完全梗阻性黄疸	171~265
完全梗阻性黄疸	>342

（3）总胆红素、结合及非结合胆红素升高程度判断黄疸类型

若 STB 增高伴非结合胆红素明显升高提示为溶血性黄疸，总胆红素增高伴结合胆红素明显升高为胆汁淤积性黄疸，三者均增高为肝细胞性黄疸。

（二）血清结合胆红素与非结合胆红素测定

（1）原理：血清中不加溶解剂，当血清与重氮盐试剂混合后快速发生颜色改变，在 1 分钟时测得胆红素即为结合胆红素（CB）。总胆红素减去结合胆红素即为非结合胆红素（UCB）。

（2）临床意义：根据 CB 与 STB 比值，可协助鉴别黄疸类型。

CB/STB	黄疸类型
＜20%	溶血性黄疸
20%～50%	肝细胞性黄疸
＞50%	梗阻性黄疸

某些肝胆疾病的早期、肝炎的黄疸前期的黄疸型肝炎、失代偿肝硬化、肝癌等，30%～50% 患者表现为 CB 增加，而 STB 正常。

（三）尿胆原检查

（1）原理：在胆红素肠、肝循环过程中，仅有极少量尿胆原逸入血液循环，从肾脏排除。

（2）临床意义

①尿胆原增多：肝细胞受损；循环中红细胞破坏增加及红细胞前体细胞在骨髓内破坏增加，如溶血性贫血；出血时由于胆红素生成增加；其他，如肠梗阻、顽固性便秘时吸收增多。

②尿胆原减少和缺如：胆道梗阻、新生儿及长期服用抗生

素时，由于肠道细菌缺乏或受到药物抑制，使尿胆原生成减少。

（四）尿液胆红素检查

（1）原理：非结合胆红素由于不能透过肾小球屏障，因此不能在尿中出现，而结合胆红素为水溶性能够透过肾小球基底膜在尿中出现（肾阈 > 34mmol/L）。

（2）临床意义：尿胆红素试验阳性提示血中结合胆红素增加，见于：

①胆汁排泄受阻。

②肝细胞损害。

③鉴别黄疸：溶血性黄疸为阴性，上述两种为阳性。先天性黄疸中 Dubin – Johnson 和 Rotor 综合征为阳性。而 Gilbert 和 Crigler – Najjar 综合征则为阴性。

④碱中毒时胆红素分泌增加，可出现尿胆红素试验阳性。

四、胆汁酸代谢检查

1. 原理　胆汁酸在肝脏中由胆固醇合成、随胆汁分泌入肠道，经肠菌分解后小肠重吸收，经门静脉入肝，被肝细胞摄取，少量进入血液循环，因此胆汁酸测定能反映肝细胞合成、摄取及分泌功能，并与胆道排泄功能有关。

2. 临床意义　总胆汁酸增高见于：①肝细胞损害。②胆道阻塞。③门脉分流肠道中次级胆汁酸经分流的门脉系统直接进入体循环。④进食后可一过性增高，为一生理现象。

五、摄取、排泄功能检查

肝脏有两条输出通路，即除肝静脉与体循环联系外，还通过胆道系统与肠道相连接，位于肝细胞之间的毛细胆管，互相连接成网并与小叶间胆管相通，接受肝细胞分泌出来的胆汁。体内物质代谢的终末产物，由外界进入体内的药物、染料、毒物或从肠道吸收来的非营养物质，以及一些肝内代谢产物（如胆色素、胆汁酸盐、胆固醇）均经过肝细胞的摄取、代谢、转运，最后随胆汁的分泌而排入肠腔，并随粪便排出体外。当肝脏受损及肝血流量减少时，上述物质排泄功能更降低，因此外源性给予人工色素（染料）、药物来检测肝脏排泄功能是经常应用的肝功能检查方法之一。临床上常运用静脉注射靛氰绿（ICG）、利多卡因或磺溴酞钠来了解肝脏的摄取与排泄功能。

六、血清酶及同工酶检查

肝脏是人体含酶最丰富的器官，有些酶存在于肝细胞内，当肝脏损伤时，酶释放入血，使血清中这些酶活力增加，如丙氨酸氨基转移酶（ALT）、天门冬氨酸氨基转移酶（AST）、醛缩酶、乳酸脱氢酶（LDH）。有些酶是肝细胞合成，当肝病时，这些酶活性降低，如凝血酶。当胆道阻塞时，使血清中这些酶活性增加，如碱性磷酸酶（ALP）、γ-谷氨酰转肽酶（GGT）。有些酶与肝纤维组织增生有关，当肝纤维化时，血清中这些酶活性升高，如单胺氧化酶（MAO）、Ⅲ型前胶原肽（PⅢP）、透明质酸酶（HA）、脯氨酰羟化酶（PH）等。同工酶是指具有相同催化活性，但分子结构、理化性质及免疫学反应等都不相同的一组酶，因此又称同工异构酶。这些酶存在于人体的不同组织，或同一组织、同一细胞的不同细胞器中，因此，同工酶的测定增加对肝胆系统疾病的鉴别诊断能力。

1. 血清氨基转移酶（ALT、AST）

（1）原理：丙氨酸氨基转移酶在肝脏中活性最高，天门冬氨酸氨基转移酶在心肌中活性最高，肝脏中活性第二。

（2）参考值（ALT、AST）

①5~25卡门单位（终点法）。

②5~40U/L（速率法）。

③8～28 卡门单位（终点法。）

④8～40U/L（速率法）。

⑤DeRitis 比值（AST/ALT）：1.15。

（3）临床意义

①急性病毒性肝炎：ALT 与 AST 均显著升高，可达正常上限的 20～50 倍，甚至 100 倍，但 ALT 升高更明显。通常 ALT＞300U/L、AST＞200U/L，DeRitis 比值＜1，是诊断急性病毒性肝炎重要的检测手段。

②慢性病毒性肝炎：转氨酶轻度上升（100～200U）或正常，DeRitis 比值＜1，若 AST 升高较 ALT 显著，即 OeRitis 比值＞1，提示慢性肝炎进入活动期可能。

③酒精性肝病、药物性肝炎、脂肪肝、肝癌等非病毒性肝病：转氨酶轻度升高或正常，且 DeRitis 比值均＞1，其中肝癌时 DeRitis 比值≥3。

④肝硬化：转氨酶活性取决于肝细胞进行性坏死程度，DeRitis 比值≥2，终末期肝硬化转氨酶活性正常或降低。

⑤肝内、外胆汁淤积：转氨酶活性通常正常或轻度上升。

⑥急性心肌梗死后6～8 小时，AST 增高，18～24 小时达高峰，其值可达参考值上限的 4～10 倍，与心肌坏死范围和程度有关，4～5 天后恢复，若再次增高提示梗死范围扩大或新的梗死发生。

⑦其他疾病：如骨骼肌疾病（皮肌炎、进行性肌萎缩）、肺梗死、肾梗死、胰梗死、休克及传染性单核细胞增多症，转氨酶轻度升高（50～200U）。

2. 碱性磷酸酶（ALP）

（1）原理：ALP 在碱性环境中能水解磷酸酯产生磷酸。ALP 主要分布在肝脏、骨骼、肾、小肠及胎盘中，<u>血清中 ALP 以游离的形式存在</u>，极少量与脂蛋白、免疫球蛋白形成复合物，由于血清中大部分 ALP 来源于肝脏与骨骼，因此常作为肝脏疾病的检查指标之一，胆道疾病时可能由于 ALP 生成增加而排泄减少，引起血清中 ALP 升高。

（2）参考值：磷酸对硝基苯酚速率法（37℃），男性为 45~125U/L，女性为 20~49 岁，30~100U/L；50~79 岁，50~135U/L。

（3）临床意义

①肝胆系统疾病：各种肝内、外胆管阻塞性疾病，ALP 明显升高，与血清胆红素升高相平行，累及肝实质细胞的肝胆疾病（肝炎、肝硬化）ALP 轻度升高。

②黄疸的鉴别：胆汁淤积性黄疸，ALP 和血清胆红素升高，转氨酶轻度升高；肝细胞性黄疸，血清胆红素中度增加，转氨酶很高，ALP 正常或稍高；肝内局限性胆道阻塞（如肝癌、肝脓肿），ALP 明显增高，ALT 无明显增高，血清胆红素大多正常。

③骨骼疾病。

（4）不同疾病时 ALP 升高程度不同。

肝胆疾病	骨骼疾病	其他
阻塞性黄疸↑↑↑	纤维性骨炎↑↑↑	愈合性骨折↑
胆汁性肝硬化↑↑↑	骨肉瘤↑↑↑	生长中儿童↑
肝内胆汁淤积↑↑↑	佝偻病↑↑	妊娠后期↑
占位性病变（肉芽肿、脓肿、转移癌）↑↑	骨软化症↑↑	
传染性单核细胞增多症↑↑	骨转移癌↑↑	
病毒性肝炎↑	甲状旁腺功能亢进症↑↑	
酒精性肝硬化↑		

3. γ – 谷氨酰转移酶（GGT）

（1）原理：GGT 主要存在于细胞膜和微粒体上，参与谷胱甘肽的代谢，肾、肝和胰含量丰富，但血清中 GGT 主要来自肝胆系统。

（2）参考值：硝基苯酚速率法（37℃）男性为 11 ~ 50U/L，女性为 7 ~ 32U/L。

（3）临床意义

①胆道梗阻性疾病：原发性胆汁性肝硬化、硬化性胆管炎等所致的慢性胆汁淤积，肝癌时由于肝内阻塞，诱使肝细胞产生多量 GGT，同时癌细胞也合成 GGT，均可使 GGT 明显升高，可达参考值上限的 10 倍以上。此时 GGT、ALP、亮氨酸氨基肽酶（LAP）及血清胆红素呈平行增加。

②急、慢性病毒性肝炎及肝硬化：急性病毒性肝炎时，GGT 呈中等度升高；慢性病毒性肝炎、肝硬化的非活动期，酶活性正常，若 GGT 持续升高，提示病变活动或病情恶化。

③急、慢性酒精性肝炎及药物性肝炎：GGT 可呈明显或中度以上升高（300 ~ 1000U/L），ALT 和 AST 仅轻度增高，甚至正常。酗酒者当其戒酒后 GGT 可随之下降。

④其他：脂肪肝、胰腺炎、胰腺肿瘤、前列腺肿瘤等可轻度增加。

4. α – L – 岩藻糖苷酶

（1）原理：α – L – 岩藻糖苷酶为溶酶体酸性水解酶，存在于人体组织（肝、脑、肺、肾、胰、白细胞、纤维组织等）细胞溶酶体中，血清和尿液中含有一定量。其主要生理功能是参与含岩藻糖苷的糖蛋白、糖脂等生物活性大分子物质的分解代谢。该酶缺乏时，上述生物大分子中岩藻糖苷水解反应受阻，引起岩藻糖苷蓄积病。AFU 活性测定采用分光光度法。

（2）参考值：（27.1 ± 12.8）U/L。

（3）临床意义

①用于岩藻糖苷蓄积病的诊断：如遗传性岩藻糖酶缺乏症时 AFU 降低，出现岩藻糖苷蓄积，患儿多于 5~6 岁死亡。

②用于肝细胞癌与其他肝占位性病变的鉴别诊断：肝癌时 AFU 显著增高，其他肝占位性病变时 AFU 增高阳性率远低于肝癌；肝细胞癌手术切除后 AFU 降低，复发时又升高。

5. 单氨氧化酶测定（MAO）

（1）原理：单胺氧化酶为一种含铜的酶，分布在肝、肾、胰、心等器官，肝中 MAO 来源于线粒体，在有氧情况下，催化各种单胺的氧化脱氢反应，即：$R-CH-NH_2+H_2O+O_2\rightarrow RCHO+NH_3+H_2O_2$，可通过检测底物的减少量、氧的消耗量和 NH_3 的生成量来确定 MAO 的活性，血清 MAO 活性与体内结缔组织增生呈正相关，因此临床上常用 MAO 活性测定来观察肝脏纤维化程度。

（2）参考值范围：成人正常值为 0~3U/L（速率法，37℃）。

（3）临床意义

①肝脏病变，80% 的重症肝硬化及伴有肝硬化的肝癌 MAO 增高。但对早期肝硬化不敏感，急性肝炎多正常。中、重度慢性肝炎有 50% 血清 MAO 增高，表明有肝细胞坏死和纤维化形成。

②肝外疾病：慢性心衰、糖尿病、甲亢、系统性硬化等可升高。

七、其他检查

1. Ⅲ型前胶原氨基末端肽测定

（1）原理：慢性肝炎、肝硬化患者肝脏的结缔组织的生物合成增加，其主要成分是胶原。在胶原生成初期，首先生成前胶原，前胶原受到肽酶切割分离，成为Ⅲ型胶原和Ⅲ型前胶原氨基末端肽（PⅢP），部分进入血液中。PⅢP常被用做肝脏纤维化的检测指标，多以放射免疫法加以检测。

（2）参考值：41～163μg/L。

（3）临床意义

①肝炎：急性病毒性肝炎时，血清PⅢP增高，但在炎症消退后PⅢP恢复正常，若PⅢP持续升高提示转为慢性活动性肝炎。因此PⅢP检测还可鉴别慢性持续性肝炎与慢性活动性肝炎。在酒精性肝炎时，PⅢP也明显增高，并与PH活性相关，此酶与胶原合成所必需的羟脯氨酸合成有关。

②肝硬化：血清PⅢP含量能可靠地反映肝纤维化程度和活动性及肝脏的组织学改变，是诊断肝纤维化和早期肝硬化的良好指标。伴有肝硬化的原发性肝癌，血清PⅢP明显增高。但与原发性血色病患者的肝纤维化程度无相关性。

③用药监护及预后判断：血清PⅢP检测可用于免疫抑制剂（如甲氨蝶呤）治疗慢性活动性肝炎的疗效监测，并可作为慢性肝炎的预后指标。

2. Ⅳ型胶原（CIV）及其分解片段（7S片段和NCI片段）

（1）原理：CIV分布于肝窦内皮细胞下，是构成基膜的主要成分，由三股螺旋中心区、氨基末端7S片段和羧基末端球状NCI片段组成网状结构。血清7S、CIV、NCI主要从基膜降解而来，而不是由胶原合成而产生，故可作为反映胶原降解的指标。在肝纤维化过度增生时，CIV的含量增加伴随着CIV降解酶活性的增加，所以CIV的合成和降解都处于较高水平。CIV与层粘连蛋白有高度亲和性，过度沉积使肝窦毛细血管化，肝窦组织结构和肝血流改变，使肝细胞营养受限，从而加剧肝脏病变。现认为，在肝纤维化早期已有CIV的沉积。血清CIV及其产物的增加是肝纤维化早期的表现。

（2）参考值：RIA 法，血清 CIV NCI 片段为 $5.3 \pm 1.3 \mu g/ml$。

（3）临床意义：包括肝硬化早期判断、用药疗效及预后判断等。

3. 血清铜测定

（1）原理：铜主要分布在肝、肾、脑等组织，肝脏是含铜量最大器官。铜在小肠上部吸收到门静脉后与血浆蛋白结合转运至肝，随胆汁排出体外。95% 血清铜与 α 球蛋白结合为铜蓝蛋白，其余为游离铜或与清蛋白结合。血清铜测定以比色法最常用。

（2）参考值：成人 $11 \sim 22 \mu mol/L$。

（3）临床意义

异常	临床意义
增高	肝胆系统疾病，如肝内、外胆汁淤积，转移性肝癌、肝硬化等
	风湿性疾病，如系统性红斑狼疮、类风湿关节炎、风湿热、强直性脊柱炎等
	其他，如贫血、甲状腺功能亢进症、各种感染、心肌梗死、妊娠期等
降低	见于肝豆状核变性、肾病综合征、烧伤、营养不良等

此外血清铁/铜比值有助于黄疸鉴别，铁/铜比值 >1 时多为病毒性肝炎、肝细胞性黄疸，而铁/铜比值 <1 时多见于胆汁淤积性黄疸。

第二节　常见肝脏疾病的各种实验诊断指标变化特点

一、急性肝损伤

急性肝损伤主要包括各种急性病毒性肝炎、急性缺血性肝损伤及急性毒性肝损伤。

主要实验室检测变化特征是转氨酶的显著升高，AST >
200U/L，ALT >300U/L，通常超过正常参考范围上限 8 倍以上。

二、慢性肝损伤

在较长时间内（ >6 个月）肝细胞发生持续性损伤被称为
慢性肝损伤，主要包括慢性病毒性肝炎、自身免疫性肝炎、
Wilson 病、血色素沉着病、原发性胆汁性肝硬化、原发性硬化
性胆管炎等。

慢性肝损伤时，血清转氨酶活性轻度升高，通常在其正常
参考范围上限 4 倍以下，少数患者血清转氨酶活性可在正常参
考范围之内。

三、肝硬化

肝硬化时血清 ALT/AST 比值常 <1，纤维化程度越高，则
比值越低，则可能与肝损害后肝脏产生减少有关。

第三节　常见肝脏疾病检查项目
的合理选择与应用

1. 健康体检时，可选择 ALT、肝炎病毒标志物，血清蛋白
电泳及 A/G 比值测定。前两种发现病毒性肝炎，后两者可发现
慢性肝病。

2. 怀疑为无黄疸肝炎时，急性者可查 ALT、前清蛋白、胆
汁酸、尿内尿胆原及肝炎病毒标志物。慢性者可加查 AST、
ALT、GGT、血清蛋白总量、A/G 比值及血清蛋白电泳。

3. 对黄疸患者的诊断与鉴别诊断时，应查 STB、CB、尿胆
原与尿胆红素、ALP、GGT、LP - X、胆汁酸。疑为先天性非溶

血性黄疸时加查 ICGR。

4. 怀疑为原发性肝癌时，除查一般肝功能外，应加查 AFP、GGT 及其同工酶，ALP 及其同工酶和 LDH。

5. 怀疑肝脏纤维化或肝硬化时，ALT、AST、STB、A/G、蛋白电泳为筛选检查，此外还应查 MAO、pH 和 PⅢP。

6. 疗效判断及病情随访，急性肝炎可查 ALT、AST、前清蛋白、ICG、STB、CB、尿胆原及尿胆红素。慢性肝病可观察 ALT、AST、STB、CB、PT、血清总蛋白、A/G 比值及蛋白电泳等。必要时查 MAO、pH、PⅢP。原发性肝癌应随访 AFP、GGT、ALP 及其同工酶等。

小结速览

肝脏病常用实验室检测 {
　肝脏病常用的实验室检测项目 {
　　蛋白质代谢功能检查 {
　　　血清总蛋白和清蛋白、球蛋白比值测定
　　　血清 α_1 - 抗胰蛋白酶（AAT）
　　　铜蓝蛋白（Cp）及血清蛋白电泳
　　}
　　血清结合胆红素与非结合胆红素测定 {
　　　溶血性黄疸：CB/STB ＜20%
　　　肝细胞性黄疸：20% ~ 50%
　　　梗阻性黄疸：＞50%
　　}
　　常见肝脏疾病的各种实验诊断指标变化特点：急性肝损伤（转氨酶显著升高）、慢性肝损伤（转氨酶轻度升高）、肝硬化（ALT/AST＜1）
　}
}

第七章 临床常用生物化学检测

● **重点** 血钾离子的临床意义；肌酸激酶测定的临床意义；淀粉酶检测与甲状腺激素的检测；性激素及垂体激素的检测

○ **难点** 口服葡萄糖耐量试验的方法及参考值

★ **考点** 空腹血糖检测的临床意义；血清脂蛋白的检测；1型糖尿病及2型糖尿病的鉴别诊断

第一节 血糖及其代谢物的检测

一、空腹血糖检测

空腹血糖（FBG）是诊断糖代谢紊乱的最常用和最重要的指标。其中以空腹血浆血糖（FPG）测定最为简便和常用。

1. 参考值 成人空腹血浆（清）葡萄糖：3.9~6.1mmol/L。

2. 根据 FBG 水平将高血糖症分为 3 度 FBG7.0~8.4mmol/L 为轻度增高，FBG8.4~10.1mmol/L 为中度增高，FBG 大于 10.1mmol/L 为重度增高。当 FBG 超过 9mmol/L（肾糖阈）尿糖即可呈阳性。

3. 临床意义 血糖检测是目前诊断糖尿病的主要依据，也是判断糖尿病病情和控制程度的主要指标。

血糖异常		临床意义
增高	生理性	餐后 1~2 小时、高糖饮食、剧烈运动、情绪激动等
	病理性	①各型糖尿病。②内分泌疾病，如甲状腺功能亢进症、巨人症、肢端肥大症、皮质醇增多症、嗜铬细胞瘤和胰高血糖素瘤等。③应激性因素，如颅内压增高、颅脑损伤、中枢神经系统感染、心肌梗死、大面积烧伤、急性脑血管病等。④药物影响，如噻嗪类利尿剂、口服避孕药、泼尼松等。⑤肝脏和胰腺疾病，如严重的肝病、坏死性胰腺炎、胰腺癌等。⑥其他，如高热、呕吐、腹泻、脱水、麻醉和缺氧等
减低	生理性	饥饿、长期剧烈运动、妊娠期等
	病理性	①胰岛素过多，如胰岛素用量过大、口服降糖药、胰岛 B 细胞增生或肿瘤。②对抗胰岛素的激素分泌不足，如肾上腺皮质激素、生长激素缺乏。③肝糖原贮存缺乏，如急性重型肝炎、急性肝炎、肝癌、肝淤血等。④急性酒精中毒。⑤先天性糖原代谢酶缺乏。⑥消耗性疾病，如严重营养不良、恶病质等。⑦非降糖药物影响，如磺胺、水杨酸等。⑧特发性低血糖

二、口服葡萄糖耐量试验

1. 方法和原理 口服葡萄糖耐量试验（OGTT）是检测葡萄糖代谢功能的试验，主要用于诊断症状不明显或血糖升高不明显的可疑糖尿病。现采用 WHO 推荐的 75g 葡萄糖标准 OG-TT，分别检测 FPG 和口服葡萄糖后 0.5 小时、1 小时、2 小时、3 小时的血糖和尿糖。正常人口服一定量的葡萄糖后，暂时升高的血糖刺激胰岛素分泌增加，使血糖在短时间内降至空腹水平，此为耐糖现象。当糖代谢紊乱时，口服一定量的葡萄糖后血糖急剧升高，或升高不明显，但短时间内不能降至空腹水平（或原来水平），此为糖耐量异常或糖耐量降低。

2. OGTT 的适应证

（1）无糖尿病症状，随机血糖或 FPG 异常，以及有一过性或持续性糖尿者。

（2）无糖尿病症状，但有明显的糖尿病家族史。

（3）有糖尿病症状，但 FBG 未达到诊断标准者。

（4）妊娠期、甲状腺功能亢进症、肝脏疾病时出现糖尿者。

（5）分娩巨大胎儿或有巨大胎儿史的妇女。

（6）原因不明的肾脏疾病或视网膜病变。

3. 参考值

（1）FPG3.9～6.1mmol/L。

（2）口服葡萄糖后 0.5～1 小时，血糖达高峰（一般为 7.8～9.0mmol/L），峰值 <11.1mmol/L。

（3）2 小时血糖（2 小时 PG）<7.8mmol/L。

（4）3 小时血糖恢复至空腹水平。

（5）各检测时间点的尿糖均为阴性。

4. 临床意义 OGTT 可了解机体对葡萄糖代谢的调节能力，是糖尿病和低血糖症的重要诊断性试验。临床上主要用于诊断糖尿病、判断糖耐量异常（IGT）、鉴别尿糖和低血糖症，OGTT 还可用于胰岛素和 C - 肽释放试验。

临床用途	判断依据
诊断糖尿病	三条中一条即可诊断：①具有糖尿病症状，FPG ≥7.0mmol/L；②OGTT2 小时 PG ≥11.1mmol/L；③具有临床症状，随机血糖≥11.1mmol/L，且伴有尿糖阳性者；临床症状不典型者，需要另一日重复检测确诊
判断 IGT	FPG <7.0mmol/L，2 小时 PG 为 7.8～11.1mmol/L，且血糖到达高峰时间延长至 1 小时后，血糖恢复正常的时间延长至 2～3 小时以后，同时伴有尿糖阳性者为 IGT。IGT 常见于 2 型糖尿病、肢端肥大症、甲状腺功能亢进症、肥胖症及皮质醇增多症等
平坦型糖耐量曲线	FPG 降低，口服葡萄糖后血糖上升也不明显，2 小时 PG 仍处于低水平状态。常见于胰岛 B 细胞瘤、肾上腺皮质功能亢进症、腺垂体功能减退症。也可见于胃排空延迟、小肠吸收不良等
储存延迟型糖耐量曲线	口服葡萄糖后血糖急剧升高，提早出现峰值，且 >11.1mmol/L，而 2 小时 PG 又低于空腹水平。常见于胃切除或严重肝损伤
鉴别低血糖	①功能性低血糖：FPG 正常，口服葡萄糖后出现高峰时间及峰值均正常，但 2～3 小时后出现低血糖，见于特发性低血糖症。②肝源性低血糖：FPG 低于正常，口服葡萄糖后血糖高峰提前并高于正常，但 2 小时 PG 仍处于高水平，且尿糖阳性。常见于广泛性肝损伤、病毒性肝炎等

三、血清胰岛素检测和胰岛素释放试验

1. 方法和原理 糖尿病时，由于胰岛 B 细胞功能障碍和胰岛素生物学效应不足（胰岛素抵抗），而出现血糖增高和胰岛素降低的分离现象。在进行 OGTT 的同时，分别于空腹和口服

葡萄糖后 0.5 小时、1 小时、2 小时、3 小时检测血清胰岛素浓度的变化，称为胰岛素释放试验，借以了解胰岛 B 细胞基础功能状态和储备功能状态，间接了解血糖控制情况。

2. 参考值

（1）空腹胰岛素：10～20mU/L。

（2）释放试验：口服葡萄糖后胰岛素高峰在 0.5～1 小时，峰值为空腹胰岛素的 5～10 倍。2 小时胰岛素 <30mU/L，3 小时后达到空腹水平。

3. 临床意义 血清胰岛素检测和胰岛素释放试验主要用于糖尿病的分型诊断及低血糖的诊断与鉴别诊断。

疾病		实验室结果
糖尿病	1 型糖尿病	空腹胰岛素明显降低，口服葡萄糖后释放曲线低平，胰岛素与血糖比值也明显降低。
	2 型糖尿病	空腹胰岛素可正常、稍高或减低，口服葡萄糖后胰岛素呈延迟释放反应，其与血糖的比值也降低
胰岛 B 细胞瘤		胰岛 B 细胞瘤常出现高胰岛素血症，胰岛素呈高水平，但血糖降低，其比值常大于 0.4。

四、血清 C - 肽检测

1. 原理 C - 肽与外源性胰岛素无抗原交叉，且其生成量不受外源性胰岛素的影响，检测 C - 肽也不受胰岛素抗体的干扰。检测空腹 C - 肽水平、C - 肽释放试验可更好地评价胰岛 B 细胞分泌功能和储备功能。

2. 参考值

(1) 空腹 C - 肽：0.3 ~ 1.3nmol/L。

(2) C - 肽释放试验：口服葡萄糖后 0.5 ~ 1 小时出现高峰，其峰值为空腹 C - 肽的 5 ~ 6 倍。

3. 临床意义 常用于糖尿病的分型诊断和胰岛素用量的调整。

C - 肽水平增高	①胰岛 B 细胞瘤时空腹血清 C - 肽增高、C - 肽释放试验呈高水平曲线。②肝硬化时血清 C - 肽增高，且 C - 肽/胰岛素比值降低
C - 肽水平减低	①空腹血清 C - 肽降低，见于糖尿病。②C - 肽释放试验：口服葡萄糖后 1 小时血清 C - 肽水平降低，提示胰岛 B 细胞储备功能不足。释放曲线低平提示 1 型糖尿病；释放延迟或呈低水平见于 2 型糖尿病。③C - 肽水平不升高，而胰岛素增高，提示外源性高胰岛素血症，如胰岛素用量过多等

五、糖化血红蛋白检测

1. 原理 糖化血红蛋白（GHb）是在红细胞生存期间 HbA 与己糖（主要是葡萄糖）缓慢、连续的非酶促反应的产物。由于糖化过程非常缓慢，一旦生成不再解离，且不受血糖暂时性升高的影响。因此，糖化血红蛋白对高血糖，特别是血糖和尿糖波动较大时有特殊诊断价值。

2. 参考值 HbA1c 4% ~ 6%，HbA1 5% ~ 8%。

3. 临床意义

(1) 评价糖尿病控制程度：HbA、HbC 增高提示近 2 ~ 3 个月来糖尿病控制不良，HbA、HbC 愈高，血糖水平愈高，病情愈重。HbA、HbC 可作为糖尿病长期控制的良好观察指标。

(2) 筛检糖尿病。

（3）预测血管并发症。

（4）鉴别高血糖：糖尿病高血糖 HbA、HbC 水平增高，而应激性高血糖 HbA、HbC 则正常。

第二节 血清脂质和脂蛋白检测

一、血清脂质检测

1. 总胆固醇测定

（1）参考值

①合适水平：<5.20mmol/L。

②边缘水平：5.20~6.20mmol/L。

③升高：>6.20mmol/L。

（2）临床意义

①增高：见于甲状腺功能减退症、冠状动脉粥样硬化、高脂蛋白血症、糖尿病、肾病综合征、类脂质肾病、慢性肾炎肾病期、胆总管阻塞、长期高脂饮食、精神紧张或妊娠期。

②降低：见于严重的肝脏疾病、严重的贫血、甲状腺功能亢进症或营养不良。

2. 三酰甘油测定

（1）参考值

①合适水平：0.56~1.70mmol。

②边缘水平：1.70~2.30mmol/L。

③升高：>2.30mmol/L。

（2）临床表现

①增高：见于动脉粥样硬化性心脏病、原发性高脂血症、肥胖症、阻塞性黄疸、糖尿病、肾病综合征等。

②降低：见于甲状腺功能亢进症、肾上腺功能减退症及严

重肝衰竭。

二、血清脂蛋白检测

1. 乳糜微粒（CM）测定

（1）参考值：阴性。

（2）临床意义：血清 CM 极易受饮食中 TG 的影响，易出现乳糜样血液。如果血液中脂蛋白酶缺乏或活性减低，血清 CM 不能及时廓清，使血清浑浊。常见于 Ⅰ 型和 Ⅴ 型高脂蛋白血症。

2. 高密度脂蛋白测定　高密度脂蛋白（HDL）水平增高有利于外周组织清除 CHO，从而防止动脉粥样硬化的发生，故 HDL 被认为抗动脉粥样硬化因子。临床上一般检测 HDL 胆固醇（HDL－C）的含量来反映 HDL 水平。

（1）参考值

①1.03～2.07mmol/L，合适水平为 ＞1.04mmol/L，减低为 ≤1.0mmol/L。

②电泳法 30%～40%。

（2）临床意义

①HDL 增高：HDL 增高对防止动脉粥样硬化、预防冠心病的发生有重要作用。HDL 增高还可见于慢性肝炎、原发性胆汁性肝硬化等。

②HDL 减低：HDL 减低常见于动脉粥样硬化、急性感染、糖尿病、慢性肾衰竭、肾病综合征，以及应用雄激素、β－受体阻滞剂和孕酮等药物。

3. 低密度脂蛋白测定　低密度脂蛋白（LDL）是富含 CHO 的脂蛋白。LDL 是动脉粥样硬化的危险性因素之一，LDL 通过清道夫受体被吞噬细胞摄取，形成泡沫细胞并停留在血管壁内，导致大量 CHO 沉积，促使动脉壁形成动脉粥样硬化斑块，故

LDL 为致动脉粥样硬化的因子。临床上以 LDL 胆固醇（LDL-C）的含量来反映 LDL 水平。

（1）参考值

①合适水平：≤3.4mmol/L。

②边缘水平：3.4～4.1mmol/L。

③升高：>4.1mmol/L。

（2）临床意义

①LDL 增高：判断发生冠心病的危险性。LDL 水平增高与冠心病发病呈正相关。遗传性高脂蛋白血症、甲状腺功能减退症、肾病综合征、阻塞性黄疸、肥胖症以及应用雄激素、β 受体阻滞剂、糖皮质激素等 LDL 也增高。

②LDL 减低：LDL 减低常见于无 β-脂蛋白血症、甲状腺功能亢进症、吸收不良、肝硬化，以及低脂饮食和运动等。

4. 脂蛋白（a） 脂蛋白（a）［LP（a）］的结构与 LDL 相似，有促进动脉粥样硬化的作用。同时，LP（a）有抑制纤维蛋白水解作用，促进血栓形成。

（1）参考值：0～300mg/L。

（2）临床意义

①LP（a）水平高低主要由遗传因素决定，基本不受性别、饮食和环境的影响。

②LP（a）增高：LP（a）增高与动脉粥样硬化、冠心病、心肌梗死冠状动脉搭桥术后或经皮腔内冠状动脉成形术（PTCA）后再狭窄或卒中的发生有密切关系。LP（a）增高还可见于 1 型糖尿病、肾脏疾病、炎症、手术或创伤后以及血液透析后等。

③LP（a）减低：主要见于肝脏疾病。

三、血清载脂蛋白检测

项目	参考值		临床意义
载脂蛋白 A I	男：(1.42 ± 0.17) g/L 女：(1.45 ± 0.14) g/L	增高	冠心病发病风险降低
		降低	急性心肌梗死、2 型糖尿病、脑血管病变、肾病综合征、肝衰竭
载脂蛋白 B	男：(1.01 ± 0.21) g/L 女：(1.07 ± 0.23) g/L	增高	动脉粥样硬化、冠心病发病风险增高。家族性高胆固醇血症、胰岛素有抵抗的 2 型糖尿病、胆汁淤积、肾病综合征和妊娠时，也可升高
		降低	低 β – 脂蛋白血症、ApoB 缺乏症、肝硬化
载脂蛋白 A/B 比值	1.0 ~ 2.0		载脂蛋白 A/B 比值越高，发生动脉粥样硬化可能性越小

第三节　血清电解质检测

一、血清阳离子测定

（一）血钾测定

钾离子是维持细胞生理活动的主要阳离子，是保持机体正常渗透压及酸碱平衡，参与糖、蛋白质代谢，保持神经肌肉正常功能所必需的。血钾反映细胞外液钾离子的浓度变化。

1. 参考值　3.5 ~ 5.5mmol/L。低于 3.5mmol/L 为低钾血

症，高于 5.5mmol/L 为高钾血症。

2. 临床意义

血钾增高	摄入过多	高钾饮食、静脉输注钾盐、输入库存血液等
	排出减少	急性肾衰竭少尿期 肾上腺皮质功能减退症 长期使用潴钾利尿剂 远端肾小管上皮细胞泌钾障碍，如系统性红斑狼疮、肾移植术后、假性低醛固酮血症等
	细胞内钾外移	组织损伤和血细胞破坏，见于严重溶血、大面积烧伤、挤压综合征等 缺氧和酸中毒 药物作用 家族性高血钾性麻痹 血浆晶体渗透压增高，细胞内脱水，导致细胞内钾外移增多，如应用甘露醇、高渗葡萄糖盐水等静脉输液等
血钾减低	摄入不足	长期低钾饮食、禁食和厌食等 饥饿、营养不良、吸收障碍等
	丢失过多	频繁呕吐、长期腹泻、胃肠引流等 肾衰竭多尿期、肾小管性酸中毒、肾上腺皮质功能亢进症、醛固酮增多症等使钾随尿丢失过多 应用排钾利尿剂
	分布异常	细胞外钾内移，见于应用大量胰岛素、低钾性周期性瘫痪、碱中毒等。细胞外液稀释，如心功能不全、肾性水肿或大量输入无钾盐液体时，细胞外液被稀释导致血钾减低

（二）血钠测定

1. 参考值　135 ~ 145mmol/L。低于 135mmol/L 为低钠血

症，高于 145mmol/L 为高钠血症。

2. 临床意义

血钠增高	摄入过多	进食过量钠盐或输注大量高渗盐水、碳酸氢钠等
	水分摄入不足	水源断绝、进食困难、昏迷等
	水分丢失过多	大量出汗、烧伤、长期腹泻、呕吐、糖尿病性多尿、胃肠引流等
	内分泌病变	垂体肿瘤、脑外伤及脑血管意外时，ADH 分泌增加；肾上腺皮质功能亢进症、原发性或继发性醛固酮增多症
血钠减低	丢失过多	肾脏丢失 皮肤黏膜丢失 医源性丢失，如体腔穿刺丢失大量液体等 胃肠道丢失
	细胞外液稀释	水钠潴留，但水多于钠 慢性肾功能不全、肝硬化失代偿期、急性或慢性肾功能不全少尿期 抗利尿激素分泌过多 高血糖或使用甘露醇时，细胞内液外渗 精神性烦渴，饮大量水致血液稀释
	消耗性低钠	细胞内蛋白质分解消耗，细胞内液渗透压降低，细胞内液外渗，导致血钠减低。多见于肺结核、肿瘤、肝硬化等
	摄入不足	饥饿、营养不良、长期低钠饮食及不恰当的输液

（三）血钙测定

1. 参考值 血清总钙为2.25～2.58mmol/L，离子钙：1.10～1.34mmol/L。血清总钙低于2.25mmol/L为低钙血症。血清总钙高于2.58mmol/L为高钙血症。

2. 临床意义

血钙增高	摄入过多	静脉输入钙过多、饮用大量牛奶等
	溶骨作用增强	原发性甲状旁腺功能亢进症 伴有血清蛋白质增高的疾病，如多发性骨髓瘤、骨肉瘤等 急性骨萎缩骨折后和肢体麻痹 肿瘤，如分泌前列腺素 E_2 的肾癌、肺癌；分泌破骨细胞刺激因子的急性白血病、多发性骨髓瘤、Burkitt 淋巴瘤等
	钙吸收增加	大量应用维生素 D、溃疡病长期应用碱性药物治疗等
	肾功能损害	急性肾功能不全时，钙排出减少
血钙减低	摄入不足、吸收不良	长期低钙饮食、乳糜泻或小肠吸收不良综合征、阻塞性黄疸等，可因钙及维生素 D 吸收障碍，使血钙减低
	成骨作用增强	甲状旁腺功能减退症、恶性肿瘤骨转移等
	吸收减少	佝偻病、婴儿手足搐搦症、骨质软化症等
	肾脏疾病	急性和慢性肾功能不全、肾性佝偻病、肾病综合征、肾小管性酸中毒
	其他	急性坏死性胰腺炎可因血钙与 FFA 结合形成皂化物、妊娠后期及哺乳期需要钙量增加等

二、血清阴离子测定

（一）血氯测定

1. 参考值　95～105mmol/L。低于95mmol/L为低氯血症，高于105mmol/L为高氯血症。

2. 临床意义

血氯增高	摄入过多	静脉补充大量的生理盐水等
	排出减少	急性或慢性肾功能不全的少尿期、尿道或输尿管梗阻、心功能不全等
	脱水	频繁呕吐、反复腹泻、大量出汗等致水分丧失，血液浓缩，使血氯增高
	肾上腺皮质功能亢进	库欣综合征及长期应用糖皮质激素等，使肾小管对NaCl吸收增加
	呼吸性碱中毒	过度呼吸，使二氧化碳排出增多，碳酸氢根减少，血氯代偿性增高
	低蛋白血症	血浆蛋白质减少，血氯增加以补充血浆阴离子
血氯减低	摄入不足	饥饿、营养不良、低盐治疗
	丢失过多	严重呕吐、腹泻、胃肠引流等，丢失大量胃液、胰液和胆汁，致使氯的丢失大于钠和碳酸氢根的丢失 慢性肾功能不全、糖尿病以及应用噻嗪类利尿剂，使氯由尿液排出增多。慢性肾上腺皮质功能不全 呼吸性酸中毒

（二）血磷测定

1. 参考值　成人：0.97～1.61mmol/L，儿童：1.29～1.94mmol/L。血磷与血钙有一定的浓度关系，即正常人的钙、磷浓度（mg/dl）乘积为36～40。

2. 临床意义

血磷增高	内分泌疾病	原发性或继发性甲状旁腺功能减退症
	排出障碍	肾衰竭等所致的磷酸盐排出障碍
	维生素D过多	摄入过多的维生素D，可促进肠道吸收钙、磷，导致血清钙、磷均增高
	其他	肢端肥大症、多发性骨髓瘤、骨折愈合期、Addison病、急性重型肝炎等
血磷减低	摄入不足、吸收障碍	饥饿、恶病质、吸收不良、活性维生素D缺乏、长期应用含铝制剂等
	丢失过多	大量呕吐、腹泻、血液透析、肾小管性酸中毒、Fanconi综合征（肾小管重吸收磷障碍）、应用噻嗪类利尿剂等
	转入细胞内	静脉注射胰岛素或葡萄糖、过度换气综合征、碱中毒、急性心肌梗死等
	其他	酒精中毒、糖尿病酮症酸中毒、甲状旁腺功能亢进症、维生素D抵抗性佝偻病等

第四节　血清铁及其代谢产物检测

一、血清铁检测

1. 参考值

（1）男性：10.6～36.7μmol/L。

（2）女性：7.8～32.2μmol/L。

（3）儿童：9.0～22.0μmol/L。

2. 临床意义

血清铁增高	铁利用障碍	如铁粒幼细胞性贫血、再生障碍性贫血、铅中毒等
	释放增多	溶血性贫血、急性肝炎、慢性活动性肝炎等
	铁蛋白吸收增加	白血病、含铁血黄素沉着症、反复输血等
	摄入过多	铁剂治疗过量
血清铁减低	摄入不足	长期缺铁饮食以及机体需铁增加时，如生长发育期的婴幼儿、青少年，生育期、妊娠期及哺乳期的妇女等
	慢性失血	月经过多、消化性溃疡、恶性肿瘤、慢性炎症

二、血清转铁蛋白检测

转铁蛋白（Tf）是血浆一种能与 Fe^{3+} 结合的球蛋白，主要起转运铁的作用。Tf 主要在肝脏中合成。

1. 参考值 28.6~51.9μmol/L（2.5~4.3g/L）。

2. 临床意义

（1）Tf 增高：常见于妊娠期、应用口服避孕药、慢性失血及铁缺乏，特别是缺铁性贫血。

（2）Tf 减低：常见于铁粒幼细胞性贫血、再生障碍性贫血、遗传性转铁蛋白缺乏症、急性肝炎、慢性肝损伤等。

三、血清总铁结合力检测

正常情况下，血清铁仅能与 1/3 的 Tf 结合，2/3 的 Tf 未能与铁结合，未与铁结合的 Tf 称为未饱和铁结合力。每升血清中的 Tf 所能结合的最大铁量称为总铁结合力（TIBC），即为血清铁与未饱和结合力之和。

1. 参考值

（1）男性：50~77μmol/L。

（2）女性：54~77μmol/L。

2. 临床意义

TIBC 增高	Tf 合成增加	缺铁性贫血、红细胞增多症、妊娠后期
	Tf 释放增加	急性肝炎、亚急性重型肝炎等
TIBC 减低	Tf 合成减少	肝硬化、慢性肝损伤等
	Tf 丢失	肾病综合征
	铁缺乏	肝脏疾病、慢性炎症、消化性溃疡

四、血清转铁蛋白饱和度检测

血清转铁蛋白饱和度（TfS）简称铁饱和度，可以反映达到饱和铁结合力的 Tf 所结合的铁量，以血清铁占 TIBC 的百分率表示。

1. 参考值 33% ~55%。

2. 临床意义

（1）TfS 增高：常见于铁利用障碍，如再生障碍性贫血和铁粒幼细胞性贫血，以及血色病。

（2）TfS 减低：常见于缺铁或缺铁性贫血。

五、血清铁蛋白检测

铁蛋白（SF）是去铁蛋白和 Fe^{3+} 形成的复合物，铁蛋白的 Fe^{3+} 具有强大的结合铁和贮备铁的能力，以维持体内铁的供应和血红蛋白相对稳定性。SF 是铁的贮存形式。

1. 参考值

（1）男性：15 ~ 200μg/L。

（2）女性：12 ~ 150μg/L。

2. 临床意义

SF 增高	体内贮存铁增加	原发性血色病、继发性铁负荷过大
	铁蛋白合成增加	炎症、肿瘤、白血病、甲亢
	贫血	溶血性贫血、再生障碍性贫血、恶性贫血
	组织释放增加	肝坏死、慢性肝病
SF 减低	缺铁性贫血、大量失血、长期腹泻、营养不良	

第五节　心肌酶和心肌蛋白检测

一、心肌酶检测

（一）肌酸激酶测定

肌酸激酶（CK）也称为肌酸磷酸激酶（CPK），主要存在于胞质和线粒体中，以骨骼肌、心肌含量最多，其次是脑组织和平滑肌。肝脏、胰腺和红细胞中的 CK 含量极少。

1. 参考值 速率法：男性 50～310U/L，女性 40～200U/L。

2. 临床意义 CK 水平受性别、年龄、种族、生理状态的影响。男性 > 女性，黑人 > 白人，运动后 > 运动前。

CK 增高	AMI	3～8 小时即明显增高，其峰值在 10～36 小时，3～4 天恢复正常
	心肌炎和肌肉疾病	心肌炎和各种肌肉疾病，如多发性肌炎、横纹肌溶解症、进行性肌营养不良、重症肌无力时 CK 明显增高
	溶栓治疗	AMI 溶栓治疗后出现再灌注，导致 CK 活性增高，使峰值时间提前
	手术	心脏手术或非心脏手术后均可导致 CK 增高
CK 减低	长期卧床、甲状腺功能亢进症、激素治疗	

（二）肌酸激酶同工酶测定

1. CK 是由 2 个亚单位组成的二聚体，形成 3 个不同的亚型。

（1）CK－MM：主要存在于骨骼肌和心肌中。

（2）CK－MB：主要存在于心肌中。

（3）CK－BB：主要存在于脑、前列腺、肺、肠等组织中。

2. 正常人血清中以 CK－MM 为主，CK－MB 较少，CK－BB 含量极微。

3. 参考值

（1）CK－MM：94%～96%。

（2）CK－MB：<5%。

（3）CK－BB：极少或无。

4. 临床意义

（1）CK－MB 增高

①AMI：CK－MB 对 AMI 早期诊断的灵敏度、特异性都很高。CK－MB 一般在发病后 3～8 小时增高，9～30 小时达高峰，48～72 小时恢复正常水平。

②其他心肌损伤：心绞痛、心包炎、慢性心房颤动、安装起搏器等。

③肌肉疾病及手术。

（2）CK－MM 增高

①AMI：CK－MM 亚型对诊断早期 AMI 较为灵敏。CK－MM_3/CK－MM_1 一般为 0.15～0.35，其比值大于 0.5，即可诊断为 AMI。

②其他：骨骼肌疾病、重症肌无力、肌萎缩、进行性肌营养不良、多发性肌炎、手术、创伤、惊厥和癫痫发作等。

（3）CK－BB 增高

①神经系统疾病：脑梗死、急性颅脑损伤、脑出血、脑膜炎。

②肿瘤。

（三）乳酸脱氢酶测定

乳酸脱氢酶（LD）以心肌、骨骼肌和肾脏含量最丰富。LD 对诊断具有较高的灵敏度，但特异性较差。

1. 参考值　速率法：120～250U/L。

2. 临床意义　LD 增高见于以下情况。

（1）心脏疾病：AMI 时 LD 活性增高较 CK、CK－MB 增高出现晚（8～18 小时开始增高），24～72 小时达到峰值，持续 6～10 天。

（2）肝脏疾病：急性病毒性肝炎、肝硬化、阻塞性黄疸，以及心力衰竭和心包炎时的肝淤血、慢性活动性肝炎等。

（3）恶性肿瘤：恶性淋巴瘤、肺癌、结肠癌、乳腺癌、胃癌、宫颈癌等。

（4）其他：贫血、肺梗死、骨骼肌损伤、进行性肌营养不良、休克、肾脏病等。

二、心肌蛋白检测

心肌酶指标的特异性较差，对心肌缺血损伤诊断的灵敏度也不高。而心肌蛋白质，如肌红蛋白、心肌肌钙蛋白对心肌损伤的诊断和治疗监测较血清酶学更有价值。

（一）心肌肌钙蛋白 T 测定

1. 原理 心肌肌钙蛋白（cTn）是肌肉收缩的调节蛋白。心肌肌钙蛋白 T（cTnT）有快骨骼肌型、慢骨骼肌型和心肌型。当心肌细胞损伤时，cTnT 释放到血清中。检测 cTnT 浓度变化对诊断心肌缺血损伤的严重程度有重要价值。

2. 参考值

（1）0.02～0.13μg/L。

（2）>0.2μg/L 为临界值。

（3）>0.5μg/L 可以诊断 AMI。

3. 临床意义 心肌损伤后 cTn 升高时间早，且有诊断时间长。

（1）诊断 AMI：cTnT 是诊断 AMI 的确定性标志物。AMI 发病后 3～6 小时的 cTnT 即升高，10～24 小时达峰值，其峰值可为参考值的 30～40 倍，恢复正常需要 10～15 天。其诊断 AMI 的特异性明显优于 CK－MB 和 LD。对非 Q 波性、亚急性心肌梗死或 CK－MB 无法诊断的患者更有价值。

（2）判断微小心肌损伤：cTnT 可检测不稳定型心绞痛患者发生的微小心肌损伤。

（3）预测血液透析患者心血管事件：cTnT 增高提示预后不良或发生猝死的可能性增大。

（4）其他：cTnT 也可作为判断 AMI 后溶栓治疗是否出现冠状动脉再灌注，以及评价围手术期和经皮腔内冠状动脉成形术（PTCA）心肌受损程度的较好指标。钝性心肌外伤、心肌挫伤、甲状腺功能减退症患者心肌损伤、药物损伤、严重脓毒血症所致的左心衰时 cTnT 也可升高。

（二）心肌肌钙蛋白 I 测定

1. 原理　心肌肌钙蛋白 I（cTnI）可抑制肌动蛋白中 ATP 酶活性，使肌肉松弛，防止肌纤维收缩。cTnI 以复合物和游离的形式存在于心肌细胞质中，当心肌损伤时，cTnI 即可释放入血液中，血清 cTnI 变化可以反映心肌细胞损伤的程度。

2. 参考值

（1）<0.2μg/L。

（2）>1.5μg/L 为临界值。

3. 临床意义

（1）诊断 AMI：cTnI 对诊断 AMI 与 cTnT 无显著性差异。相对 cTnT 来说，cTnI 具有较低的初始灵敏度和较高的特异性。AMI 发病后 3～6 小时，cTnI 即升高，14～20 小时达到峰值，5～7 天恢复正常。

（2）判断微小心肌损伤：不稳定型心绞痛患者血清 cTnI 也可升高，提示心肌有小范围梗死。

（3）其他：急性心肌炎患者 cTnI 水平增高。

（三）肌红蛋白测定

1. 原理　肌红蛋白（Mb）是存在于骨骼肌和心肌中的含

氧结合蛋白，正常人血清 Mb 含量极少，当心肌或骨骼肌损伤时，血液中的 Mb 水平升高，对诊断 AMI 和骨骼肌损害有一定价值。

2. 参考值

（1）定性：阴性。

（2）定量：ELISA 法 50～85μg/L，RIA 法 6～85μg/L，>75μg/L 为临界值。

3. 临床意义

（1）诊断 AMI：AMI 发病后 0.5～2 小时即可升高，5～12 小时达到高峰，18～30 小时恢复正常，可作为早期诊断 AMI 的指标，明显优于 CK－MB 和 LD。

（2）判断 AMI 病情：发病后 18～30 小时 Mb 持续增高或反复波动，提示心肌梗死持续存在，或再次发生梗死以及梗死范围扩展等。

（3）其他：急性肌肉损伤、肌病、急性或慢性肾衰竭。

第六节 其他血清酶学检查

一、淀粉酶检测

1. 原理 淀粉酶主要来自胰腺和腮腺。来自胰腺的为淀粉酶同工酶 P（P－AMS），来自腮腺的为淀粉酶同工酶 S（S－AMY）。

2. 参考值

（1）血液 AMY：35～135U/L。

（2）24 小时尿液 AMY：<1000U/L。

3. 临床意义

增高	胰腺疾病	胰腺炎	急性胰腺炎是最常见的原因。血清 AMS 一般于发病 6~12 小时开始增高，12~72 小时达到峰值，3~5 天恢复正常。AMS 增高越明显，损伤越严重。慢性胰腺炎急性发作、胰腺囊肿、胰腺管阻塞也可增高
		胰腺癌	早期 AMS 增高
	非胰腺疾病	腮腺炎	主要为 S‐AMS 增高，S‐AMS/P‐AMS >3，可与急性胰腺炎相鉴别
		镇静剂	以 S‐AMS 增高为主
		酒精中毒	S‐AMS 或 P‐AMS 增高，也可两者同时增高
		肾功能不全	经肾脏排出的 AMS 减少所致
		消化性溃疡穿孔、上腹部手术后、机械性肠梗阻、胆管梗阻、急性胆囊炎，病变累及胰腺或富含 AMS 的肠液进入腹腔被吸收	
减低	慢性胰腺炎、胰腺癌	胰腺组织严重破坏，或肿瘤压迫时间过久，腺体组织纤维化导致胰腺分泌功能障碍	

三、脂肪酶检测

1. 脂肪酶（LPS）是一种能水解长链脂肪酸三酰酯的酶，主要由胰腺分泌，胃和小肠也能产生少量的 LPS。LPS 经肾小球滤过，并被肾小管全部回吸收，所以尿液中无 LPS。

2. 参考值

（1）比色法：<79U/L。

（2）滴度法：<1500U/L。

3. 临床意义

增高	胰腺疾病	急性胰腺炎发病后 4～8 小时 LPS 开始升高，24 小时达到峰值，可持续 10～15 天，可与 AMS 平行。LPS 特异性较 AMS 高。LPS 增高持续时间较长，在病程后期检测 LPS 可观察病情变化和判断预后
	非胰腺疾病	消化性溃疡穿孔、肠梗阻、急性胆囊炎等
减低		胰腺癌或胰腺结石所致的胰腺导管阻塞、胰腺囊性纤维化

四、胆碱酯酶检测

胆碱酯酶（ChE）分为乙酰胆碱酯酶（AChE）和假性胆碱酯酶（PChE）。ChE 活性增高主要见于肾脏疾病、肥胖、脂肪肝、甲状腺功能亢进症等。ChE 活性减低见于有机磷中毒、肝脏疾病等。

2. 参考值

（1）PChE：30000～80000U/L。

（2）AChE：80000～120000U/L。

3. 临床意义

增高	主要见于肾脏疾病、肥胖、脂肪肝、甲状腺功能亢进症等，也可见于精神分裂症、溶血性贫血、巨幼细胞贫血等
减低	见于有机磷中毒、肝脏疾病及其他

第七节 内分泌激素检测

一、甲状腺激素检测

（一）甲状腺素和游离甲状腺素测定

1. 原理 甲状腺素是含有四碘的甲状腺原氨酸，即 3，5，3'，5'-四碘甲状腺原氨酸（T_4）。T_4 以结合型甲状腺素和游离型甲状腺素（FT_4）的形式存在，T_4 与 FT_4 之和为总 T_4（TT_4）。生理情况下，99.5% 的 T_4 与血清甲状腺素结合球蛋白（TBG）结合，而 FT_4 含量极少。T_4 只有转变为 FT_4 后才能进入组织细胞发挥生理作用，FT_4 较 T_4 更有价值。

2. 参考值

（1）TT_4：65 ~ 155nmol/L。

（2）FT_4：10.3 ~ 25.7pmol/L。

3. 临床意义

TT_4	增高	甲状腺功能亢进症、先天性甲状腺素结合球蛋白增多症、原发性胆汁性肝硬化、甲状腺激素不敏感综合征、妊娠、口服避孕药或雌激素
	减低	甲状腺功能减退症、缺碘性甲状腺肿、慢性淋巴细胞性甲状腺炎、低甲状腺素结合球蛋白血症、糖尿病酮症酸中毒、恶性肿瘤、心力衰竭
FT_4	增高	诊断甲亢的灵敏度优于 TT_4。还可见于甲亢危象、甲状腺激素不敏感综合征、多结节性甲状腺肿等
	减低	甲减，应用抗甲状腺药物、糖皮质激素、苯妥英钠、多巴胺等，也可见于肾病综合征等

（二）三碘甲状腺原氨酸和游离三碘甲状腺原氨酸测定

1. 原理　T_4 在肝脏和肾脏中经过脱碘后转变为 3，5，3′ - 三碘甲状腺原氨酸（T_3），T_3 的含量是 T_4 的 1/10，但活性为 T_4 的 3～4 倍。与 FBG 结合的结合型 T_3 和游离型 T_3（FT_3）之和为总 T_3（TT_3）。

2. 参考值

（1）TT_3：1.6～3.0nmol/L。

（2）FT_3：6.0～11.4pmol/L。

3. 临床意义

TT_3	增高	①诊断甲亢最灵敏的指标。②也可作为甲亢复发的判断。③TT_3 是诊断 T_3 型甲亢的特异性指标。T_3 增高而 T_4 不增高是 T_3 型甲亢的特点，见于功能亢进型甲状腺腺瘤、多发性甲状腺结节性肿大
	减低	T_3 不是诊断甲减的灵敏指标
FT_3	增高	诊断甲亢非常灵敏。FT_3 增高还可见于甲亢危象、甲状腺激素不敏感综合征
	减低	见于低 T_3 综合征、慢性淋巴细胞性甲状腺炎晚期、应用糖皮质激素等

（三）反三碘甲状腺原氨酸测定

1. 原理　反三碘甲状腺原氨酸（rT_3）是 T_4 在外周组织脱碘而生成。生理情况下，rT_3 含量极少，其活性仅为 T_4 的10%。

2. 参考值　0.2～0.8nmol/L。

3. 临床意义

增高	甲亢	rT$_3$增高诊断甲亢的符合率为 100%
	非甲状腺疾病	AMI、肝硬化、尿毒症、糖尿病、脑血管病、心力衰竭等
	药物影响	普萘洛尔、地塞米松、丙硫嘧啶
	其他	老年人、TBG 增高者
减低	甲减	明显减低，对轻型或亚临床型甲减诊断的准确性优于 T$_3$、T$_4$
	药物影响	应用抗甲状腺药物治疗，当 rT$_3$、T$_4$低于参考值时，提示用药过量

（四）甲状腺素结合球蛋白测定

1. 原理 TBG 可特异性地与 T$_3$、T$_4$结合，每分子 TBG 可与 1 分子 T$_3$ 或 T$_4$结合，但 TBG 与 T$_4$ 的结合力是 T$_3$的 10 倍。

2. 参考值 15 ~ 34mg/L。

3. 临床意义

增高	甲减	甲减时 TBG 增高，但随着病情的好转，TBG 也随着恢复正常
	肝脏疾病	肝硬化、病毒性肝炎等 TBG 显著增高
	其他	Graves 病、甲状腺癌、风湿病、先天性 TBG 增多症、雌激素、避孕药
减低		甲亢、遗传性 TBG 减少症、肢端肥大症、肾病综合征、恶性肿瘤、严重感染、大量应用糖皮质激素和雄激素

（五）三碘甲状腺原氨酸摄取试验

1. 参考值 25%～35%。

2. 临床意义 增高见于甲亢以及非甲状腺疾病引起的 TBG 减低等。减低见于甲减，以及 TBG 增高引起的 T_3、T_4 增高等。

二、甲状旁腺素与调节钙、磷代谢激素检测

（一）甲状旁腺素测定

1. 原理 甲状旁腺素（PTH）由甲状旁腺主细胞分泌，其主要靶器官有肾脏、骨骼和肠道。PTH 的主要生理作用是拮抗降钙素、动员骨钙释放、加快磷酸盐的排泄和维生素 D 的活化等。

2. 参考值

（1）免疫化学发光法：1～10pmol/L。

（2）RIA：氨基酸活性端 230～630ng/L。

（3）氨基酸无活性端 430～1860ng/L。

3. 临床意义

（1）PTH 增高：诊断甲状旁腺功能亢进症的主要依据。若 PTH 增高，同时伴有高血钙和低血磷，则为原发性甲状旁腺功能亢进症，多见于维生素 D 缺乏、肾衰竭、吸收不良综合征等。PTH 增高也可见于肺癌、肾癌所致的异源甲状旁腺功能亢进症等。

（2）PTH 减低：主要见于甲状腺或甲状旁腺手术后、特发性甲状旁腺功能减退症等。

（二）降钙素测定

1. 原理 降钙素（CT）由甲状腺 C 细胞分泌，主要作用是降低血钙和血磷，其主要靶器官是骨骼、肾脏。当血钙浓度增高时，CT 的分泌也增高。CT 与 PTH 对血钙的调节作用相反。

2. 参考值 <100ng/L。

3. 临床意义

（1）CT 增高：诊断甲状腺髓样癌的标志有重要价值。也可见于燕麦细胞型肺癌、结肠癌、乳癌、胰腺癌、前列腺癌、严重骨病和肾脏疾病等。

（2）CT 减低：见于甲状腺切除术后、重度甲状腺功能亢进症等。

三、肾上腺皮质激素检测

（一）尿 17 – 羟皮质类固醇测定

1. 原理 尿 17 – 羟皮质类固醇是肾上腺糖皮质激素及其代谢产物，反映肾上腺皮质功能。

2. 参考值
（1）男性：13.8 ~ 41.4μmol/24h。
（2）女性：11.0 ~ 27.6μmol/24h。

3. 临床意义

（1）增高：常见于肾上腺皮质功能亢进症，如库欣综合征、异源 ACTH 综合征、原发性色素性结节性肾上腺病以及原发性肾上腺皮质肿瘤等。甲亢、肥胖症、女性男性化、腺垂体功能亢进等尿中含量也增高。

（2）减低：常见于原发性肾上腺皮质功能减退症如 Addison 病、腺垂体功能减退症等、甲状腺功能减退症、肝硬化等。

（二）尿 17 – 酮皮质类固醇测定

1. 原理 17 – 酮皮质类固醇是肾上腺糖皮质激素和盐皮质激素的代谢产物。女性、儿童尿中含量高低反映了肾上腺皮质内分泌功能，而男性尿中含量则反映了肾上腺和睾丸的功能状态。

2. 参考值

（1）男性：34.7 ~ 69.4μmol/24h。

（2）女性：17.5~52.5μmol/24h。

3. 临床意义

（1）增高：多见于肾上腺皮质功能亢进症、睾丸癌、腺垂体功能亢进症、女性多毛症等。若明显增高，多提示肾上腺皮质肿瘤及异源 ACTH 综合征等。

（2）减低：多见于肾上腺皮质功能减退症、腺垂体功能减退症、睾丸功能低下等。

（三）血清皮质醇和尿液游离皮质醇测定

1. 原理 皮质醇主要是由肾上腺皮质束状带及网状带细胞所分泌。由于皮质醇的分泌有昼夜节律性变化，一般检测上午8时和午夜2时的血清皮质醇浓度表示其峰浓度和谷浓度。24小时尿液游离皮质醇不受昼夜节律性影响，更能反映肾上腺皮质分泌功能。

2. 参考值

（1）血清皮质醇：上午8时，140~630nmol/L；午夜2时，55~165nmol/L；昼夜皮质醇浓度比值 >2。

（2）尿液游离皮质醇：30~276nmol/24h。

3. 临床意义

（1）增高：常见于肾上腺皮质功能亢进症、双侧肾上腺皮质增生或肿瘤、异源 ACTH 综合征等。24 小时 UFC 处于边缘增高水平，应进行低剂量地塞米松抑制试验。

（2）减低：肾上腺皮质功能减退症、腺垂体功能减退症。

（四）血浆和尿液醛固酮测定

1. 原理 醛固酮（ALD）由肾上腺皮质球状带细胞分泌，作用于肾脏远曲小管，具有保钠排钾、调节水电解质平衡的作用，ALD 浓度有昼夜变化规律，并受体位、饮食及肾素水平的影响。

2. 临床意义

（1）增高：常见于由于肾上腺皮质肿瘤或增生引起的原发性醛固酮增多症，也可见于由于有效血容量减低、肾血流量减少所致的继发性醛固酮增多症，如心力衰竭、肾病综合征、肝硬化腹水、高血压及长期低钠饮食等。

（2）减低：见于肾上腺皮质功能减退症、垂体功能减退症、高钠饮食、妊娠期高血压疾病、原发性单一性醛固酮减少症等。

四、肾上腺髓质激素检测

（一）尿液儿茶酚胺测定

1. 原理　儿茶酚胺（CA）是肾上腺嗜铬细胞分泌的肾上腺素、去甲肾上腺素和多巴胺。测定 24 小时尿液 CA 含量可以反映肾上腺髓质功能，判断交感神经的兴奋性。

2. 参考值　71.0～229.5nmol/24h。

3. 临床意义

（1）增高：主要见于嗜铬细胞瘤，其增高程度可达正常人的 2～20 倍，但发作期间 CA 多正常。神经母细胞瘤和交感神经细胞瘤、肾上腺髓质增生等也可增高。

（2）减低：见于 Addison 病。

（二）尿液香草扁桃酸测定

1. 原理　香草扁桃酸（VMA）是儿茶酚胺的代谢产物。测定尿液 VMA 可了解肾上腺髓质的分泌功能。

2. 参考值　5～45μmol/24h。

3. 临床意义　VMA 主要用于观察肾上腺髓质和交感神经功能。VMA 增高主要见于嗜铬细胞瘤的发作期、神经母细胞瘤和交感神经细胞瘤及肾上腺髓质增生。

五、性腺激素检测

（一）血浆睾酮测定

1. 原理　睾酮是男性最重要的雄激素，主要作用是促进精子发育与成熟、刺激男性性征发育、促进蛋白质合成与生长发育等。

2. 参考值

（1）男性青春期（后期）为 100 ~ 200ng/L。成人为 300 ~ 1000μg/L。女性青春期（后期）为 100 ~ 200ng/L。成人为 200 ~ 800 ng/L。绝经后为 80 ~ 350ng/L。

3. 临床意义

（1）增高：见于睾丸间质细胞瘤、男性性早熟、先天性肾上腺皮质增生症、肾上腺皮质功能亢进症、多囊卵巢综合征等。也可见于女性肥胖症、中晚期妊娠及应用雄激素等。

（2）减低：睾酮减低主要见于 Klinefelter 综合征（原发性小睾丸症）、睾丸不发育症、Kallmann 综合征（嗅神经 – 性发育不全综合征）、男性 Turner 综合征等。也可见于睾丸炎症、肿瘤、外伤、放射性损伤等。

（二）血浆雌二醇测定

1. 原理　雌二醇是雌激素的主要成分，其生理功能是促进女性生殖器官的发育和副性征的出现，并维持正常状态。

2. 参考值

（1）男性青春前为 7.3 ~ 36.7pmol/L。成人为 50 ~ 200pmol/L。

（2）女性青春前为 7.3 ~ 28.7pmol/L。卵泡期为 94 ~ 433pmol/L。黄体期为 499 ~ 1580pmol/L。排卵期为 704 ~ 2200pmol/L。绝经期为 40 ~ 100pmol/L。

3. 临床意义

（1）增高：见于女性性早熟、男性女性化、卵巢肿瘤以及性腺母细胞瘤、垂体瘤、肝硬化、妊娠期。

（2）减低：常见于各种原因所致的原发性性腺功能减退和由下丘脑和垂体病变所致的继发性性腺功能减退等。卵巢切除、青春期延迟、原发性或继发性闭经、绝经、口服避孕药也可减低。

（三）血浆孕酮测定

1. 原理 孕酮由黄体和卵巢所分泌，生理作用是使经雌激素作用的、已处于增生期的子宫内膜继续发育增生、增厚肥大、松软和分泌黏液，为受精卵着床做准备。

2. 参考值

（1）卵泡期（早）：(0.7 ± 0.1) μg/L。

（2）卵泡期（晚）：(0.4 ± 0.1) μg/L。

（3）排卵期：(1.6 ± 0.2) μg/L。

（4）黄体期（早）：(11.6 ± 1.5) μg/L。

（5）黄体期（晚）：(5.7 ± 1.1) μg/L。

3. 临床意义

（1）增高：见于葡萄胎、妊娠期高血压疾病、卵巢肿瘤、多胎妊娠、先天性肾上腺皮质增生等。

（2）减低：常见于黄体功能不全、多囊卵巢综合征、胎儿发育迟缓、死胎、原发性或继发性闭经、无排卵型子宫功能性出血等。

六、垂体激素检测

（一）促甲状腺激素测定

1. 原理 促甲状腺激素（TSH）刺激甲状腺细胞的发育、

合成与分泌甲状腺激素。

2. 参考值　2~10mU/L。

3. 临床意义　TSH 是诊断原发性和继发性甲状腺功能减退症的最重要指标。

（1）增高：见于原发性甲减、异源 TSH 分泌综合征、垂体 TSH 不恰当分泌综合征、单纯性甲状腺肿、腺垂体功能亢进症、甲状腺炎等，应用多巴胺拮抗剂、含碘药物等也可使 TSH 增高。检测 TSH 水平可以作为甲减患者应用甲状腺素替代治疗的疗效观察指标。

（2）TSH 减低：常见于甲亢、继发性甲减（TRH 分泌不足）、腺垂体功能减退症、过量应用糖皮质激素和抗甲状腺药物。

（二）促肾上腺皮质激素测定

1. 原理　促肾上腺皮质激素（ACTH）刺激肾上腺皮质增生、合成与分泌肾上腺皮质激素，ACTH 受促肾上腺皮质激素释放激素（CRH）的调节，具有昼夜节律性变化，上午 6~8 时为分泌高峰，午夜 22~24 时为分泌低谷。

2. 参考值

（1）上午 8 时：25~100ng/L。

（2）下午 6 时：10~80ng/L。

3. 临床意义

（1）增高：常见于原发性肾上腺皮质功能减退症、先天性肾上腺皮质增生、异源 ACTH 综合征、异源 CRH 肿瘤等。

（2）减低：常见于腺垂体功能减退症、原发性肾上腺皮质功能亢进症等。

（三）生长激素测定

1. 原理　生长激素（GH）受下丘脑的生长激素释放激素（GHRH）和生长激素释放抑制激素 ［（GHIH）；又称为生长抑

素（SS）] 的控制。~~GH 分泌具有脉冲式节律，每 1~4 小时出现 1 次脉冲峰，睡眠后 GH 分泌增高，约在熟睡 1 小时后达高峰。宜在午夜采血测定 GH。~~

2. 参考值

（1）儿童：<20μg/L。

（2）男性：<2μg/L。

（3）女性：<10μg/L。

3. 临床意义

（1）增高：常见于垂体肿瘤所致的巨人症或肢端肥大症，也可见于异源 GHRH 或 GH 综合征。

（2）减低：主要见于垂体性侏儒症、垂体功能减退症、遗传性 GH 缺乏症、继发性 GH 缺乏症等。

（四）抗利尿激素测定

1. 原理 ~~抗利尿激素（ADH）或称为血管升压素（VP）促进肾远曲小管和集合管对水的重吸收，即具有抗利尿作用，从而调节有效血容量、渗透压及血压。~~

2. 参考值 1.4~5.6pmol/L。

3. 临床意义

（1）增高：腺垂体功能减退症、肾性尿崩症、脱水、产生异源 ADH 的肺癌或其他肿瘤等。

（2）减低：中枢性尿崩症、肾病综合征、输入大量等渗溶液、体液容量增加等。

第八节　治疗性药物监测

1. 监测药物的血液浓度变化具有重要意义，其主要目的如下。

（1）验证药物是否达到有效的治疗浓度，这对要求即刻产生疗效的药物尤为重要。

（2）寻找应用标准药物剂量而未达到预期治疗效果的原因。

（3）调整因生理、病理因素影响的药物剂量及给药方案，以增强疗效和避免中毒。

（4）诊断药物过量中毒和观察处理效果。

2. 治疗性药物监测的结果分析

（1）掌握必要的临床资料。

（2）影响 TDM 结果的因素：包括用药因素及药物代谢因素、生理因素、遗传因素、检测方法因素及标本采集因素。

小结速览

临床常用生物化学检测
- 血糖及其代谢产物的检测
  - 空腹血糖的检测
    - 增高：病理性见于各型糖尿病及应激性因素等
    - 减低：病理性见于胰岛素过多及特发性低血糖等
  - 口服葡萄糖耐量试验
    - 可了解机体对葡萄糖代谢的调节能力
    - 是糖尿病和低血糖症的重要诊断性试验
- 血清脂蛋白的检测：乳糜微粒测定、高密度脂蛋白测定、低密度脂蛋白测定、脂蛋白（a）
- 血钾测定
  - 血钾增高—病因：排出减少、细胞内钾外移
  - 血钾减低—病因：摄入不足、丢失过多、分布异常
- 心肌酶检测：肌酸激酶测定、肌酸激酶同工酶测定、乳酸脱氢酶测定
- 心肌蛋白检测及甲状腺激素检测

第八章 临床常用免疫学检测

- ● **重点** 补体 C3 的参考值及临床意义；T 细胞分化抗原测定的临床意义；甲胎蛋白测定的临床意义。
- ○ **难点** 免疫球蛋白的分类及其分类的参考值及临床意义；蛋白质肿瘤标志物的检测；抗核抗体的测定。
- ★ **考点** 抗核抗体的荧光核型；肥达反应的定义；移植的类型及排斥反应的分类。

第一节 体液免疫检测

一、免疫球蛋白

（一）免疫球蛋白 G

1. 免疫球蛋白 G （IgG）为人体含量最多和最主要的 Ig。它对病毒、细菌和寄生虫等都有抗体活性，能够通过胎盘。

2. 参考值 7.0 ~ 16.6g/L。

3. 临床意义

（1）IgG 增高：是再次免疫应答的标志。

（2）IgG 降低：见于各种先天性和获得性体液免疫缺陷病、联合免疫缺陷病、重链病、轻链病、肾病综合征、病毒感染及服用免疫抑制剂的患者。

（二）免疫球蛋白 A

1. 免疫球蛋白 A （IgA）分为血清型 IgA 与分泌型 IgA （SI-

gA）两种。

2. 参考值　血清 IgA 为 0.7 ~ 3.5g/L；SIgA：唾液平均为 0.3g/L。

3. 临床意义

（1）IgA 增高：IgA 型分泌型多发性骨髓瘤、SLE、类风湿关节炎、肝硬化、湿疹和肾脏疾病等。

（2）IgA 降低：反复呼吸道感染、重链病、轻链病、原发和继发性免疫缺陷病和自身免疫性疾病等。

（三）免疫球蛋白 M

1. 免疫球蛋白 M（IgM）　是分子量最大的 Ig。

2. 参考值　0.5 ~ 2.6g/L。

3. 临床意义

（1）IgM 增高：初期病毒性肝炎、肝硬化、类风湿关节炎、SLE 等。原发性巨球蛋白血症 IgM 呈单克隆性明显增高。

（2）IgM 降低：IgG 型重链病、IgA 型分泌型多发性骨髓瘤、先天性免疫缺陷症、免疫抑制疗法后、淋巴系统肿瘤和肾病综合征等。

（四）免疫球蛋白 E

1. 免疫球蛋白 E（IgE）　为血清中最少的 Ig，与变态反应、寄生虫感染及皮肤过敏等有关。

2. 参考值　0.1 ~ 0.9mg/L。

3. 临床意义

（1）IgE 增高：IgE 型分泌型多发性骨髓瘤、重链病、类风湿关节炎，以及各种过敏性疾病等。

（2）IgE 降低：先天性或获得性丙种球蛋白缺乏症、恶性肿瘤、长期用免疫抑制剂等。

（五）M 蛋白

1. 一种单克隆 B 细胞增生产生的具有相同结构和电泳迁移

率的免疫球蛋白分子及其分子片段。

2. 参考值 阴性（蛋白电泳法、免疫比浊法或免疫电泳法）。

3. 临床意义 检测到 M 蛋白提示单克隆免疫球蛋白增殖病。见于多发性骨髓瘤、巨球蛋白血症、重链病、轻链病、半分子病等。

二、补体系统

（一）总补体溶血活性检测

1. 检测的是补体经典途径的溶血活性，主要反映经典途径补体的综合水平。补体最主要的活性是溶细胞作用，溶血程度与补体含量呈正相关，一般以 50% 溶血作为检测终点。

2. 参考值 试管法：50 ~ 100kU/L。

3. 临床意义 增高见于急性炎症、组织损伤和某些恶性肿瘤；减低见于各种免疫复合物性疾病、自身免疫性疾病活动期、感染性心内膜炎、病毒性肝炎和慢性肝病等。

（二）补体 C1q

1. 参考值 ELISA 法为 0.18 ~ 0.19g/L；免疫比浊法 0.025 ~ 0.05g/L。

2. 临床意义

（1）C1q 增加：见于骨髓炎、类风湿关节炎、痛风、过敏性紫癜等。

（2）C1q 降低：见于 SLE 和混合型结缔组织疾病、重度营养不良、肾病综合征、重症联合免疫缺陷等。

（三）补体 C3

1. 参考值 0.8 ~ 1.5g/L。

2. 临床意义

（1）增高：见于急性炎症、传染病早期、肿瘤、排异反应等。

（2）减低：见于系统性红斑狼疮和类风湿关节炎活动期、大多数肾小球肾炎、慢性活动性肝炎、慢性肝病等。

（四）补体 C4

1. 参考值　0.20～0.60g/L。

2. 临床意义

（1）升高：见于各种传染病、急性炎症和组织损伤等。

（2）降低：见于自身免疫性肝炎、狼疮性肾炎、SLE、1 型糖尿病、胰腺癌、多发性硬化症、类风湿关节炎、IgA 性肾病、遗传性 IgA 缺乏症。

（五）补体旁路 B 因子

1. 参考值　0.10～0.40g/L（单向免疫扩散法）。

2. 临床意义　同补体旁路途径溶血活性检测。

（六）补体结合试验

补体结合试验是用免疫溶血机制做指示系统，来检测另一反应系统抗原或抗体的试验。

第二节　细胞免疫检测

一、T 细胞亚群的检测

（一）T 细胞花结形成试验

临床意义

（1）降低：见于免疫缺陷性疾病，如恶性肿瘤、免疫性疾病、某些病毒感染、大面积烧伤、多发性神经炎、淋巴增殖性疾病。

（2）升高：见于甲状腺功能亢进症、甲状腺炎、重症肌无力、慢性活动性肝炎、SLE 活动期及器官移植排斥反应等。

（二）T 细胞转化试验

体外培养时，T 淋巴细胞被植物血凝素或刀豆蛋白 A 刺激，代谢活跃，增加蛋白质、RNA 和 DNA 的合成，从而转化为母细胞，部分细胞发生有丝分裂。显微镜计数淋巴细胞及转化的母细胞数，求出转化的百分率，反映 T 细胞的免疫功能。

（三）T 细胞分化抗原测定

临床意义

（1）$CD3^+$ 降低：见于自身免疫性疾病，如 SLE、类风湿关节炎等。

（2）$CD3^+/CD4^+$ 降低：见于恶性肿瘤、遗传性免疫缺陷症、艾滋病、应用免疫抑制剂者。

（3）$CD3^+/CD8^+$ 减低：自身免疫性疾病或变态反应性疾病。

（4）$CD4^+/CD8^+$ 增高：自身免疫性疾病、病毒性感染、变态反应等。

（5）$CD4^+/CD8^+$ 减低：见于艾滋病（常 <0.5）。

（6）监测器官移植排斥反应时 $CD4^+/CD8^+$ 比值增高预示可能发生排斥反应。

（7）$CD3^+$、$CD4^+$、$CD8^+$ 较高且有 $CD1^+$、$CD2^+$、$CD5^+$、$CD7^+$ 增高则可能为 T 细胞型急性淋巴细胞白血病。

二、B 细胞分化抗原检测

临床意义

（1）升高：见于急性淋巴细胞白血病、慢性淋巴细胞白血病和 Burkitt 淋巴瘤等。

（2）降低：见于无丙种球蛋白血症、使用化疗或免疫抑制剂后。

三、自然杀伤细胞免疫检测

（一）自然杀伤细胞活性测定

临床意义

NK 细胞活性可作为判断机体抗肿瘤和抗病毒感染的指标之一。在血液系统肿瘤、实体瘤、免疫缺陷病、艾滋病和某些病毒感染患者，NK 细胞活性减低；宿主抗移植物反应者，NK 细胞活性升高。

（二）抗体依赖性细胞介导的细胞毒测定

临床意义

（1）增高：见于自身免疫性疾病，如自身免疫性血小板减少症、自身免疫性溶血性贫血、免疫性粒细胞缺乏症、甲状腺功能亢进症、移植排斥反应等。

（2）降低：见于恶性肿瘤、免疫缺陷病、慢性肝炎、肾衰竭等。

四、细胞因子检测

（一）IL－2 活性及其受体测定

临床意义

（1）IL－2 增高见于自身免疫性疾病、再生障碍性贫血、多发性骨髓瘤、排斥反应等。降低见于免疫缺陷病、恶性肿瘤、1 型糖尿病、某些病毒感染等。

（2）IL－2R 对急性排斥反应和免疫性疾病有诊断意义，可作为病情观察和药效监测的一项指标。

（二）肿瘤坏死因子测定

临床意义

血中 TNF 水平增高特别对某些感染性疾病的病情观察有

价值。

（三）干扰素测定

临床意义

（1）增高：见于 SLE、非活动性类风湿关节炎、恶性肿瘤早期、急性病毒感染等。

（2）减低：见于乙型病毒性肝炎肝携带者及患者、哮喘、活动性类风湿关节炎等。

第三节　肿瘤标志物检测

一、蛋白质肿瘤标志物的检测

（一）甲胎蛋白测定（AFP）

1. 原理　血中 AFP 浓度检测对诊断肝细胞癌及滋养细胞恶性肿瘤有重要的临床价值。

2. 参考价值　< 25 μg/L。

3. 临床意义

（1）原发性肝细胞性肝癌患者血清 AFP 增高。

（2）生殖腺胚胎癌、胃癌或胰腺癌时，含量也可升高。

（3）病毒性肝炎、肝硬化时 AFP 有不同程度的升高。

（4）妊娠 3 ~ 4 个月，孕妇 AFP 开始升高；7 ~ 8 个月达高峰。

（二）癌胚抗原测定（CEA）

1. 参考值　< 5 μg/L。

2. 临床意义

（1）CEA 升高见于胰腺癌、结肠癌、乳腺癌等。

（2）结肠炎、胰腺炎、肝脏疾病、肺气肿及支气管哮喘等也常见 CEA 轻度升高。

（三）组织多肽抗原测定（TPA）

1. 参考值 <130U/L。

2. 临床意义

（1）恶性肿瘤患者血清 TPA 水平可显著升高。

（2）经治疗好转后，TPA 水平降低；若 TPA 再次升高，提示肿瘤复发。

（3）TPA 和 CEA 同时检测有利于恶性与非恶性乳腺肿瘤的鉴别诊断。

（4）急性肝炎、胰腺炎、肺炎、妊娠后 3 个月均可见 TPA 升高。

（四）前列腺特异抗原测定（PSA）

前列腺癌时 60% ~90% 患者血清 t – PSA 水平明显升高，术后下降。若见 t – PSA 水平升高，即有转移或复发的可能。

（五）鳞状上皮细胞癌抗原测定

鳞状上皮癌细胞抗原是肿瘤相关抗原 TA – 4 的亚型，是一种糖蛋白。正常值 <1.5μg/L。

（六）细胞角蛋白 19 片段

细胞角蛋白 19 片段是角蛋白 CK19 的可溶性片段，分泌入血液后可被检测到。

二、糖脂肿瘤标志物检测

肿瘤标准物	临床意义
CA50	胰腺癌、胆（道）囊癌、原发性肝癌、卵巢癌等
CA724	胃肠道和卵巢肿瘤的标志

续表

肿瘤标准物	临床意义
CA199	胰腺癌、肝胆和胃肠道疾病，但无早期诊断价值
CA125	卵巢癌
CA242	胰腺癌、结肠癌、胃癌
CA153	对乳腺癌有重要的辅助诊断作用

三、酶类肿瘤标志物检测

（一）前列腺酸性磷酸酶测定

1. 原理 前列腺酸性磷酸酶（PAP）是前列腺外分泌物中能水解磷酸酯的糖蛋白。

2. 参考值 ≤2.0μg/L（RIA、CLIA）。

3. 临床意义 前列腺癌时，血清 PAP 浓度明显升高，其升高程度与癌发展基本呈平行关系。当病情好转时，常提示癌症有复发、转移及预后不良。

（二）神经元特异性烯醇化酶测定

1. 原理 神经元特异性烯醇化酶（NSE）与神经内分泌起源的肿瘤有关。

2. 参考值 <15μg/L（RIA、ELISA）。

3. 临床意义

（1）它对小细胞肺癌的诊断、鉴别诊断有较高价值，并可用于监测放疗、化疗的效果。

（2）NSE 是神经母细胞瘤的标志物。

（3）正常红细胞中存在 NSE，标本溶血影响结果。

四、激素类肿瘤标志物检测

降钙素主要是抑制破骨细胞的生成，促进骨盐沉积、增加尿磷，降低血钙和血磷，正常值 <100ng/L。

五、肿瘤标志物的选用

同一种肿瘤可含多种标志物，而一种标志物可出现在多种肿瘤。选择特异标志物或最佳组合有利于提高肿瘤诊断的阳性率，有利于良性和恶性肿瘤的鉴别，也有利于复发、转移和预后判断。

第四节　自身抗体检测

一、类风湿因子的检测

1. 类风湿因子（RF）主要存在于类风湿关节炎患者的血清和关节液内。用乳胶凝集法测出的主要是IgM 型。

2. 参考值　<20U/ml（乳胶凝集法、浊度分析法）。

二、抗核抗体检测

（一）抗核抗体测定

抗核抗体的荧光核型主要包括：

1. 均质型　与抗 dsDNA、抗组蛋白和核小体抗体有关。

2. 核膜型　主要有抗核孔复合物和抗板层素两种抗体。

3. 颗粒型　与抗 U1RNP、抗 Sm、抗 SSA、抗 SSB 等抗体有关。

4. 核点型

（1）少核点型：即 p80 盘曲蛋白抗体。

（2）多核点型：即 Sp100 抗体。

5. 着丝点型 与抗着丝点抗体有关。

6. 核仁型 与针对核糖体、U3RNP、RNA 聚合酶的抗体、抗 Scl‒70 抗体、PM‒Scl 抗体、抗原纤维蛋白抗体有关。

（二）可提取性核抗原抗体谱测定

可提取的核抗原由多种相对分子质量不同的多肽构成，即双链 DNA、Sm、核糖体、Scl‒70、Jo‒1、SSB、SSA 和 RNP 等。

（三）抗 DNA 抗体测定

1. 抗 DNA 抗体分为抗双链 DNA（dsDNA）抗体、抗单链 DNA（ssDNA）抗体和抗 ZDNA 抗体。

2. 结果判定 短膜虫动基体均质性着色，核质成弱均质性着色为阳性。

3. 临床意义

（1）抗 dsDNA 抗体阳性：见于活动期 SLE。

（2）抗英寸 DNA 抗体阳性：见于 SLE，尤其是合并有狼疮性肾炎。

（四）抗胞质抗体测定

1. 抗线粒体抗体测定

（1）抗线粒体抗体（AMA）是一种针对细胞质中线粒体内膜和外膜蛋白成分的自身抗体，无器官和种属特异性，该抗体主要是 IgG。常用大白鼠胃或肾髓质和 Hep‒2 细胞作抗原基质进行免疫荧光法测定。

（2）Hep‒2 细胞胞质内泥沙样颗粒型着染。肾近曲、远曲小管细胞的特点是颗粒聚集成团。M3、M6 在近曲小管荧光强。肝细胞胞质内均匀着染，胃壁细胞质着染。

2. 抗肌动蛋白抗体检测 抗肌动蛋白抗体见于各种慢性肝脏疾病、肝硬化、原发性胆汁性肝硬化、Ⅰ型自身免疫性肝炎，也见于重症肌无力、克罗恩病、长期血液透析。

3. 抗 Jo‑1 抗体检测 Jo‑1 抗体对肌炎伴间质性肺纤维化有高度特异性，抗体的效价与疾病的活动性相关。多发性肌炎、Jo‑1 抗体阳性及 HLADR/DRw52 标志称为"Jo‑1 综合征"。

三、抗组织细胞抗体检测

（一）抗肾小球基底膜抗体测定

1. 结果判定 抗 GBM 抗体阳性时，有 3 种荧光图形：在所有肾小球基底膜处显示非常尖锐、线状或花瓣状着染；颗粒状着染；斑点状着染。

2. 临床意义 抗肾小球基底膜抗体是抗基底膜抗体型肾小球肾炎特异性抗体，包括 Good‑Pasture 综合征、急进型肾小球肾炎及免疫复合物型肾小球肾炎。

（二）抗胃壁细胞抗体（PCA）测定

恶性贫血患者 90% 为 PCA 阳性。慢性萎缩性胃炎患者为 100% PCA 阳性。

（三）抗甲状腺抗体测定

1. 抗甲状腺球蛋白抗体 90%~95% 桥本甲状腺炎、52%~58% 甲状腺功能亢进症和 35% 甲状腺癌的患者可出现抗甲状腺球蛋白阳性。

2. 抗甲状腺微粒体抗体 抗甲状腺微粒体抗体（抗 TM）是针对甲状腺微粒体的一种抗体。

（四）抗平滑肌抗体测定

抗平滑肌抗体主要见于自身免疫性肝炎、原发性胆汁性肝硬化、急性病毒性肝炎。

（五）抗心肌抗体测定

抗心肌抗体的自身抗原包括线粒体内膜上的腺苷酸转移蛋白、肌钙蛋白、原肌球蛋白和热休克蛋白。常用间接免疫荧光法检测。

（六）肝脏相关自身抗体测定

1. 抗肝、肾微粒抗体检测（LKM）

（1）LKM 存在以下多种亚型：LKM1，靶抗原是 CYP2D6；LKM2，靶抗原是细胞色素 P450 同工酶；LKM3，靶抗原是 UDP葡萄糖醛基转移酶。

（2）临床意义

①LKM1：见于自身免疫性肝炎（主要是妇女、儿童）、慢性丙型肝炎。

②LKM2：仅见于应用药物替尼酸治疗的患者。

③LKM3：丁型肝炎相关。

2. 抗可溶性肝抗原抗体检测

（1）抗可溶性肝抗原抗体（SLA）相应的靶抗原是一种存在于肝细胞质内的细胞角蛋白。

（2）临床意义：SLA 对Ⅲ型自身免疫性肝炎的诊断和鉴别诊断具有重要价值。

四、其他抗体检测

抗中性粒细胞胞质抗体测定、抗心磷脂抗体测定、抗乙酰胆碱受体抗体测定、抗 CCP 抗体测定。

第五节 感染免疫检测

一、细菌感染免疫检测

（一）血清抗链球菌溶血素"O"试验（ASO）

1. 溶血素"O"是 A 群溶血性链球菌产生的具有溶血活性的代谢产物，相应抗体称抗链球菌溶血素"O"（抗 O 或 ASO）。

2. 参考值 阴性（LAT）。

3. 临床意义 ASO 阳性表示患者近期内有 A 群溶血性链球菌感染，常见于活动性风湿热、风湿性关节炎、风湿性心肌炎、急性肾小球肾炎、急性上呼吸道感染、皮肤和软组织的感染等。

（二）伤寒和副伤寒沙门菌免疫测定

1. 肥达反应是利用伤寒和副伤寒沙门菌菌液为抗原，检测患者血清中有无相应抗体的一种凝集试验。

2. 参考值 直接凝集法为伤寒 H < 1∶160，O < 1∶80；副伤寒甲、乙和丙 < 1∶80。

3. 临床意义 单份血清抗体效价 O > 1∶80 及 H > 1∶160 者有诊断意义；若动态观察，持续超过参考值或较原效价升高 4 倍以上更有价值。若 O 不高而 H 升高，可能是预防接种或是非特异性回忆反应；若 O 升高而 H 不高，则可能是感染早期或与伤寒沙门菌 O 抗原有交叉反应的其他沙门菌感染；若 O、H 均升高，提示伤寒可能性大，多数患者在病程第 2 周出现阳性。

（三）伤寒和副伤寒沙门菌抗体 IgM 测定

1. 参考值 阴性或滴度 < 1∶20（ELISA）。

2. 临床意义 IgM 抗体于发病后一周即出现升高，有早期诊断价值。

（四）伤寒和副伤寒沙门菌可溶性抗原测定

1. 参考值 阴性（乳胶凝集法）。

2. 临床意义 对确诊伤寒沙门菌感染有重要意义。

（五）流行性脑脊髓膜炎免疫测定

1. 参考值

（1）抗体测定：阴性（间接血凝试验和 ELISA）。

（2）抗原测定：阴性（对流免疫电泳法、乳胶凝集试验、RIA 和 ELISA）。

2. 临床意义 流行性脑脊髓膜感染一周后，抗体逐渐增高，两个月后逐渐下降；接受疫苗接种者高抗体效价可持续一年以上。

（六）布鲁氏菌病凝集试验

1. 参考值 阴性或滴度 <1:25（间接血凝法）。

2. 临床意义 凝集效价明显升高或动态上升有助于布鲁氏菌病的诊断。

（七）结核分枝杆菌抗体和 DNA 测定

1. 参考值 胶体金或 ELISA 法检测抗体阴性，PCR 法检测 DNA 阴性。

2. 临床意义 抗体阳性表示有结核分枝杆菌感染；DNA 检测特异性更强，灵敏度更高。

（八）幽门螺杆菌抗体测定

1. 参考值 金标免疫斑点法为阴性。

2. 临床意义 抗体阳性见于胃、十二指肠幽门螺杆菌感染，如胃炎、胃溃疡和十二指肠溃疡等。

二、病毒感染免疫检测

(一) 汉坦病毒抗体 IgM 测定

1. 参考值 参考值阴性 (ELISA 法、免疫荧光法)。

2. 临床意义 肾综合征出血热的病原体是汉坦病毒 (HTV);感染 HTV2~4 天后即可在血清中检出 IgM,7~10 天达高峰。

(二) 流行性乙型脑炎病毒抗体 IgM 测定

当恢复期血清抗体滴度比急性期 ≥4 倍时,有辅助诊断意义,可用于临床回顾性诊断。

(三) 柯萨奇病毒抗体和 RNA 测定

1. 参考值 IgM 和 IgG 均阴性 (间接血凝试验,IFA 法或 ELISA 法检测),RNA 阴性 (PCR 法)。

2. 临床意义 IgM 抗体阳性提示现正感染,RNA 阳性的诊断意义更大。

(四) 轮状病毒抗体和 RNA 测定

1. 参考值 RNA 阴性 (PCR 法),抗原阴性 (胶乳凝集试验或 ELISA 法),IgM 和 IgG 阴性 (金标免疫斑点法或 ELISA 法)。

2. 临床意义 婴幼儿腹泻约有 50% 是由轮状病毒所致,常呈 IgM 阳性,提示现正感染,IgG 阳性提示既往感染;PCR 检测轮状病毒 RNA 具特异性。

三、寄生虫感染免疫检测

(一) 日本血吸虫抗体测定

1. 参考值

(1) 阴性 [环卵沉淀法 (COPT)]。IgE 为 0~150IU/L

（ELISA 和胶乳凝集法）。IgG、IgM 阴性（ELISA、LAT 法、环卵沉淀法、胶乳凝集法）。

（2）循环抗原：阴性（单克隆抗体夹心 ELISA 反向间接血凝、单克隆抗体斑点 ELISA 等）。

2. 临床意义 IgE、IgM 阳性提示病程处于早期，是早期诊断的指标。IgG 阳性提示疾病已是恢复期，曾有过血吸虫感染，可持续数年。

（二）囊虫抗体测定

1. 参考值 血清 < 1：64 为阴性，脑脊液 < 1：8 为阴性（ELISA）。血清 < 1：128 为阴性，脑脊液 < 1：8 为阴性（间接血凝法）

2. 临床意义 IgG 阳性见于囊虫病，可用作流行病学调查。

（三）疟原虫抗体和抗原测定

1. 参考值 抗体阴性（IFA 和 ELISA），抗原阴性（免疫印迹法）。

2. 临床意义 抗体阳性提示近期有疟原虫感染。但是疟原虫抗体检测阴性不足以排除疟疾，应做抗原检测或涂片法找疟原虫。

四、性传播疾病免疫检测

（一）衣原体抗体测定

1. 参考值 IgM 效价≤1：32，IgG 效价≤1：512（IFA）。

2. 临床意义 IgM 阳性提示近期有 CT 感染，有利于早期诊断。IgG 在发病后 6～8 周出现持续时间较长，提示曾有过 CT 感染。

（二）梅毒螺旋体抗体测定

1. 梅毒螺旋体侵入人体后，在血清中除可出现特异性抗体外，还可出现非特异性抗体（反应素）。

2. 参考值

（1）非特异性抗体的定性试验：包括快速血浆反应素试验（RPR）阴性，不加热血清反应素试验（USR）阴性，性病研究实验室试验（VDRL）阴性。

（2）梅毒螺旋体的特异性抗体的确诊试验：包括梅毒螺旋体血凝试验（TPHA）阴性，荧光螺旋体抗体吸收试验（FTA-ABS）阴性。

3. 临床意义 梅毒螺旋体反应素试验敏感性高；定性试验阳性的情况下，必须进行确诊试验，若阳性可确诊梅毒。

（三）人类免疫缺陷病毒抗体及 RNA 测定

1. 人类免疫缺陷病毒（HIV）是艾滋病（AIDS）的病原体。

2. 参考值

（1）筛选试验：ELISA 法和快速胶体金法均为阴性。

（2）确诊试验：蛋白印迹试验和 RT-PCR 法 RNA 均阴性。

3. 临床意义 筛选试验灵敏度高，但特异性不高，故有假阳性；所以筛选试验阳性时应用确诊试验证实。确诊试验阳性，特别是 RT-PCR 法检测 HIV-RNA 阳性，对肯定诊断和早期诊断颇有价值。

第六节 移植免疫检测

一、移植类型

1. 自体移植 将自体的组织移植到另一部位，此种移植若无感染都能成功。

2. 同系移植 遗传基因型完全相同或基本相同的个体间的

移植。例如同卵双生之间的移植，或纯系动物间的移植。此种移植一般也都可成功。

3. 同种（异体）移植 同种中具有不同遗传基因型的不同个体间的移植。临床移植大多属此类型，常出现排斥反应。

4. 异种移植 不同种属间的移植，其基因型完全不同，例如把动物的脏器移植给人。此类移植目前多数不能成功。

二、排斥反应

1. 靶抗原 移植能否成功，在很大程度上取决于排斥反应，而排斥反应的本质就是 T 细胞介导的、针对移植抗原的免疫应答。这种免疫应答可识别"自己"与"非己"，具有很强的记忆性和特异性，可经淋巴细胞转移。

2. 排斥反应的靶抗原即为组织相容性抗原。所谓组织相容性，就是指不同个体间进行组织或器官移植时，移植物与宿主是否能相互"容忍"。如能"容忍"移植物就能存活。

3. 组织相容性抗原分为主要组织相容性抗原、次要组织相容性抗原及其他参与排斥反应的抗原。

4. 移植排斥反应分为宿主抗移植物反应和移植物抗宿主反应。宿主抗移植物反应可分为急性排斥反应（最常见）、超级新排斥反应（数分钟至数小时内即可发生）、慢性排斥反应及加速排斥反应。

三、移植前免疫检测

1. ABO 血型及 Rh 血型配型。

2. HLA 配型：包括 HLA 血清学分型及 HLA 细胞学分型，HLA–D 和 DP 位点的抗原需用细胞学分型进行鉴定。

3. HLA–D 抗原是否一致，影响器官移植是否成功。选择相同的 HLA–DP 抗原的供受体，是器官移植成功的前提。

4. 淋巴细胞毒交叉配合实验

（1）将含有细胞毒抗体的受者血清与供者的淋巴细胞加入补体后一起培养。受者血清中含有对抗供者淋巴细胞 HLA 抗原的抗体时，则两者结合后激活补体，损害供者淋巴细胞膜或引起细胞溶解。

（2）通过显微镜下观察死亡的淋巴细胞数量，可了解供受者之间的组织相容性。一般要求死亡细胞少于 15%。若高于 15%，移植后可能出现超急性排斥反应。

5. 群体反应性抗体检测

实体器官移植前应检测受体血清是否存在 PRA 及其致敏程度。PRA 越高，移植器官的存活率越低。

四、移植后免疫监测

1. 外周血 T 淋巴细胞及其亚群监测

（1）CD4/CD8 比值大于 1.2 时，预示急性排斥即将发生，而此比值小于 1.08 时则发生感染的可能性很大。若进行动态监测，对急性排斥反应和感染具有鉴别诊断的意义。

（2）T 细胞亚群被用来监测器官移植患者的免疫状态，协助发现和使其避免受到 GVHD 的攻击。

2. 细胞因子监测

（1）细胞因子可分为 Th1 型细胞因子和 Th2 型细胞因子。Th1 型细胞因子（主要是 IL－2 和 IFN－γ）是参与排斥反应的重要效应分子；而 Th2 型细胞因子（如 IL－4、IL－6、IL－10）可拮抗 Th1 细胞。

（2）常见的检测方法有免疫学检测法、生物学测定法和分子生物学测定法。

第七节 其他免疫检测

一、循环免疫复合物检验

1. 原理 体内游离抗原与相应的抗体形成抗原抗体复合物，即免疫复合物（IC）。IC 可分为三种，分别是血液循环中的免疫复合物（CIC）、沉淀于组织中的 IC、被单核吞噬细胞清除的 IC。通常检测血液循环中的 IC 为 CIC。

2. 参考值

（1）聚乙二醇（PEG）沉淀实验：低于对照值 + 2SD 或 A 值≤0.12。

（2）抗补体实验阴性。

（3）C1q 结合实验阴性。

3. 临床意义

（1）增高：见于自身免疫病、感染、肿瘤、移植、变态反应等。

（2）诊断免疫复合物病：如类风湿关节炎、系统性红斑狼疮（SLE）、血管炎、部分肾小球肾炎等疾病。

二、冷球蛋白检测

冷球蛋白（CG）分为三型。Ⅰ型为单克隆型，相关疾病有多发性骨髓瘤、淋巴瘤、原发性巨球蛋白血症、慢性淋巴细胞性白血病。Ⅱ型为混合单克隆型，相关疾病有类风湿关节炎、干燥综合征、血管炎、淋巴增殖性疾病、特发性冷球蛋白血症。Ⅲ型为多克隆型，相关疾病有类风湿关节炎、干燥综合征、传染性单核细胞综合征、巨细胞病毒感染、急性病毒性肝炎、慢性活动性肝炎、链球菌感染性肾炎、原发性胆汁性肝硬化、感染性心内膜炎等。

三、C 反应蛋白检测

1. 原理　C 反应蛋白（CRP）是由肝脏合成，能结合多种细菌、真菌、原虫以及核酸、磷脂酰胆碱等，有激活补体、促进吞噬和调节免疫的作用。广泛存在于血清和其他体液中。

2. 参考值　<2.87mg/L（速率散射比浊法）。

3. 临床意义　CRP 是急性时相反应极灵敏的指标。

（1）CRP 升高：见于化脓性感染、组织坏死（心肌梗死、严重创伤、大手术、烧伤等）、恶性肿瘤、结缔组织病、器官移植急性排斥等。

（2）鉴别细菌性或非细菌性感染：前者 CRP 升高，后者不升高。

（3）鉴别风湿热高活动期和稳定期：前者升高，后者不升高。

（4）鉴别器质性和功能性疾病：前者升高，后者不升高。但是孕妇含量较高。

四、降钙素原检测

1. 原理　降钙素原（PCT）是降钙素的前体物质，由 116 个氨基酸组成，不具备激素活性。正常情况下，PCT 绝大部分由甲状腺 C 细胞合成与分泌，少部分由其他神经内分泌细胞产生。

2. 参考值　<0.15ng/ml（成人），<2ng/ml（出生 72 小时内的新生儿）。

3. 临床意义　CRP 是急性时相反应极灵敏的指标。

（1）严重全身性细菌感染时，PCT 异常升高，升高的程度与感染严重程度呈正相关。

（2）对无菌性炎症和病毒感染，PCT 水平正常或仅有轻度增高。

五、特异性 IgE 检测

1. 原理 特异性 IgE 是指能与变应原特异性结合的 IgE。特异性 IgE 的检测是体外确定 Ⅰ 型超敏反应变应原、进行脱敏治疗的关键。检测方法有放射免疫技术、酶标记免疫技术、免疫印迹技术和荧光酶免疫试验。

2. 参考值 <0.35IU/ml。

3. 临床意义 增高有助于寻找变应原，并对过敏引起的疾病如过敏性哮喘、变应性鼻炎、过敏性休克、荨麻疹、特应性皮炎、食物过敏症等的诊断和鉴别诊断具有重要临床应用价值。

小结速览

临床常用免疫学检测
├ 体液免疫检测 { 免疫球蛋白 G：唯一能通过胎盘的免疫球蛋白 / 免疫球蛋白 M：分子量最大的 Ig / 免疫球蛋白 E：血清中最少的 Ig }
├ 细胞免疫检测—T 细胞分化抗原测定 { $CD3^+$ 降低：见于自身免疫性疾病 / $CD3^+/CD4^+$ 降低：见于恶性肿瘤等疾病 / $CD3^+/CD8^+$ 减低：见于自身免疫性疾变态反应性疾病 / $CD4^+/CD8^+$ 增高：见于病毒性感染及变态反应等疾病 / $CD4^+/CD8^+$ 减低：见于艾滋病 }
├ 肿瘤标志物检测—甲胎蛋白测定：血中 AFP 浓度检测对诊断肝细胞癌及滋养细胞恶性肿瘤有重要的临床价值
├ 自身抗体检测 { 抗核抗体及类风湿因子的测定 / 可提取性核抗原抗体谱测定、抗 DNA 抗体测定 / 抗胞质抗体测定 }
└ 感染免疫检测 { 细菌感染、病毒感染免疫检测 / 寄生虫感染及性传播疾病免疫检测 }

第九章　临床常见病原体检测

- ● **重点**　标本的采集方法。
- ○ **难点**　临床感染常见病原体的检测。
- ★ **考点**　病毒性肝炎的检测。

第一节　标本的采集运送、实验室评价和检查方法

一、标本采集和运送

（一）血液

疑为菌血症、败血症和脓毒血症患者，一般在发热初期、寒战时或发热高峰到来前0.5～1小时采集血培养标本，对已应用抗菌药物治疗者，应在下次用药前采集。

（二）尿液

女性采样时用肥皂水或碘伏清洗外阴，再收集中段尿10～20ml于灭菌容器内，男性清洗阴茎头后留取中段尿。

（三）粪便

取含脓、血或黏液的粪便置于清洁容器中送检，排便困难者或婴儿可采集直肠拭子。

（四）呼吸道标本

鼻咽拭子、痰、通过气管收集的标本均可作为呼吸道标本。

（五）脑脊液与其他无菌体液

脑脊液应立即保温送检或床边接种。

（六）眼、耳部标本

用运送拭子采样，亦可在局部麻醉后取角膜刮屑。

（七）生殖道标本

根据不同疾病的特征及检验项目采集不同标本。

（八）创伤、组织和脓肿标本

采集部位应清除污物，消毒皮肤，从不同部位采集多份标本。

二、检查方法

直接显微镜检测、病原体特异性抗原检测、病原体核酸检测、病原体的分离培养和鉴定和血清学试验。

第二节　病原体耐药性检测

（一）耐药病原体

以革兰阴性菌为主，主要是铜绿假单胞菌、大肠埃希菌、克雷伯菌和肠杆菌属细菌等，革兰阳性菌约占30%，以葡萄球菌和肠球菌为主，重要的耐药菌株有耐甲氧西林葡萄球菌（MRS）、耐青霉素肺炎链球菌（PRSP）、耐万古霉素肠球菌（VRE）和高耐氨基糖苷类抗生素的肠球菌等。

（二）耐药机制

1. 细菌水平和垂直传播耐药基因的整合子系统。

2. 产生灭活抗生素的水解酶和钝化酶等。

3. 细菌抗生素作用靶位的改变。

4. 细菌膜的改变和外排泵出系统。

5. 细菌生物膜的形成。

第三节　临床感染常见病原体检测

一、流行病学和临床类型

1. 感染性疾病的流行病学特点　①疾病谱发生变迁。②多重耐药株不断出现。③患者免疫防御功能降低。

2. 临床类型　包括病毒、细菌、真菌、支原体、衣原体、立克次体、螺旋体和寄生虫等。

二、检查项目和临床应用

（一）细菌感染

1. 检测细菌或其抗原　主要包括直接涂片显微镜检查、培养、抗原检测与分析。

2. 检测抗体

3. 检测细菌遗传物质　主要包括基因探针技术和 PCR 技术。

其中细菌培养是最重要的确诊方法。

（二）病毒感染

细胞培养是最常用的病毒分离方法。

（三）真菌感染

真菌的病原学诊断方法主要包括直接显微镜检查、分离培养及鉴定、免疫学试验和动物试验等。由于不同真菌具有各自的典型菌落形态和形态各异孢子与菌丝，因此，形态学检查是真菌检测的重要手段。

（四）寄生虫病

根据寄生虫生活史的特点，从患者的血液、组织液、排泄物、分泌物或活体组织中检查寄生虫的某一发育期，这是最可靠的诊断方法。

（五）其他病原体感染

1. 支原体检测 分离培养是支原体感染的确诊依据。

2. 螺旋体检测 螺旋体是一群细长、柔软、运动活泼、呈螺旋状的微生物。将标本置于暗视野显微镜下检查，发现有上述特征的螺旋体具有诊断意义。

3. 立克次体检测 取血液或组织进行立克次体血清学试验，分离培养和鉴定，通过荧光染色从皮肤或其他组织中找到病原体有助于确定诊断。

4. 衣原体检测 直接显微镜检查细胞质内的典型包涵体对衣原体感染诊断有参考价值。

（六）实验结果分析和临床应用

1. 临床标本分离和培养的阳性结果最具有诊断价值。

2. 病原体的抗原成分检测有助于早期诊断感染性疾病。

3. 核酸检测已成为现代感染性疾病早期诊断的可靠方法之一。

第四节　肝炎病毒检测

一、甲型肝炎病毒检测

1. HAVAg 一般于发病前 1~15 天可从粪中排出。粪便中 HAV 或 HAV 抗原颗粒检测可作为甲肝急性感染的证据。

2. 抗 HAV – IgM 说明机体正在感染 HAV，是早期诊断甲肝的特异性指标。

3. 抗 HAV-IgG　阳性出现于恢复期且持久存在，是获得免疫力的标志，提示既往感染。

二、乙型肝炎病毒检测

1. HBsAg　HBsAg 本身不具传染性，但常与 HBV 同时存在，作为传染性标志。

2. 抗-HBs　是保护性抗体，提示机体有一定免疫力，可持续多年。

3. HBeAg　表明乙型肝炎处于活动期，并有较强的传染性。

4. 抗-HBe　抗-HBe 阳性表示大部分乙肝病毒被消除，复制减少，传染性减低，但并非无传染性。

5. 抗-HBc　是 HBcAg 的抗体，可分为 IgM、IgG 和 IgA。

6. HBcAg　HBcAg 阳性，提示患者血清中有感染性的 HBV 存在，含量较多表示复制活跃、传染性强、预后较差。

三、丙型肝炎病毒检测

1. HCV-RNA 阳性提示 HCV 复制活跃，传染性强；转阴提示 HCV 复制受抑，预后较好。

2. 抗-HCV IgM 抗体　主要用于早期诊断，持续阳性常可作为转为慢性肝炎的指标，或提示病毒持续存在并有复制。

3. 抗-HCV IgG 抗体　阳性表明已有 HCV 感染但不能作为感染的早期指标。

四、丁型肝炎病毒检测

1. 丁型肝炎病毒（HDV）是一种缺陷病毒，需有 HBV 或其他嗜肝病毒的辅助才能复制和传播。

2. HDV-RNA 阳性可明确诊断为丁型肝炎。

五、戊型肝炎病毒检测

1. 抗 – HEV IgM　阳性的持续时间较短，可作为急性感染的诊断指标。

2. 抗 – HEV IgG　恢复期抗 – HEV IgG 效价超过或等于急性期 4 倍，提示有 HEV 新近感染。

第五节　性传播疾病病原体检测

一、流行病学和临床类型

（一）流行病学

1. 病原学　引起性病病原体的种类繁多，包括细菌（淋病奈瑟菌、杜克雷嗜血杆菌等）、病毒（人类免疫缺陷病毒、人乳头瘤病毒等）、支原体（解脲脲原体、生殖支原体等）、螺旋体（梅毒螺旋体等）、衣原体（沙眼衣原体）、真菌（白色念珠菌等）和原虫（阴道毛滴虫等）。

2. 传播途径

（1）性行为传播：性交是主要传播方式。

（2）间接接触传染：通过污染的衣物、器具，如水杯、浴盆与共用毛巾等传播。

（3）血液与血制品传播：梅毒与获得性免疫缺陷症可以通过此途径传播。

（4）对胎儿与新生儿的传播：子宫内传染、分娩传染、产后传染。

（二）常见临床类型

获得性免疫缺陷症（AIDS）、梅毒、淋病、非淋菌尿道炎、生殖器疱疹和尖锐湿疣等。

二、检查项目和临床应用

STD 的诊断包括病史、体格检查和实验室检测，实验室检测是性病诊断的重要依据，尤其是特异性病原学检查可作确诊的依据。

（一）AIDS 病原体检测

1. HIV 的分离培养　病毒培养是检测 HIV 感染最精确的方法。

2. 抗 HIV－1 和抗 HIV－2 的检测　常用的试验方法有颗粒凝集实验、酶联免疫吸附试验、免疫荧光法、蛋白印迹法。

3. p24 抗原检测　阳性结果必须经中和试验确认，该结果才可作为 HIV 感染的辅助诊断依据。

4. HIV 核酸检测

（1）HIV 病毒载量检测：通过检测 HIV RNA 水平来反映病毒载量，可用于 HIV 的早期诊断。

（2）HIV 耐药基因型检测：HIV 感染者抗病毒治疗时，病毒载量下降不明显或抗病毒治疗失败时，需要进行 HIV 病毒耐药性检测。

5. 其他实验室检查　CD4 细胞计数及其他机会性感染病原体检测。

（二）梅毒病原体检测

1. 暗视野显微镜检查　诊断早期梅毒唯一快速、可靠的方法，尤其对已出现硬下疳而梅毒血清反应仍呈阴性者意义更大。

2. 梅毒血清学试验　潜伏期梅毒血清学诊断尤为重要。

（1）非梅毒螺旋体抗原试验：常用性病研究实验室试验（VDRL）、快速血浆反应素环状卡片试验（RPR）等。

（2）**梅毒螺旋体抗原试验**：检测血清中梅毒螺旋体抗体，敏感性和特异性均较高，常用荧光螺旋体抗体吸收试验（FTA – ABS）及梅毒螺旋体血凝试验（TPHA）。

3. 脑脊液检查　神经梅毒的诊断。

（三）淋病病原体检测

1. 涂片检查　男性急性淋病直接涂片检查到中性粒细胞内革兰阴性双球菌即可诊断，阳性率高；女性患者阴道及宫颈杂菌较多，作淋病奈瑟菌培养检查为宜。

2. 分离培养　诊断淋病的金标准。

3. PCR 法　易出现假阳性结果。

（四）非淋菌尿道炎病原体检测

1. 沙眼衣原体临床标本的直接检查　对临床标本作吉姆染色和碘染色，如发现有一定数量的具有特征性的包涵体即可做出诊断。

2. 沙眼衣原体的分离培养

3. 解脲支原体的分离培养

4. 血清学试验

5. 分子生物学方法

（五）生殖器疱疹病原体检测

1. 培养法

2. 直接检测法　用皮损处细胞涂片直接检测病毒抗原。

3. 改良组织培养法　将细胞培养法与直接检测法结合起来，敏感性较高。

4. 细胞学法　简单快速，但敏感性差。

5. PCR 法

6. 血清学方法　用于流行病学调查，不能用作临床诊断。

（六）尖锐湿疣病原体检测

1. 细胞学宫颈涂片检查　不敏感。

2. 5%醋酸试验　可疑受损皮肤上用5%醋酸涂抹或敷贴，3~5分钟有尖锐湿疣的皮肤局部发白为阳性。

3. 免疫组化检查　具有对病原进行组织定位的优点。

4. 分子生物学方法

①DNA 杂交。

②DNA 吸引转移技术。

③PCR 反应。

第六节　医院感染常见病原体检测

医院感染又称院内感染或医院获得性感染，是指在医院内获得的感染。

一、流行病学和临床类型

（一）流行病学

1. 病原学　细菌最常见，目前以革兰阴性杆菌为主。

2. 感染源　住院患者、医务人员、探视者、陪伴人员、医院环境及未彻底消毒灭菌的医疗器械、血液制品等。

（二）常见临床类型

1. 下呼吸道感染

2. 尿路感染

3. 手术切口感染

4. 胃肠道感染

5. 血液感染

6. 皮肤和软组织感染

二、检查项目和临床应用

（一）医院感染病原体检查项目和临床应用

1. 标本采集和送检基本原则

（1）应及时采集微生物标本做病原学检查。

（2）严格执行无菌操作，减少或避免污染。

（3）标本采集后立即送至实验室，床旁接种可提高病原菌检出率。

（4）尽量在抗菌药物使用前采集。

（5）以拭子采集的标本如咽拭、肛拭或伤口拭子，立即送检。

（6）容器须经灭菌处理，不得使用消毒剂。

（7）应注明标本来源和检验目的，以便实验室正确选用培养基和适宜的培养环境，必要时应注明所使用的抗菌药物。

（8）对混有正常菌群的标本应做定量（或半定量）培养，以判定是感染菌或定植菌。

（9）对分离到的病原菌应做药敏试验，提倡"分级报告"和"限时报告"。

2. 涂片镜检　用于呼吸道感染的痰标本，操作简便、结果快速，可取得最早期初步病原学诊断。

3. 分离培养鉴定法　可做药物敏感试验指导临床用药。

（二）医院环境中细菌污染的监测和消毒灭菌效果的监测

1. 空气中细菌污染的监测采用空气采样器或沉降法采样，计算 $1m^2$ 空气中的细菌数。

2. 物体表面细菌污染可采用拭子或压印法采集，计算出单位表面积上的菌落数。

3. 医务人员手部细菌可用拭子或压印法检查，计算出每平方厘米的细菌数。

4. 消毒灭菌的效果监测包括对高压蒸汽灭菌效果、紫外线杀菌效果和化学消毒剂的监测。

小结速览

临床常见病原体检测
- 标本的采集
  - 血液：菌血症、败血症和脓毒血症患者，一般在发热初期、寒战时采集
  - 尿液：一般取中段尿
  - 粪便：取含脓血或黏液的粪便
  - 脑脊液：应立即保温送检或床边接种
- 病原体耐药性检测
  - 革兰阴性菌：主要是铜绿假单胞菌、大肠埃希菌
  - 革兰阳性菌：以葡萄球菌和肠球菌为主
- 临床感染常见病原体检测
  - 细菌感染：细菌培养是最重要的确诊方法
  - 病毒感染：细胞培养是最常用的病毒分离方法
  - 支原体检测：分离培养是支原体感染的确诊依据
- 病毒性肝炎检测
  - 甲肝
    - 粪便中 HAV 或 HAV 抗原颗粒检测可作为甲肝急性感染的证据
    - 抗 HAV – IgG：提示既往感染
  - 乙肝
    - 抗 – HBs：保护性抗体
    - HBeAg：表明乙肝处于活动期
  - 丙肝
    - HCV – RNA 阳性：提示 HCV 复制活跃，传染性强
    - 抗 – HCV IgM 抗体：主要用于早期诊断

临床常见病原体检测 {
  性传播疾病病原体检测 {
    梅毒：暗视野显微镜检查，诊断早期梅毒唯一快速、可靠的方法
    淋病：男性，直接涂片；女性，做淋病奈瑟菌培养检查
  }
  医院感染常见病原体检查：目前以革兰阴性杆菌为主
}

第十章 其 他 检 测

- ● **重点** 染色体异常的分类。
- ○ **难点** 基因诊断的内容。
- ★ **考点** 床旁检测的项目。

第一节 染色体检测

染色体异常包括染色体数目异常和结构异常。分为先天性和获得性染色体异常，也可分为常染色体病和性染色体病。

第二节 基 因 诊 断

内容	评价
基因突变检测	如点突变、基因片段的缺失或插入、基因重排等不同类型基因突变的检测
基因连锁分析	临床的一些疾病的致病基因尚不清楚，很难用基因突变的检测诊断，对这些遗传疾病采用基因连锁分析
基因表达分析	如 mRNA 拷贝定量检测及 mRNA 长度分析等。mRNA 检测在基因表达水平上为基因功能是否正常提供了直接依据
病原微生物诊断	外来入侵病原微生物遗传物质的检测

第三节 流式细胞术及其临床应用

流式细胞术可用于免疫学、血液学、肿瘤学。

第四节 床 旁 检 测

床旁检测涉及的项目包括血糖、常规尿液分析、血气/电解质、凝血功能、各种病原微生物、糖化血红蛋白、心肌标志物、激素和妊娠试验等。

小结速览

其他检测
- 染色体检测：染色体异常包括染色体数目异常和结构异常
- 基因诊断—内容
  - 基因突变检测
  - 基因连锁分析
  - 基因表达分析
  - 病原微生物诊断
- 流式细胞术：可用于免疫学、血液学、肿瘤学
- 床旁检测：包括血糖、常规尿液分析、血气/电解质、凝血功能、各种病原微生物等

辅助检查

第五篇

第一章 心 电 图

- ● **重点** 临床心电学的基本知识。
- ○ **难点** 心电图的测量和正常数据。
- ★ **考点** 各心脏疾病的心电图特点。

第一节 临床心电学的基本知识

一、心电图产生原理

心脏机械收缩之前，先产生电激动，心房和心室的电激动可经人体组织传到体表。心电图（ECG）是利用心电图机从体表记录心脏每一心动周期所产生电活动变化的曲线图形。

1. 除极化 心肌细胞在静息状态时，膜外排列阳离子带正电荷，膜内排列同等比例阴离子带负电荷，保持平衡的极化状态。当细胞一端的细胞膜受到刺激（阈刺激），其通透性发生改变，使细胞内外正、负离子的分布发生逆转，受刺激部位的细胞膜出现除极化，使该处细胞膜外正电荷消失而其前面尚未除极的细胞膜外仍带正电荷，从而形成一对电偶。电源（正电荷）在前，电穴（负电荷）在后，电流自电源流入电穴，并沿着一定的方向迅速扩展，直到整个心肌细胞除极完毕。此时心肌细胞膜内带正电荷，膜外带负电荷，称为除极状态。

2. 复极化 由于细胞的代谢作用，使细胞膜又逐渐复原到极化状态，这种恢复过程称为复极过程，复极与除极先后程序一致，但复极化的电偶是电穴在前，电源在后，并较缓慢向前推进，直至整个细胞全部复极为止。

在除极时，检测电极对向电源产生向上的波形，背向电源（即背离除极方向）产生向下的波形，在细胞中部则记录出双向波形。复极过程与除极过程方向相同，但因复极化过程的电偶是电穴在前，电源在后，因此记录的复极波方向与除极波相反。

由体表所采集到的心脏电位强度与下列因素有关。

（1）与心肌细胞数量（心肌厚度）成正比关系。

（2）与探查电极位置和心肌细胞之间的距离成反比关系。

（3）与探查电极的方位和心肌除极的方向所构成的角度有关。

由体表所采集到的心电变化，乃是全部参与电活动心肌细胞的电位变化按上述原理所综合的结果。

二、心电图各波段的组成和命名

1. 心脏的特殊传导系统　窦房结、结间束（分为前、中、后结间束）、房间束（起自前结间束，称 Bachmann 束）、房室交界区（房室结、希氏束）、束支（分为左、右束支，左束支又分为前分支和后分支）以及浦肯野纤维构成。

2. 正常心电活动　窦房结→兴奋心房，结间束→房室结（激动传导在此处延迟 0.05 ~ 0.07 秒）→希氏束→左、右束支→浦肯野纤维→兴奋心室。一系列电位改变，形成了心电图上的相应的波段。

心电图波段	相应心电活动
P 波	心房除极
PR 段	心房复极过程及房室结、希氏束、束支的电活动

续表

心电图波段	相应心电活动
P-R 间期	心房开始除极至心室开始除极的时间
QRS 波群	心室除极
ST 段与 T 波	心室的缓慢和快速复极
Q-T 间期	心室开始除极至心室复极完毕全过程的时间

3. QRS 波群命名

(1) R 波：首先出现的位于参考水平线以上的正向波。

(2) Q 波：R 波之前的负向波。

(3) S 波：R 波之后的第一个负向波。

(4) R' 波：S 波之后的正向波。

(5) S' 波：R' 波之后的负向波。

(6) QS 波：QRS 波只有负向波。

(7) 振幅 <0.5mV 用小写英文字母 q、r、s 表示。

(8) 振幅≥0.5mV，用大写英文字母 Q、R、S 表示。

三、心电图导联系统

在人体不同部位放置电极，并通过导联线与心电图机电流计的正负极相连，这种记录心电图的电路连接方法称为心电图导联。临床常用标准 12 导联。

1. 肢体导联系统

①标准肢体导联：Ⅰ、Ⅱ、Ⅲ。

②加压单极肢体导联：aVR、aVL、aVF。

2. 胸导联

导联	位置
V_1	胸骨右缘 4 肋间隙
V_2	胸骨左缘 4 肋间隙
V_3	V_2 与 V_4 连线的中点
V_4	左锁骨中线与 5 肋间相交处
V_5	左腋前线与 V_4 同一水平处
V_6	左腋中线与 V_4 同一水平处

第二节　心电图的测量和正常数据

一、心电图的测量

心电图描记在心电图记录纸上。心电图记录纸由纵线和横线划分成各为 $1mm^2$ 的方格。当走纸速度为 25mm/s 时，每两条纵线间（1mm）表示 0.04 秒（即 40 毫秒），当标准电压1mV = 10mm 时，两条横线间（1mm）表示 0.1mV。

（一）心率的测量

1. 心脏节律规整的情况下，只需测量一个 R - R（或 P - P）间期的秒数，然后被 60 除即可求出。

2. 在心脏节律不规整的情况下，一般可以先数 6 秒的心搏数，然后乘以 10 作为心率。

（二）各波段振幅的测量

1. P 波振幅测量的参考水平应以 P 波起始前的水平线为准。

2. 测量 QRS 波群、J 点、ST 段、T 波和 u 波振幅，统一采用 QRS 起始部水平线作为参考水平。如果 QRS 起始部为一斜段（例如受心房复极波影响、预激综合征等情况），应以 QRS 波起点作为测量参考点。

3. 测量正向波形的高度时，应以参考水平线上缘垂直地测量到波的顶端；测量负向波形的深度时，应以参考水平线下缘垂直地测量到波的底端。

（三）各波段时间的测量

1. 测量 P 波和 QRS 波时间，应分别从最早的 P 波起点测量至最晚的 P 波终点以及从最早 QRS 波起点测量至最晚的 QRS 波终点。

2. P – R 间期应从最早的 P 波起点测量至最早的 QRS 波起点。

3. Q – T 间期应从最早的 QRS 波起点至最晚的 T 波终点的间距。

（四）平均心电轴

1. 概念

（1）心电轴一般指的是平均 QRS 心电轴，是心室除极过程中全部瞬间向量的综合（平均 QRS 向量），借以说明心室在除极过程这一总时间内的平均电势方向和强度。通常指它投影在前额面上的心电轴。通常可用任何两个肢体导联的 QRS 波群的振幅或面积计算出心电轴。

（2）正常心电轴的范围为 – 30° ~ + 90°；电轴位于 – 30° ~ – 90°范围为心电轴左偏；位于 + 90° ~ + 180°范围为心电轴右偏；位于 – 90° ~ – 180°范围，定义为"不确定电轴"。

2. 测定方法 目测 I 和 aVF 导联 QRS 波群的主波方向，估测电轴是否发生偏移。

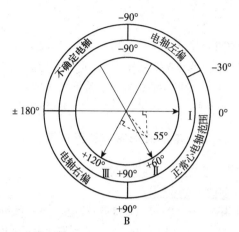

B

（1）心电轴不偏

①Ⅰ导联的主波方向向上，aVF 导联的主波方向向上。

②Ⅰ导联的主波方向向上，aVF 导联的主波方向向下，但Ⅱ导联的主波方向向上。

（2）心电轴左偏：导联的主波方向向上，aVF 导联的主波方向向下，但Ⅱ导联的主波方向向下。

（3）心电轴右偏：Ⅰ导联的主波方向向下，aVF 导联的主波方向向上。

（4）心电轴不确定：Ⅰ导联的主波方向向下，aVF 导联的主波方向向下。

3. 临床意义

（1）左心室肥厚、左前分支阻滞等可使心电轴左偏。

（2）右心室肥厚、左后分支阻滞等可使心电轴右偏。

（3）不确定电轴可以发生在正常人（正常变异），亦可见于某些病理情况，如肺心病、冠心病、高血压等。

（五）心脏循长轴转位

1. 正常时 V_3 或 V_4 导联 R/S 大致相等，为左、右心室过渡区波形。

2. 顺钟向转位时，正常在 V_3 或 V_4 导联出现的波形转向左心室方向，即出现在 V_5、V_6 导联上。可见于右心室肥厚。

3. 逆钟向转位时，正常 V_3 或 V_4 导联出现的波形转向右心室方向，即出现在 V_1、V_2 导联上。可见于左心室肥厚。

二、正常心电图波形特点和正常值

1. P 波　代表心房肌除极的电位变化。

（1）时间：<0.12 秒。

（2）振幅：<0.25mV（肢导联）；<0.2mV（胸导联）。

（3）方向：Ⅰ、Ⅱ、aVF，V_4 ~ V_6 导联向上；aVR 导联向下，其余导联呈双向、倒置或低平均可。

2. P – R 间期

时间：PR 正常值 0.12 ~ 0.20 秒，代表心房开始除极至心室开始除极的时间。

3. QRS 波群

（1）时间：0.06 ~ 0.10 秒，<0.11 秒。

（2）方向：在肢体导联，Ⅰ、Ⅱ 导联的 QRS 波群主波一般向上，Ⅲ 导联的 QRS 波群主波方向多变。aVR 导联的 QRS 波群主波向下，可呈 QS、rS、rSr' 或 Qr 型。aVL 与 aVF 导联的 QRS 波群可呈 qR、Rs 或 R 型，也可呈 rS 型。

（3）电压：正常人 aVR 导联的 R 波一般小于 0.5mV，Ⅰ 导联的 R 波小于 1.5mV，aVL 导联的 R 波小于 1.2mV，aVF 导联的 R 波小于 2.0mV。

（4）R 峰时间：正常 R 峰时间在 V_1、V_2 导联一般不超过 0.03 秒，在 V_5、V_6 导联一般不超过 0.05 秒。R 峰时间延长见于心室肥大、预激综合征及心室内传导阻滞。

（5）Q 波：<0.03 秒。

4. J 点

（1）QRS 波群的终末与 ST 段起始之交接点称为 J 点。

（2）J 点大多在等电位线上，随 ST 段的偏移而发生移位。

5. ST 段

（1）自 QRS 波群的终点至 T 波起点间的线段，代表心室缓慢复极过程。

（2）正常的 ST 段多为一等电位线，可有轻微的偏移，但在任一导联，ST 段下移一般不超过 0.05mV。

6. T 波

（1）代表心室快速复极时的电位变化。

（2）方向：在正常情况下，T 波的方向大多与 QRS 主波的方向一致。T 波方向在 I、II、$V_4 \sim V_6$ 导联向上，aVR 导联向下，III、aVL、aVF、$V_1 \sim V_3$ 导联可以向上、双向或向下。若 V_1 的 T 波方向向上，则 $V_2 \sim V_6$ 导联就不应再向下。

（3）振幅：除 III、aVL、aVF、$V_1 \sim V_3$ 导联外，其他导联 T 波振幅一般不应低于同导联 R 波的 1/10。T 波在胸导联有时可高达 1.2 ~ 1.5mV 尚属正常。

7. Q–T 间期

（1）指 QRS 波群的起点至 T 波终点的间距，代表心室肌除极和复极全过程所需的时间。

（2）Q–T 间期长短与心率的快慢密切相关，心率越快，Q–T间期越短，反之则越长。心率在 60 ~ 100 次/分时，Q–T 间期的正常范围为 0.32 ~ 0.44 秒。

8. u 波

（1）在 T 波之后 0.02 ~ 0.04 秒出现的振幅很低小的波称为 u 波，u 波方向大体与 T 波相一致。u 波在胸导联较易见到，以 $V_2 \sim V_3$ 导联较为明显。

（2）u 波明显增高常见于低血钾。

三、小儿心电图特点

1. 小儿心率较成人为快，至 10 岁以后即可大致保持为成人的心率水平。

2. 小儿的 P 波时间较成人稍短（儿童 <0.09 秒），P 波的电压于新生儿较高。

3. 婴幼儿常呈右心室占优势的 QRS 图形特征。

4. 小儿 T 波的变异较大。

第三节　心房肥大与心室肥厚

一、心房肥大

心房肥大多表现为心房的扩大而较少表现心房肌肥厚。

（一）右心房肥大

1. P 波尖而高耸，其振幅≥0.25mV，以 Ⅱ、Ⅲ、aVF 导联表现最为突出，又称"肺型 P 波"。

2. V₁ 导联 P 波直立时，振幅≥0.15mV，如 P 波呈双向时，其振幅的算术和≥0.20mV。

3. P 波电轴右移超过 75°。

（二）左心房肥大

1. P 波增宽，其时限≥0.12 秒，P 波常呈双峰型，两峰间距≥0.04 秒，以 Ⅰ、Ⅱ、aVL 导联明显，又称"二尖瓣型 P 波"。

2. PR 段缩短，P 波时间与 PR 段时间之比 >1.6。

3. V₁ 导联上 P 波常呈先正而后出现深宽的负向波。

（三）双心房肥大

1. P 波增宽≥0.12 秒，其振幅≥0.25mV。

2. V_1 导联 P 波高大双相，上下振幅均超过正常范围。

二、心室肥厚

（一）左心室肥厚

1. QRS 波群电压增高，常用的左心室肥厚电压标准如下。

（1）胸导联：R_{V5} 或 R_{V6} > 2.5mV；R_{V5} + S_{V1} > 4.0mV（男性）或 > 3.5mV（女性）。

（2）肢体导联：R_I > 1.5mV；R_{aVL} > 1.2mV；R_{aVF} > 2.0mV；R_I + S_{III} > 2.5mV。

（3）Cornell 标准：R_{aVL} + S_{V3} > 2.8mV（男性）或 > 2.0mV（女性）。

2. 可出现额面 QRS 心电轴左偏。

3. QRS 波群时间延长到 0.10 ~ 0.11 秒。

4. 在 R 波为主的导联上，其 ST 段可呈下斜型压低达 0.05mV 以上，T 波低平、双向或倒置。在以 S 波为主的导联上则反而可见直立的 T 波。此类 ST - T 改变多为继发性改变，亦可能同时伴有心肌缺血。

（二）右室肥厚

1. V_1 导联 R/S≥1，呈 R 型或 Rs 型，重度右心室肥厚可使 V_1 导联呈 qR 型；V_5 导联 R/S≤1 或 S 波比正常加深；aVR 导联以 R 波为主，R/q 或 R/S≥1。

2. R_{V1} + S_{V5} > 1.05mV；R_{aVR} > 0.5mV。

3. 心电轴右偏 ≥ +90°。

4. 常同时伴有右胸导联 ST 段压低及 T 波倒置，属继发性 ST - T 改变。

（三）双侧心室肥厚

1. 大致正常心电图　由于双侧心室电压同时增高，增加的除极向量方向相反互相抵消。

2. 单侧心室肥厚心电图 只表现出一侧心室肥厚，而另一侧心室肥厚的图形被掩盖。

3. 双侧心室肥厚心电图 既表现右心室肥厚的心电图特征，又存在左心室肥厚的某些征象。

第四节　心肌缺血与 ST–T 改变

一、心肌缺血的心电图类型

1. 缺血型心电图改变

（1）心内膜下心肌缺血：该部分心肌复极时间延迟，使原来存在的与心外膜复极向量相抗衡的心内膜复极向量减小或消失，致使 T 波向量增加，出现高大的 T 波。

（2）心外膜下心肌层缺血（包括透壁性心肌缺血）：心外膜动作电位时程明显延长，引起心肌复极顺序的逆转，即心内膜开始先复极，膜外电位为正，而缺血的心外膜心肌尚未复极，膜外电位仍呈相对的负性，于是出现与正常方向相反的 T 波向量。面向缺血区的导联记录出倒置的 T 波。

2. 损伤型心电图改变

（1）损伤型 ST 段偏移可表现为 ST 段压低及 ST 段抬高两种类型。

（2）心肌损伤时，ST 向量从正常心肌指向损伤心肌。

（3）心内膜下心肌损伤时，ST 向量背离心外膜面指向心内膜，使位于心外膜面的导联出现 ST 段压低。

（4）心外膜下心肌损伤时（包括透壁性心肌缺血），ST 向量指向心外膜面导联，引起 ST 段抬高。

二、临床意义

心肌缺血的心电图可仅仅表现为 ST 段改变或者 T 波改变，也可同时出现 ST – T 改变。

1. 典型的心肌缺血发作时，面向缺血部位的导联常显示缺血型 ST 段压低和（或）T 波倒置。

2. 部分冠心病患者呈持续性 ST 改变和（或）T 波低平、负正双向和倒置，心绞痛发作时出现 ST – T 改变加重或伪性改善。

3. 冠心病患者心电图上出现倒置深尖、双肢对称的 T 波（称之为冠状 T 波），反映心外膜下心肌缺血或有透壁性心肌缺血，亦见于心肌梗死患者。

4. 变异型心绞痛（冠状动脉痉挛为主要因素）多引起暂时性 ST 段抬高并常伴有高耸 T 波和对应导联的 ST 段下移，是急性严重心肌缺血表现。

三、鉴别诊断

1. 除冠心病外其他心血管疾病，如心肌病、心肌炎、瓣膜病、心包炎等均可出现此类 ST – T 改变。

2. 低钾、高钾等电解质紊乱，药物（洋地黄、奎尼丁等）影响以及自主神经调节障碍也可引起非特异性 ST – T 改变。

3. 心室肥厚、束支传导阻滞、预激综合征等可引起继发性 ST – T 改变。

第五节　心肌梗死

一、基本图形及机制

1. "缺血型" 改变　最早为缺血性 T 波改变。缺血最早出现于心内膜下肌层,使对向缺血区的导联出现 T 波高而直立。缺血发生在心外膜下肌层,则面向缺血区的导联出现 T 波倒置。缺血使心肌复极时间延长,可引起 Q – T 间期延长。

2. "损伤型"改变 主要表现为面向损伤心肌的导联出现 ST 段抬高。

3. "坏死型"改变 主要表现为面向坏死区的导联出现异常 Q 波(时限≥0.03 秒,振幅≥1/4R)或者呈 QS 波。

二、心肌梗死的心电图演变及分期

1. 超急性期(亦称超急性损伤期) 急性心肌梗死发生数分钟后,首先出现短暂的心内膜下心肌缺血,心电图上产生高大的 T 波,以后迅速出现 ST 段上斜型或弓背向上型抬高,与高耸直立 T 波相连。由于急性损伤性阻滞,可见 QRS 振幅增高,并轻度增宽,但尚未出现异常 Q 波。

2. 急性期(充分发展期) 开始于梗死后数小时或数日,可持续到数周,心电图呈现动态演变过程。ST 段呈弓背向上抬高,抬高显著者可形成单向曲线,继而逐渐下降;心肌坏死导致面向坏死区导联的 R 波振幅降低或丢失,出现异常 Q 波或 QS 波;T 波由直立开始倒置,并逐渐加深。坏死型的 Q 波、损伤型的 ST 段抬高和缺血型的 T 波倒置可同时并存。

3. 亚急性期 出现于梗死后数周至数月,以坏死及缺血图形为主要特征。抬高的 ST 段恢复至基线,缺血型 T 波由倒置较深逐渐变浅,坏死型 Q 波持续存在。

4. 陈旧期 出现在急性心肌梗死数月之后,ST 段和 T 波恢复正常或 T 波持续倒置、低平,残留下坏死型的 Q 波。

三、心肌梗死的定位诊断及梗死相关血管的判断

1. 前间壁梗死 异常 Q 波或 QS 波主要出现在 $V_1 \sim V_3$

导联。

2. 前壁心肌梗死　异常 Q 波或 QS 波主要出现在 V_3、V_4、V_5 导联。

3. 侧壁心肌梗死　Ⅰ、aVL、V_5、V_6 出现异常 Q 波。

4. 下壁心肌梗死　Ⅱ、Ⅲ、aVF 导联出现异常 Q 波或 QS 波。

5. 正后壁心肌梗死　V_7、V_8、V_9 导联记录到异常 Q 波或 QS 波。

6. 大部分胸导联都出现异常 Q 波或 QS 波，称为广泛前壁心肌梗死。

7. 前间壁或前壁心肌梗死常为左前降支发生闭塞。

8. 侧壁和后壁同时发生梗死多为左回旋支发生闭塞。

9. 下壁梗死大多为右冠状动脉闭塞，少数为左回旋支闭塞所致。

10. 下壁梗死同时合并右心室梗死时，往往是右冠状动脉近段发生闭塞。

四、心肌梗死的分类和鉴别诊断

1. Q 波型和非 Q 波型心肌梗死　部分患者发生急性心肌梗死后，心电图可只表现为 ST 段抬高或压低及 T 波倒置，ST – T 改变可呈规律性演变，但不出现异常 Q 波，需要根据临床表现及其他检查指标明确诊断。与典型的 Q 波型心肌梗死比较，此种不典型心肌梗死较多见于多支冠状动脉病变。

2. ST 段抬高型和非 ST 段抬高型心肌梗死　ST 段抬高型梗死是指 2 个或 2 个以上相邻的导联出现 ST 段抬高（ST 段抬高的标准为：在 $V_2 \sim V_3$ 导联抬高 ≥ 0.2mV，在其他导联抬高 ≥ 0.1mV）；非 ST 段抬高型梗死是指心电图上表现为 ST 段压低和（或）T 波倒置或无 ST – T 异常。

3. 心肌梗死合并其他病变

（1）心肌梗死合并室壁瘤（多发生于左心室前壁）时，可见 ST 段持续性抬高达数月以上。

（2）心肌梗死合并右束支阻滞时，心室除极初始向量表现出心肌梗死特征，终末向量表现出右束支阻滞特点，一般不影响二者的诊断。

（3）在 QRS 波群为正向的导联，出现 ST 段抬高 ≥0.1mV；在 V_1 ~ V_3 导联，出现 ST 段压低 ≥0.1mV；在 QRS 波群为负向的导联，出现 ST 段抬高 ≥0.5mV，均提示左束支阻滞可能合并急性心肌缺血或心肌梗死。

4. 心肌梗死的鉴别诊断

（1）ST 段抬高还可见于变异型心绞痛、急性心包炎、急性肺栓塞、主动脉夹层、急性心肌炎、高钾血症、早期复极等，可根据病史、是否伴有异常 Q 波及典型 ST – T 演变过程予以鉴别。

（2）异常 Q 波的出现不一定都提示为心肌梗死，结合患者的病史和临床资料一般不难鉴别。

第六节　心律失常

一、概述

1. 定义　心脏激动的起源异常或（和）传导异常，称为心律失常。

2. 分类

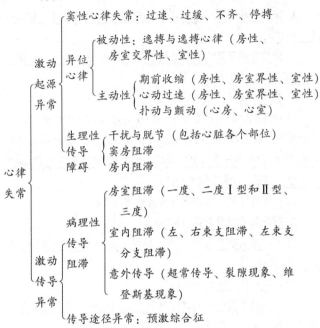

二、窦性心律及窦性心律失常

1. 起源于窦房结的心律，称为窦性心律，属于正常节律。

2. 窦性心律的心电图特征 P 波规律出现，且 P 波形态表明激动来自窦房结（即 P 波在 Ⅰ、Ⅱ、aVF、$V_4 \sim V_6$ 导联直立，在 aVR 导联倒置）。

3. 窦性心动过速

（1）成人窦性心律的频率 >100 次/分，称窦性心动过速。

（2）窦性心动过速时，P - R 间期及 Q - T 间期相应缩短，有时可伴有继发性 ST 段轻度压低和 T 波振幅降低。

（3）常见于运动、精神紧张、发热、甲状腺功能亢进症、贫血、失血、心肌炎和拟肾上腺素类药物作用等情况。

4. 窦性心动过缓 窦性心律的频率 <60 次/分时，称为窦性心动过缓。

5. 窦性心律不齐 窦性心律，但节律不整，在同一导联上 P−P 间期差异 >0.12 秒。

6. 窦性停搏

（1）在规律的窦性心律中，因迷走神经张力增大或窦房结功能障碍，在一段时间内窦房结停止发放激动，心电图上见规则的 PP 间距中突然出现 P 波脱落，形成长 PP 间距。长 PP 间距与正常 PP 间距不成倍数关系。

（2）窦性停搏后常出现逸搏或逸搏心律。

7. 病态窦房结综合征（SSS）

（1）持续的窦性心动过缓，心率 <50 次/分，不易用阿托品等药物纠正。

（2）窦性停搏或窦房阻滞。

（3）在显著窦性心动过缓基础上，出现室上性快速心律失常（房速、房扑、房颤等），又称为慢−快综合征。

（4）若病变同时累及房室交界区，可出现房室传导障碍，或发生窦性停搏时，长时间不出现交界性逸搏，此即称为双结病变。

三、期前收缩

1. 基本概念 指起源于窦房结以外的异位起搏点提前发出的激动，又称过早搏动。

2. 产生机制

（1）折返激动。

（2）触发活动。

（3）异位起搏点的兴奋性增高。

3. 分类　根据异位搏动发生的部位，可分为房性、交界性和室性期前收缩。

4. 术语　联律间期、代偿间隙、间位性期前收缩、单源性期前收缩、多源性期前收缩、频发性期前收缩。

5. 室性期前收缩

（1）期前出现的 QRS－T 波前无 P 波或无相关的 P 波。

（2）期前出现的 QRS 形态宽大畸形，时限通常 >0.12 秒，T 波方向多与 QRS 的主波方向相反。

（3）往往为完全性代偿间歇，期前收缩前后两个窦性 P 波的间距等于正常 PP 间距的两倍。

6. 房性期前收缩

（1）期前出现的异位 P' 波，其形态与窦性 P 波不同。

（2）P'－R 间期 >0.12 秒。

（3）大多为不完全性代偿间歇，即期前收缩前后两个窦性 P 波的间距小于正常 PP 间距的两倍。

7. 交界性期前收缩

（1）期前出现的 QRS－T 波，其前无窦性 P 波，QRS－T 形态与窦性下传者基本相同。

（2）出现逆行 P' 波，可发生于 QRS 波群之前或 QRS 波群之后或者与 QRS 相重叠。

（3）大多为完全性代偿间歇。

四、逸博与逸搏心律

1. 当高位节律点发生病变或受到抑制而出现停搏或节律明显减慢时，或者因传导障碍而不能下传时，或其他原因造成长的间歇时，作为一种保护性措施，低位起搏点就会发出一个或一连串的冲动，激动心房或心室。仅发生 1~2 个称为逸搏，连续 3 个以上称为逸搏心律。

2. 按发生的部位分为房性、房室交界性和室性逸搏。

3. 其 QRS 波群的形态特点与各相应的期前收缩相似，二者的差别是期前收缩属提前发生，为主动节律；而逸搏则在长间歇后出现，属被动节律。临床上以房室交界性逸搏最为多见，室性逸搏次之，房性逸搏较少见。

4. 交界性逸搏心律，见于窦性停搏及三度房室阻滞等情况，QRS 波群呈交界性搏动特征，频率一般为 40～60 次/分，慢而规则。

五、异位性心动过速

1. 阵发性室上性心动过速

（1）有突发、突止的特点，频率一般在 160～250 次/分，节律快而规则。

（2）QRS 形态一般正常（伴有束支阻滞或室内差异传导时，可呈宽 QRS 波心动过速）。

（3）最常见的为预激旁路引发的房室折返性心动过速以及房室结双径路引发的房室结折返性心动过速。

2. 室性心动过速

（1）频率多在 140～200 次/分，节律可稍不齐。

（2）QRS 波群宽大畸形，时限 >0.12 秒。

（3）如能发现 P 波，并且 P 波频率慢于 QRS 频率，PR 无固定关系（房室分离）可明确诊断。

（4）偶尔心房激动夺获心室或发生室性融合波，也支持室性心动过速的诊断。

3. 非阵发性心动过速

（1）有渐起渐止的特点。交界性心律频率多为 70～130 次/分，室性心律频率多为 60～100 次/分。

（2）易发生干扰性房室脱节、融合波或夺获心搏。产生机制是异位起搏点自律性增高，多见于器质性心脏病。

4. 双向性室性心动过速

（1）心动过速时，QRS 波群的主波方向出现上、下交替改变。

（2）此类心律失常除见于洋地黄中毒外，还可见于儿茶酚胺敏感性多形性室性心动过速患者。

5. 扭转型室性心动过速

（1）可见一系列增宽变形的 QRS 波群，以每 3～10 个心搏围绕基线不断扭转其主波的正负方向，每次发作持续数秒到数十秒而自行终止，极易复发或转为心室颤动。

（2）临床上表现为反复发作心源性晕厥或称为阿－斯综合征。

（3）病因：遗传性心律失常、严重的房室传导阻滞、电解质紊乱及某些药物所致。

六、扑动与颤动

1. 心房扑动

（1）发生机制：房内大折返环路激动。

（2）正常 P 波消失，代之连续的锯齿状扑动波（F 波），多数在 I、III、aVF 导联中可见；F 波间无等电位线，波幅大小一致，间隔规则，频率为 240～350 次/分，多以固定房室比例（2:1 或 4:1）下传，故心室律规则。

（3）心房扑动时 QRS 波时间一般不增宽。

（4）若 F 波的大小和间距有差异，且频率 >350 次/分，称不纯性心房扑动或称非典型心房扑动。

2. 心房颤动

（1）正常 P 波消失，代以大小不等、形状各异的颤动波（f 波），通常以 V_1 导联为最明显；房颤波的频率为 350～600 次/分；

RR 绝对不齐，QRS 波一般不增宽。

3. 心室扑动与心室颤动

（1）心室扑动机制：心室肌产生环形激动的结果。

（2）心室扑动心电图特点是无正常 QRS – T 波，代之以连续快速而相对规则的大振幅波动，频率达 200～250 次/分，常不能持久，可能转为心室颤动而导致死亡。心室颤动往往是心脏停搏前的短暂征象，心电图上 QRS – T 波完全消失，出现大小不等、极不匀齐的低小波，频率 200～500 次/分。

（3）心室扑动和心室颤动均是极严重的致死性心律失常。

七、传导异常

（一）传导阻滞

1. 病因 传导系统的器质性损害或迷走神经张力增高引起的功能性抑制或是药物作用及位相性影响。

2. 分类

（1）按发生的部位分为窦房阻滞、房内阻滞、房室传导阻滞和室内传导阻滞。

（2）按阻滞程度可分为一度（传导延缓）、二度（部分激动传导发生中断）和三度（传导完全中断）。

（3）按传导阻滞发生情况，可分为永久性、暂时性、交替性及渐进性。

3. 窦房传导阻滞

（1）一度窦房阻滞：不能观察到。

（2）三度窦房阻滞：难与窦性停搏相鉴别。

（3）二度窦房阻滞：出现心房和心室漏搏（P – QRS – T 均脱漏）时才能诊断。在规律的窦性 PP 间距中出现一个长间歇，刚好等于正常窦性 PP 间距的倍数，称二度 II 型窦房传导阻滞。

4. 房内传导阻滞

（1）一般不产生心律不齐，表现为 P 波增宽≥0.12 秒，出现双峰，切迹间距≥0.04 秒，注意与左心房肥大相鉴别。

（2）完全性房内传导阻滞少见，在正常窦性 P 波之外，还可见与其无关的异位 P'或心房颤动波或心房扑动波，自成节律。

5. 房室传导阻滞

（1）一度房室传导阻滞：P-R 间期延长，成人 P-R 间期>0.20 秒（老年人>0.22 秒），或对两次检测结果进行比较，心率没有明显改变而 P-R 间期延长超过 0.04 秒，可诊断。

（2）二度房室传导阻滞：部分 P 波后 QRS 波脱漏，分两种类型。

①二度 I 型房室传导阻滞：P 波规律地出现，P-R 间期逐渐延长，直到 P 波下传受阻，脱漏 1 个 QRS 波群，漏搏后房室阻滞得到一定改善，P-R 间期又趋缩短，之后又复逐渐延长，如此周而复始地出现，称为文氏现象。

②二度 II 型房室传导阻滞：P-R 间期恒定，部分 P 波后无 QRS 波群。凡连续出现 2 次或 2 次以上的 QRS 波群脱漏者，称高度房室传导阻滞。

（3）三度房室传导阻滞：又称完全性房室传导阻滞。P 波与 QRS 波毫无关系，心房率快于心室率。

5. 室内传导阻滞

（1）右束支阻滞：心电图表现（完全性）。

①成人 QRS 波群时间≥0.12 秒。

②V_1 或 V_2 导联 QRS 呈 rsR'型或 M 形，此为最具特征性的改变。

③V_1 导联 R 峰时间>0.05 秒。

④V_1、V_2 导联 ST 段轻度压低，T 波倒置；I、V_5、V_6 导联

T波方向与终末S波方向相反，仍为直立。

（2）左束支传导阻滞：心电图表现（完全性）。

①成人 QRS 波群时间≥0.12 秒。

②V_1、V_2导联呈 rS 波或呈宽而深的 QS 波；Ⅰ、aVL、V_5、V_6导联 R 波增宽、顶峰粗钝或有切迹。

③Ⅰ、V_5、V_6导联 q 波一般消失。

④V_5、V_6导联 R 峰时间 >0.06 秒。

⑤ST－T 方向通常与 QRS 波群主波方向相反。

（3）左前分支阻滞：心电图表现

①QRS 波群心电轴左偏在 -45°～-90°。

②Ⅱ、Ⅲ、aVF 导联 QRS 波呈 rS 型；Ⅰ、aVL 导联呈 qR 型。

③aVL 导联 R 峰时间≥45 毫秒。

④QRS 时间轻度延长，但 <0.12 秒。

（二）预激综合征

1. WPW 综合征　心电图特征为：

①P－R 间期缩短 <0.12 秒。

②QRS 波增宽≥0.12 秒。

③QRS 起始部有预激波。

④P－J 间期正常。

⑤出现继发性 ST－T 改变。

2. LGL 综合征　短 P－R 综合征。PR 间期 <0.12 秒，但 QRS 起始部无预激波。

3. Mahaim 型预激综合征　P－R 间期正常或长于正常值，QRS 波起始部可见预激波。

第七节　电解质紊乱和药物影响

一、电解质紊乱

1. 高血钾

（1）细胞外血钾浓度超过 5.5mmol/L：Q－T 间期缩短和 T 波高尖，基底部变窄。

（2）血清钾 >6.5mmol/L：QRS 波群增宽，P－R 及 Q－T 间期延长，R 波电压降低及 S 波加深，ST 段压低。

（3）当血清钾增高 >7mmol/L，QRS 波群进一步增宽，P－R 及 Q－T 间期进一步延长；P 波增宽，振幅减低，甚至消失，有时实际上窦房结仍在发出激动，沿 3 个结间束经房室交界区传入心室，因心房肌受抑制而无 P 波，称之为"窦室传导"。

（4）高血钾的最后阶段，宽大的 QRS 波甚至与 T 波融合呈正弦波。

2. 低血钾　为 ST 段压低，T 波低平或倒置以及 u 波增高，QT 间期一般正常或轻度延长，表现为 QT－u 间期延长。

3. 高血钙和低血钙

（1）高血钙的主要改变为 S－T 段缩短或消失，Q－T 间期缩短。

（2）低血钙的主要改变为 S－T 段明显延长、Q－T 间期延长、直立 T 波变窄、低平或倒置，一般很少发生心律失常。

二、药物影响

1. 洋地黄对心电图的影响

（1）洋地黄效应

①ST 段下垂型压低。

②T 波低平、双向或倒置。

③Q - T 间期缩短。

(2) 洋地黄中毒：各种心律失常是洋地黄中毒的主要表现。

2. 奎尼丁

(1) 治疗剂量

①Q - T 间期延长。

②T 波低平或倒置。

③u 波增高。

④P 波稍宽可有切迹，P - R 间期稍延长。

(2) 奎尼丁中毒

①Q - T 间期明显延长。

②QRS 时间明显延长。

③各种程度的房室传导阻滞，以及窦性心动过缓、窦性静止或窦房阻滞。

④各种室性心律失常，严重时发生扭转型室性心动过速，甚至室颤引起晕厥和突然死亡。

3. 其他药物 如胺碘酮及索他洛尔等可使心电图 Q - T 间期延长。

第八节 心电图的分析方法和临床应用

一、心电图分析方法和步骤

(1) 结合临床资料的重要性：心电图记录的只是心肌激动的电学活动，心电图检测技术本身还存在一定的局限性，并且还受到个体差异等方面的影响。

(2) 对心电图描记技术的要求：心电图机必须保证经放大

后的电信号不失真。

（3）熟悉心电图的正常变异。

（4）心电图的具体分析方法：心率的计算、P波的分析、P－R间期的分析、QRS波群的分析、ST段的分析、T波的分析及电解质与药物对心电图的影响。

二、心电图的临床应用

心电图主要反映心脏激动的电学活动，因此对各种心律失常和传导障碍的诊断及分析具有十分肯定的价值。

小结速览

```
                   ┌ 心电图    ┌ 心脏机械收缩之前，先产生电激动，心房
                   │ 产生      │   和心室的电激动可经人体组织传到体表
                   │ 原理      └ 心电图是利用心电图机从体表记录心脏每
                   │              一心动周期所产生电活动变化的曲线图形
                   │
          ┌ 临床心  │ 心电图各  ┌ 心脏的特殊传导系统：窦房结、结间束、
          │ 电学的  │ 波段的组  │   房间束、房室交界区、束支以及浦肯
          │ 基本    ┤ 成和命名 ┤   野纤维构成
          │ 知识    │          │ 正常心电活动：窦房结→兴奋心房，结间
心        ┤         │          │   束→房室结—希氏束→左、右束支→
电        │         │          └   浦肯野纤维→兴奋心室
图        │         └ 心电图导联系统：临床常用标准 12 导联
          │
          │ 心电图的 ┌ 心电图的测量：心率的测量；各波段振幅的测
          └ 测量和正 │   量；各波段时间的测量
            常数据   │ 正常心电图波形特点和正常值：P波；P－R间期；
                     └   QRS波群；J点；ST段；T波；Q－T间期；u波
```

心房肥大与心室增厚
- 心房肥大：右心房肥大、左心房肥大及双心房肥大
- 心室肥厚：左心室肥厚、右室肥厚、双侧心室肥厚

心肌梗死
- 基本图形及机制：缺血型、损伤型和坏死型
- 心电图演变及分期：超急性期、急性期、亚急性期和陈旧期

心电图

心律失常

心律失常
- 窦性心律及窦性心律失常
  - 起源于窦房结的心律，称为窦性心律，属于正常节律
  - 成人窦性心律的频率 > 100 次/分，称窦性心动过速
  - 窦性心律的频率 < 60 次/分时，称为窦性心动过缓
- 期前收缩：起源于窦房结以外的异位起搏点提前发出的激动，又称过早搏动
- 逸搏与逸搏心律、异位性心动过速、扑动与颤动及传导异常

电解质紊乱和药物影响
- 电解质紊乱：高血钾、低血钾、高血钙和低血钙
- 药物影响：洋地黄和奎尼丁

第二章 其他常用心电学检查

● **重点** 动态心电图
○ **难点** 运动试验的导联系统
★ **考点** 运动试验的适应证和禁忌证

第一节 动态心电图

一、仪器的基本结构

动态心电图仪主要由记录系统和回放分析系统组成。

二、导联选择

1. CM₅导联 正极置于左腋前线、平第 5 肋间处（即 V_5 位置），负极置于右锁骨下窝中 1/3 处。该导联对检出缺血性 ST 段下移最为敏感，且记录到的 QRS 波振幅最高，是常规使用的导联。

2. CM₁导联 正极置于胸骨右缘第 4 肋间（即 V_1 位置）或胸骨上，负极置于左锁骨下窝中 1/3 处。该导联可清楚地显示 P 波，分析心律失常时常用此导联。

3. MₐvF导联 正极置于左腋前线肋缘，负极置于左锁骨下窝内 1/3 处。该导联主要用于检测左心室下壁的心肌缺血改变。

4. CM₂或 CM₃导联 正极置于 V_2 或 V_3 的位置，负极置于右锁骨下窝中 1/3 处。怀疑患者有变异性心绞痛（冠状动脉痉挛）时，宜联合选用 CM_3 和 M_{avF} 导联。

三、临床应用范围

1. 心悸、气促、头晕、晕厥、胸痛等症状性质的判断。

2. 心律失常的定性和定量诊断。

3. 心肌缺血的诊断和评价。

4. 心肌缺血及心律失常药物的疗效评价。

5. 心脏病患者预后的评价。

6. 选择安装起搏器的适应证。

7. 医学科学研究和流行病学调查。

四、注意事项

应要求患者在佩带记录器检测过程中做好日志，按时间记录其活动状态和有关症状。患者不能填写者，应由医务人员代写。无论有无症状都应认真填写记录。一份完整的生活日志对于正确分析动态心电图资料具有重要参考价值。

五、分析报告

1. 监测期间的基本节律，24 小时心搏总数，平均心率，最高与最低心率及发生的时间。

2. 各种心律失常的类型，快速性和（或）缓慢性心律失常，异常心搏总数，发生频度，持续时间，形态特征及心律失常与症状、日常活动和昼夜的关系等。

3. 监测导联 ST 段改变的形态、程度、持续时间和频度，ST 段异常改变与心率变化及症状的关系。

4. 应选择和打印有代表性的正常和异常的实时心电图片段，作为动态心电图诊断报告的依据。

5. 对起搏器患者，报告中还应包括起搏器功能的评价和分析。分析报告最后应做出此次动态心电图监测的诊断结论。

第二节　心电图运动负荷试验

一、运动试验的生理和病理基础

1. 运动时为满足肌肉组织需氧量的增加，心率相应加快，心排出量相应增加，伴随心肌耗氧量增加，冠状动脉血流量增加。

2. 冠状动脉发生病变而狭窄到一定程度时，患者在静息状态下可以不发生心肌缺血，但当运动负荷增加伴随心肌耗氧量增加时，冠状动脉血流量不能相应增加，即引起心肌缺氧，心电图上可出现异常改变。

二、运动负荷量的确定和运动方案的选择

1. 分为极量与亚极量两档。

2. 极量负荷量指心率达到自己的生理极限的负荷量。最大心率粗略计算法为 220 - 年龄数。

3. 亚极量负荷量指心率达到 85% ~ 90% 最大心率的负荷量。

三、运动试验的导联系统

国际上普遍采用 Mason - Likar 对标准 12 导联进行改进的导联系统来记录运动试验心电图。

四、运动试验方法

1. 包括Master 二级梯运动试验、踏车运动试验、平板运动试验。

2. 平板运动试验应用最广泛。

五、运动试验的适应证和禁忌证

1. 适应证

①对不典型胸痛或可疑冠心病患者进行鉴别诊断。

②评估冠心病患者的心脏负荷能力。

③评价冠心病的药物或介入手术治疗效果。

④进行冠心病易患人群流行病学调查筛选试验。

2. 禁忌证

①急性心肌梗死或心肌梗死合并室壁瘤。

②不稳定型心绞痛。

③心力衰竭。

④中、重度瓣膜病或先天性心脏病。

⑤急性或严重慢性疾病。

⑥严重高血压患者。

⑦急性心包炎或心肌炎。

⑧肺栓塞。

⑨严重主动脉瓣狭窄。

⑩严重残疾不能运动者。

3. 终止试验条件

①运动负荷进行性增加而心率反而减慢或血压反而下降者。

②出现严重心律失常者。

③出现眩晕、视物模糊、面色苍白或发绀者。

④出现典型的心绞痛或心电图出现缺血型 ST 段下降 ≥ 0.2mV 者。

（五）运动试验结果的判断

阳性标准主要为：

1. 运动中出现典型的心绞痛。

2. 运动过程中出现 ST 段下斜型或水平型下移 ≥ 0.1mV，持续时间大于 1 分钟。

小结速览

动态心电图
- 仪器的基本结构：动态心电图仪主要由记录系统和回放分析系统组成
- 导联的选择：CM_5 导联、CM_1 导联、Mav_F 导联、CM_2 或 CM_3 导联
- 临床应用范围
  - 心悸、气促、头晕、晕厥、胸痛等症状性质的判断
  - 心律失常的定性和定量诊断
  - 心肌缺血的诊断和评价

其他常用心电学检查

心电图运动负荷试验
- 运动试验的导联系统：国际上普遍采用 Mason - Likar 对标准 12 导联进行改进的导联系统来记录运动试验心电图
- 运动试验方法：包括 Master 二级梯运动试验、踏车运动试验、平板运动试验
- 适应证
  - 对不典型胸痛或可疑冠心病患者进行鉴别诊断
  - 评估冠心病患者的心脏负荷能力
  - 评价冠心病的药物或介入手术治疗效果
  - 进行冠心病易患人群流行病学调查筛选试验
- 禁忌证
  - 急性心肌梗死或心肌梗死合并室壁瘤
  - 不稳定型心绞痛
- *运动试验结果的判断：阳性标准主要为，运动中出现典型的心绞痛。运动过程中出现 ST 段下斜型或水平型下移 ≥0.1mV，持续时间大于 1 分钟

第三章　肺功能检查

- ● **重点**　通气功能检查各指标的正常值及临床意义
- ○ **难点**　血气分析各指标的正常值及临床意义
- ★ **考点**　酸碱平衡失调的类型及血气特点

第一节　通气功能检查

一、肺容积

1. 潮气容积（VT）　平静呼吸时，一次吸入或呼出的气量。正常成人参考值约为 500ml。VT 受吸气肌特别是膈肌功能的影响。

2. 补呼气容积（ERV）　平静呼气末再尽最大力量呼气所呼出的气量。正常成人参考值：男性（1609±492）ml、女性（1126±338）ml。随呼气肌功能的改变而发生变化。

3. 补吸气容积（IRV）　平静吸气末再尽最大力量吸气所吸入的气量。正常成人参考值：男性约 2160ml、女性约 1400ml。IRV 受吸气肌功能的影响。

4. 深吸气量（IC）　平静呼气末尽最大力量吸气所吸入的最大气量，即潮气容积加补吸气容积。正常成人参考值：男性为（2617±548）ml，女性为（1970±381）ml。正常 IC 应占肺活量的 2/3 或 4/5。当呼吸功能不全时，尤其是吸气肌力障碍以及胸廓、肺活动度减弱和气道阻塞时 IC 均降低。

5. 肺活量（VC）　尽力吸气后缓慢而又完全呼出的最大气量，即深吸气量加补呼气容积或潮气容积加补吸气容积加补呼气容积。

（1）正常成人参考值：男性（4217 ± 690）ml，女性（3105 ± 452）ml；实测值占预计值的百分比 < 80% 为减低，其中 60% ~ 79% 为轻度、40% ~ 59% 为中度、< 40% 为重度。

（2）临床意义：肺活量减低提示有限制性通气功能障碍，亦可提示有严重的阻塞性通气功能障碍。

6. 功能残气量（FRC）　平静呼气末肺内所含气量，即补呼气量加残气量。

（1）正常成人参考值：男性（3112 ± 611）ml，女性（2348 ± 479）ml。

（2）临床意义：FRC 在生理上是接近于正常呼吸模式，反映胸廓弹性回缩和肺弹性回缩力之间的关系。肺弹性回缩力下降，可使 FRC 增高，如阻塞性肺气肿、气道部分阻塞。反之 FRC 下降，如肺间质纤维化、急性呼吸窘迫综合征（ARDS）。胸廓畸形致肺泡扩张受限，或肥胖伴腹压增高使胸廓弹性回缩力下降时，FRC 亦下降。

7. 残气量（RV）　最大呼气末肺内所含气量，这些气量足够继续进行气体交换。正常成人参考值：男性（1615 ± 397）ml，女性（1245 ± 336）ml。其临床意义同 FRC。常以其占肺总量百分比作为判断指标。

8. 肺总量（TLC）　最大限度吸气后肺内所含气量，即肺活量加残气量。正常成人参考值：男性约 5020ml，女性约 3460ml。肺总量减少见于广泛肺部疾病。在肺气肿时，TLC 可正常或增高，主要取决于残气量和肺活量的增减情况。

二、通气功能

（一）肺通气量

1. 每分钟静息通气量（VE）

（1）静息状态下每分钟呼出气的量，等于潮气容积（VT）×每分钟呼吸频率（次/分）。

（2）正常成人参考值：男性（6663±200）ml，女性（4217±160）ml。

（3）临床意义：>10L/min 提示通气过度，可造成呼吸性碱中毒。<3L/min 提示通气不足，可造成呼吸性酸中毒。

2. 最大自主通气量（MVV）

（1）在1分钟内以最大的呼吸幅度和最快的呼吸频率呼吸所得的通气量。

（2）正常成人参考值：男性（104±2.71）L，女性约（82.5±2.17）L。

（3）临床意义

①阻塞性或限制性通气障碍均可使 MVV 降低。常见于阻塞性肺气肿、呼吸肌功能障碍、胸廓疾病、胸膜疾病、弥漫性肺间质疾病和大面积肺实变等。

②作为通气储备能力考核指标，以通气储备百分比表示，计算公式为：

通气储量% =（每分钟最大通气量 – 每分钟静息通气量）/每分钟最大通气量×100%

胸部手术术前判断肺功能状况、预计肺并发症发生风险的预测指标以及职业病劳动能力鉴定的指标。正常值 >95%，低于 86% 提示通气储备不足。

（二）用力肺活量

1. 用力肺活量（FVC）　　指深吸气至肺总量位后以最大力

量、最快的速度所能呼出的全部气量。第 1 秒用力呼气容积（$FEV_{1.0}$）是指最大吸气至肺总量位后，开始呼气第 1 秒钟内的呼出气量。

2. 正常成人参考值　男性（3179 ± 117）ml，女性（2314 ± 48）ml；$FEV_{1.0}$/FVC% 均大于 80%。

3. 临床意义　测定呼吸道有无阻力的重要指标。阻塞性通气障碍患者，$FEV_{1.0}$ 和 $FEV_{1.0}$/FVC% 均降低，但可逆性气道阻塞中，如支气管哮喘，在应用支气管扩张剂后，其值亦可较前改善。限制性通气障碍可正常。

（三）最大呼气中段流量

最大呼气中段流量是根据用力肺活量曲线而计算得出用力呼出 25% ~75% 的平均流量。临床意义可作为评价早期小气道阻塞的指标。

（四）肺泡通气量

1. 肺泡通气量（VA）　安静状态下每分钟进入呼吸性细支气管及肺泡与气体交换的有效通气量。

2. 解剖无效腔　正常成人潮气容积为 500ml，其中 150ml 为无效腔气。无效腔气不参与气体交换，仅在呼吸细支气管以上气道中起传导作用，亦称为解剖无效腔。

3. 肺泡无效腔　进入肺泡中气体，若无相应肺泡毛细血管血流与之进行气体交流，也同样会产生无效腔效应，称肺泡无效腔。

4. 生理无效腔　解剖无效腔加肺泡无效腔。

（五）临床应用

1. 通气功能的判断　是肺功能检查初筛项目。根据上述各项指标，并结合气速指数（正常为 1），可对通气功能做出初步判断、判断肺功能状况和通气功能障碍类型。

气速指数 = （MVV 实测值/预计值%）/（VC 实测值/预计值%）

通气量储备能力用通气储量%来表示，95%为正常，低于86%提示通气储备不佳，低于70%提示通气功能严重损害。

（1）**肺功能不全分级**

	VC 或 MVV 实测值/预计值%	$FEV_{1.0}$/FVC%
基本正常	>80	>70%
轻度减退	80～71	70～61
显著减退	70～51	60～41
严重减退	50～21	≤40
呼吸衰竭	≤20	

（2）通气功能障碍分型

	$FEV_{1.0}$/FVC%	MVV	VC	气速指数	RV	RLC
阻塞性	↓↓	↓↓	正常或↓	<1.0	↑	正常或↑
限制性	正常或↑	正常或↓	↓↓	>1.0	正常或↓	↓
混合性	↓	↓	↓	=1.0	不定	不定

2. 阻塞性肺气肿的判断

	RV/TLC（%）	平均肺泡氮浓度（%）
无肺气肿	≤35	2.47
轻度肺气肿	36～45	4.43
中度肺气肿	46～55	6.15
重度肺气肿	≥56	8.40

3. 气道阻塞的可逆性判断及药物疗效的判断

可通过支气管舒张试验来判断有无可逆性及药物疗效。

（1）测定方法

①测定前患者24小时停用支气管舒张药，再行常规肺功能测定。

②当结果提示 $FEV_{1.0}$ 或 $FEV_{1.0}/FVC\%$ 降低时，给患者吸入沙丁胺醇 $0.2mg$ 后 $15 \sim 20$ 分钟，重复测定 $FEV_{1.0}$ 与 $FEV_{1.0}/FVC\%$，按下列公式计算通气改善率进行判断。

通气改善率 =（用药后测定值 – 用药前测定值）/（用药前测定值）×100%

（2）结果判断：改善率 >15%，判定为阳性。15% ~ 24% 轻度可逆，25% ~ 40% 为中度可逆，>40% 为高度可逆。

4. 最大呼气流量（PEF）

（1）指用力肺活量测定过程中，呼气流速最快时的瞬间流速，亦称峰值呼气流速，主要反映呼吸肌的力量及气道有无阻塞。

（2）PEF 日变异率 =（日内最高 PEF – 日内最低 PEF）/ [（1/2）同日内最高 PEF + 最低 PEF）] ×100%。

（3）意义：正常一般 <20%，≥20% 对支气管哮喘诊断有意义。

5. 支气管激发试验

（1）支气管激发试验是测定气道反应性的方法。

（2）临床意义：主要用于协助支气管哮喘的诊断。

第二节　换气功能检查

一、气体分布

临床意义：吸入气体分布不均匀主要是由于不均匀的气流

阻力和顺应性。临床上支气管痉挛、受压可出现不均匀的气流阻力；间质性肺炎、肺纤维化、肺气肿、肺淤血、肺水肿等可降低肺顺应性。

二、通气/血流比值

临床意义：V/Q 比例失调是肺部疾病产生缺氧的主要原因。临床上见于肺实质、肺血管疾病，如肺炎、肺不张、急性呼吸窘迫综合征、肺栓塞和肺水肿等。

三、肺泡弥散功能

1. 肺泡弥散是肺泡内气体中和肺泡壁毛细血管中的氧和二氧化碳，通过肺泡壁毛细血管膜进行气体交换的过程。以弥散量作为判定指标。

2. 测定方法　有单次呼吸法、恒定状态法和重复呼吸法三种。临床上较常用单次呼吸法。

3. 临床意义　D_L值与年龄、性别、体位、身材等相关，男性大于女性，青年人大于老年人。弥散量如小于正常预计值的80%，则提示有弥散功能障碍。

（1）弥散量降低：常见于肺间质纤维化、石棉肺、肺气肿、肺结核、气胸、肺部感染、肺水肿、先天性心脏病、风湿性心脏病、贫血等。

（2）弥散量增加：可见于红细胞增多症、肺出血等。

第三节　小气道功能检查

一、闭合容积

闭合容积（CV）原称闭合气量，是指平静呼气至残气位时，肺下垂部小气道开始闭合时所能继续呼出的气体量；而小气道开始闭合时肺内留存的气体量则称为闭合总量。

二、最大呼气流量－容积曲线

最大呼气流量－容积曲线（MEFV）为受试者在作最大用力呼气过程中，将呼出的气体容积与相应的呼气流量所记录的曲线，或称流量－容积曲线（V－V曲线）。

三、频率依赖性肺顺应性

肺顺应性是指单位压力改变时所引起的容积变化，用以反映肺组织的弹性，通常包括肺顺应性、胸壁顺应性和总顺应性。

第四节 血气分析和酸碱测定

一、血气分析的指标

（一）动脉血氧分压（PaO_2）

1. 原理 动脉血氧分压是指血液中物理溶解的氧分子所产生的压力。健康成人随年龄增长而降低，年龄预计公式为PaO_2 $=100mmHg －（年龄×0.33）±5mmHg$。

2. 参考值 $95 \sim 100mmHg$。

3. 临床意义

（1）判断有无缺氧和缺氧的程度：低氧血症分为轻、中、重三型，轻度：$80 \sim 60mmHg$；中度：$60 \sim 40mmHg$；重度：$< 40mmHg$。

（2）判断有无呼吸衰竭的指标：若在海平面附近、安静状态下呼吸空气时 PaO_2 测定值 $< 60mmHg$，并可除外其他因素（如心脏内分流等）所致的低氧血症，即可诊断为呼吸衰竭，

分为Ⅰ型和Ⅱ型。Ⅰ型是指缺氧而无 CO_2 潴留（$PaO_2 < 60mmHg$，$PaCO_2$ 降低或正常）；Ⅱ型是指缺氧伴有 CO_2 潴留（$PaO_2 < 60mmHg$，$PaCO_2 > 50mmHg$）。

（二）肺泡 – 动脉血氧分压差

1. 原理 肺泡 – 动脉血氧分压差是指肺泡氧分压（P_AO_2）与动脉血氧分压（PaO_2）之差 $[P_{(A-a)}O_2]$，是反映肺换气功能的指标，有时较 PaO_2 更为敏感，能较早地反映肺部氧摄取状况。

2. 参考值 正常青年人为 $15 \sim 20mmHg$，随着年龄增长而增大，但最大不超过 $30mmHg$。

3. 临床意义

（1）$P_{(A-a)}O_2$ 增大伴有 PaO_2 降低：提示肺本身受累所致氧合障碍，如右向左分流或肺血管病变使肺内动静脉解剖分流增加致静脉血掺杂、弥漫性间质性肺病、肺水肿、急性呼吸窘迫综合征、肺不张或肺栓塞等。

（2）$P_{(A-a)}O_2$ 增大无 PaO_2 降低：见于肺泡通气量明显增加，而大气压、吸入氧气浓度与机体耗氧量不变时。

（三）动脉血氧饱和度

1. 原理 动脉血氧饱和度（SaO_2）是指动脉血氧与血红蛋白（Hb）结合的程度，是单位 Hb 含氧百分数。

$SaO_2 = （HbO_2/全部 Hb）\times 100\% = 血氧含量/血氧结合率 \times 100\%$。

2. 参考值 $95\% \sim 98\%$。

（四）混合静脉血氧分压

混合静脉血氧分压是指物理溶解于混合静脉血中的氧产生的压力。常作为判断组织缺氧程度的一个指标。

（五）动脉血氧含量

动脉血氧含量（CaO_2）是指单位容积（每升）的动脉血液中所含氧的总量（mmol）或每百毫升动脉血含氧的毫升数。

（六）动脉血二氧化碳分压

1. 原理　动脉血二氧化碳分压（$PaCO_2$）是指物理溶解在动脉血中的 CO_2（正常时每 100ml 中溶解 2.7ml）分子所产生的张力。

2. 参考值　35～45mmHg，平均值 40mmHg。

3. 临床意义

（1）判断呼吸衰竭类型与程度的指标：Ⅰ型呼吸衰竭，$PaCO_2$ 可正常或略降低；Ⅱ型呼吸衰竭，$PaCO_2$ 必须 >50mmHg；肺性脑病时，$PaCO_2$ 一般应 >70mmHg。

（2）判断呼吸性酸碱平衡失调的指标：$PaCO_2$ >45mmHg（6.0kPa）提示呼吸性酸中毒；$PaCO_2$ <35mmHg（4.7kPa）提示呼吸性碱中毒。

（3）判断代谢性酸碱失调的代偿反应：代谢性酸中毒时经肺代偿后 $PaCO_2$ 降低，代谢性碱中毒时经肺代偿后 $PaCO_2$ 升高。

（七）pH

1. pH 是表示体液氢离子浓度的指标或酸碱度。

2. 参考值　pH 7.35～7.45，平均 7.40，$[H^+]$ 35～45mmol/L，平均 40mmol/L。

3. 临床意义

（1）判断酸碱失调中机体代偿程度的重要指标。

（2）pH <7.35 为失代偿性酸中毒，有酸血症。

（3）pH >7.45 为失代偿性碱中毒，有碱血症。

（4）pH 正常可有三种情况：无酸碱失衡、代偿性酸碱失衡、混合性酸碱失衡。

（八）标准碳酸氢盐

1. **标准碳酸氢盐（SB）**是指在 38℃，血红蛋白完全饱和，经 $PaCO_2$ 为 40mmHg 的气体平衡后的标准状态下所测得的血浆 HCO_3^- 浓度。

2. **参考值** 22～27mmol/L，平均 24mmol/L。

3. **临床意义** 准确反应代谢性酸碱平衡的指标。SB 一般不受呼吸的影响。

（九）实际碳酸氢盐

1. **实际碳酸氢盐（AB）**是指在实际 $PaCO_2$ 和血氧饱和度条件下所测得血浆 HCO_3^- 含量。

2. **参考值** 22～27mmol/L。

（十）缓冲碱

1. **原理** 缓冲碱（BB）是指血液中一切具有缓冲作用的碱性物质的总和，是反映代谢性因素的指标。

2. **参考值** 45～55mmol/L，平均 50mmol/L。

3. **临床意义** 反映机体对酸碱平衡失衡时总的缓冲能力，不受呼吸因素的影响。BB 减少提示代谢性酸中毒，BB 增加提示代谢性碱中毒。

（十一）剩余碱

1. **剩余碱（BE）**是指在 38℃，血红蛋白完全饱和，经 $PaCO_2$ 为 40mmHg 的气体平衡后的标准状态下，将血标本滴定至 pH 等于 7.40 所需要的酸或碱的量，表示全血或血浆中碱储备增加或减少的情况。需加酸者表示血中有多余的碱，BE 为正值；相反，需加碱者表明血中碱缺失，BE 为负值。

2. **参考值** 0±2.3 mmol/L。

（十二）血浆 CO_2 含量

血浆 CO_2 含量是指血浆中结合的和物理溶解的 CO_2 总含量。

（十三）阴离子间隙

1. 阴离子间隙（AG）　是指血浆中的未测定阴离子与未测定阳离子的差值。

2. 参考值　8~16mmol/L。

3. 临床意义

（1）高 AG 以产生过多酸为特征，常见于乳酸酸中毒、尿毒症、酮症酸中毒。

（2）正常 AG 代谢性酸中毒，又称为高氯型酸中毒，可由 HCO_3^- 减少（如腹泻）、酸排泄衰竭（如肾小管酸中毒）或过多使用含氯的酸（如盐酸精氨酸）。

（3）判断三重酸碱失衡中 AG 增大的代谢性酸中毒。>30mmol/L 时肯定酸中毒；20~30mmol/L 时酸中毒可能性很大。

二、酸碱平衡失调的类型及血气特点

（一）单纯酸碱平衡失调

1. 代谢性酸中毒　AB、SB、BB 下降，pH 接近或达到正常，BE 负值增大，$PaCO_2$ 下降。当机体不能代偿时，$PaCO_2$ 正常或增高，pH 下降。

2. 代谢性酸中毒　急性呼吸性酸中毒时，$PaCO_2$ 增高，pH下降，AB 正常或略升高、BE 基本正常。慢性呼吸性酸中毒时，$PaCO_2$ 增高，pH 正常或降低，AB 升高，AB > SB，BE 正值增大。

3. 代谢性碱中毒　AB、SB、BB 增高，pH 接近正常，BE 正值增大，$PaCO_2$ 上升。

4. 呼吸性碱中毒　$PaCO_2$ 下降，pH 正常或升高，AB 在急性呼吸性碱中毒时正常或轻度下降，慢性呼吸性碱中毒时下降明显，AB < SB，BE 负值增大。

（二）二重酸碱平衡失调

1. 呼吸性酸中毒合并代谢性酸中毒 $PaCO_2$ 上升、正常或轻度下降，pH 明显降低、AB、SB、BB 减少、正常或轻度升高，BE 负值增大。

2. 呼吸性酸中毒合并代谢性碱中毒 $PaCO_2$ 上升，pH 升高、正常或下降，AB 明显增加，并超过预计代偿的限度；急性呼吸性酸中毒时 HCO_3^- 的增加不超过 3 ~ 4mmol/L，BE 正值增大。

3. 呼吸性碱中毒合并代谢性酸中毒 $PaCO_2$ 下降，AB、SB、BB 减少，BE 负值增大，pH 升高或大致正常。

4. 呼吸性碱中毒合并代谢性碱中毒 $PaCO_2$ 下降、正常或轻度升高，pH 明显上升，AB 增加、正常或轻度下降，BE 正值增大。

（三）三重酸碱失衡

1. 呼吸性酸中毒合并高 AG 型代谢性酸中毒和代谢性碱中毒 $PaCO_2$ 升高，AB、SB、Bb 增加，BE 正值加大，[Cl^-] 降低，AG 增高，pH 多下降。

2. 呼吸性碱中毒合并高 AG 型代谢性酸中毒和代谢性碱中毒 $PaCO_2$ 下降，AB、SB、BB 增加，AG 升高，pH 多下降。

三、酸碱平衡失调的判断方法

判断酸碱平衡失调主要依据动脉血气分析中 pH、$PaCO_2$、HCO_3^- 指标的变化及根据 pH、$PaCO_2$ 所制成的酸碱平衡诊断卡和预计代偿公式计算所得出结论，但在判断结论时仍需密切结合临床。

小结速览

肺功能
检查
- 通气功能检查
  - 肺容积：潮气容积、补呼气容积、深吸气量、肺活量、功能残气量、残气量和肺总量
  - 肺通气量：每分钟静息通气量和最大自主通气量
  - 临床应用：通气功能的判断、阻塞性肺气肿的判断、气道阻塞的可逆性判断及药物疗效的判断
- 血气分析和酸碱测定
  - 血气分析的指标：动脉血氧分压、肺泡－动脉血氧分压差、动脉血氧饱和度、混合静脉血氧分压、动脉血氧含量、动脉血二氧化碳分压、pH、标准碳酸氢盐、实际碳酸氢盐和缓冲碱等
  - 酸碱平衡失调的类型及血气特点
    - 单纯酸碱平衡失调：代谢性酸中毒、呼吸性酸中毒、代谢性碱中毒和呼吸性碱中毒
    - 二重酸碱平衡失调：呼吸性酸中毒合并代谢性酸中毒；呼吸性酸中毒合并代谢性碱中毒；呼吸性碱中毒合并代谢性酸中毒；呼吸性碱中毒合并代谢性碱中毒
    - 三重酸碱失衡：呼吸性酸中毒合并高 AG 型代谢性酸中毒和代谢性碱中毒；呼吸性碱中毒合并高 AG 型代谢性酸中毒和代谢性碱中毒

第四章　内　镜　检　查

- ● **重点**　上、下消化道内镜检查的并发症。
- ○ **难点**　上、下消化道内镜检查的内镜表现。
- ★ **考点**　内镜检查的适应证和禁忌证。

第一节　上消化道内镜检查

一、适应证

1. 吞咽困难，胸骨后疼痛、烧灼，上腹部疼痛、不适、饱胀、食欲缺乏等上消化道症状，原因不明者。

2. 不明原因的上消化道出血。

3. X线钡餐检查不能确诊或不能解释的上消化道病变。

4. 需要随访观察的病变，如溃疡病、萎缩性胃炎等。

5. 药物治疗前后对比观察或手术后的随访。

6. 内镜下治疗，如异物取出、止血等。

二、禁忌证

1. 严重心肺疾病，如严重心律失常、心力衰竭、心肌梗死急性期等。

2. 休克、昏迷等危重状态。

3. 神志不清，精神失常，不能合作者。

4. 食管、胃、十二指肠穿孔急性期。

5. 严重咽喉部疾病、腐蚀性食管炎和胃炎、巨大食管憩室、主动脉瘤及严重颈胸段脊柱畸形者。

6. 急性病毒性肝炎或胃肠道传染病一般暂缓检查；慢性乙、丙型肝炎或病原携带者、艾滋病患者应具备特殊的消毒措施。

三、方法

1. 检查前准备

（1）检查前禁食 8 小时。必要时应先洗胃再检查。

（2）阅读胃镜申请单，询问病史，做必要的体检、解释工作，取得患者的合作。

（3）麻醉：检查前 5～10 分钟，吞服 1% 丁卡因胃镜胶（10ml）或 2% 利多卡因喷雾咽部 2～3 次。

（4）镇静剂：过分紧张者可用地西泮肌注或静注，为减少胃蠕动可术前 10 分钟用山莨菪碱、阿托品肌注。

（5）口服去泡剂：可用二甲硅油去除胃十二指肠黏膜表面泡沫，使视野更加清晰。

（6）检查胃镜及配件，内镜室应备有监护设备、氧气及急救药品。

2. 检查方法要点

（1）患者取左侧卧位，双腿屈曲，头垫低枕，使颈部松弛，松开领口及腰带。取下义齿。

（2）口边置弯盘、嘱患者咬紧牙垫，铺上无菌巾或毛巾。

（3）医生左手持胃镜操纵部，右手持先端约 20cm 处，直视下将胃镜经咬口插入咽部，缓缓沿舌背、咽后壁插入食管。嘱患者深呼吸，配合吞咽动作将减少恶心，有助于插镜。注意动作轻柔，避免暴力。勿误入气管。

（4）胃镜先端通过齿状线缓缓插入贲门后，在胃底部略向左、向上可见胃体腔，推进至幽门前区时，伺机进入十二指肠球部，再将先端右旋上翘各 90°，操纵者向右转体 90°，调整胃镜深度，即可见十二指肠降段及乳头部。由此退镜，逐段观察，配合注气及抽吸，可逐一检查十二指肠、胃及食管各段。

（5）对有价值部位可摄像、活检、刷取细胞涂片及抽取胃液检查助诊。

（6）退出胃镜时尽量抽气，防止腹胀。患者应于 2 小时后进温凉流质或半流质饮食。

四、并发症

1. 一般并发症　喉头痉挛、下颌关节脱臼、咽喉部感染、腮腺肿大、食管贲门黏膜撕裂等。

2. 严重并发症　心脏骤停、心肌梗死、心绞痛等，食管、胃肠穿孔，感染，低氧血症，出血。

五、常见上消化道疾病的内镜表现

1. 慢性胃炎

（1）**慢性非萎缩性胃炎**：胃镜下主要表现为红斑（点、片状或条状）、黏膜粗糙不平、出血点/斑、黏膜水肿、渗出等。

（2）**慢性萎缩性胃炎**：胃镜下慢性萎缩性胃炎有两种类型，即单纯萎缩性胃炎和萎缩性胃炎伴增生。前者主要表现为黏膜红白相间，白相为主、血管显露、色泽灰暗、皱襞变平甚至消失；后者主要表现为黏膜呈颗粒状或结节状。

2. 溃疡　可位于食管、胃、十二指肠等部位，内镜下可分为活动期、愈合期、瘢痕期。

3. 肿瘤　胃镜是检查胃癌、食管癌的最佳检查方法，尤对发现早期胃癌更为重要。

（1）进展期胃癌分四型：即包曼 I 型，肿块型或隆起型；

包曼Ⅱ型，溃疡型；包曼Ⅲ型，浸润溃疡型；包曼Ⅳ型，弥漫浸润型。

（2）溃疡型癌主要发生在胃窦，一般较良性溃疡大而不规则，周边不整齐，底部不平，触之质硬，黏膜脆易出血。

第二节　下消化道内镜检查

一、适应证

1. 不明原因的便血、大便习惯改变；有腹痛、腹块、消瘦、贫血等征象或怀疑有结、直肠及末端回肠病变者。

2. 钡剂灌肠或乙状结肠镜检查结肠有狭窄、溃疡、息肉、癌肿、憩室等病变，需进一步确诊者。

3. 转移性腺癌及 CEA、CA199 升高，需寻找原发病灶者。

4. 炎症性肠病的诊断与随访。

5. 结肠癌术前确诊、术后随访、息肉摘除术后随访。

6. 行镜下止血、息肉切除、整复肠套叠和肠扭转，扩张肠狭窄及放置支架解除肠梗阻等治疗。

二、禁忌证

1. 肛门、直肠严重狭窄。

2. 急性重度结肠炎，如急性细菌性痢疾、急性重度溃疡性结肠炎及憩室炎等。

3. 急性弥漫性腹膜炎，腹腔脏器穿孔，多次腹腔手术，腹内广泛粘连及大量腹腔积液者。

4. 妊娠期妇女。

5. 严重心肺功能衰竭，精神失常及昏迷患者。

三、方法

1. 检查前准备 肠道准备是检查成功的前提。

（1）检查前 1 日进流质饮食，当日晨禁食。

（2）肠道清洁，可于检查前 3 小时嘱患者饮主要含氯化钠的平衡电解质液 3000～4000ml。

（3）阅读结肠镜申请单，简要询问病史，做必要的体检，了解检查的适应证，有无禁忌证。做好解释工作。

（4）术前用药，可术前 5～10 分钟肌注阿托品或山莨菪碱，减少肠蠕动。对情绪紧张者可肌注地西泮或哌替啶。

2. 检查方法要点

（1）可双人操作检查，也可单人操作。镜检难度较胃镜为大。

（2）嘱患者穿上带孔洞的检查裤，取左侧卧位，双腿屈曲。

（3）先做直肠指检，了解有无肿瘤、狭窄、痔疮、肛裂等。助手将肠镜先端涂上润滑剂（一般用硅油）后，嘱患者张口呼吸，放松肛门括约肌，以右手示指按压镜头，使镜头滑入肛门，此后按术者指令循腔进镜。

（4）遵照循腔进镜原则，少量注气、适当钩拉、去弯取直、防袢、解袢。助手随时用沾有硅油的纱布润滑镜身，逐段缓慢插入肠镜。

（5）助手按检查要求以适当的手法按压腹部，以减少肠管弯曲及结袢，防止乙状结肠、横结肠结袢。

（6）到达回盲部的标志为内侧壁皱襞夹角处可见圆形或椭圆形漏斗状的阑尾开口，Y 字形（画盘状）的盲尖皱襞及鱼口样的回盲瓣。

（7）退镜时，操纵上下左右旋钮，灵活旋转前端，环视肠壁，适量注气、抽气，逐段仔细观察，注意肠腔大小、肠壁及袋囊情况。

（8）对有价值部位可摄像、取活检及行细胞学等检查助诊。

（9）做息肉切除及止血治疗者，应用抗生素数天，半流食和适当休息 3～4 天。

四、并发症

肠穿孔、肠出血、肠系膜裂伤、心脑血管意外、气体爆炸。

五、结肠疾病的内镜诊断

1. 溃疡性结肠炎患者镜下见黏膜广泛充血、水肿、糜烂或表浅溃疡，表面有脓苔和渗出物，形态多样，并伴炎性息肉形成。

2. Crohn 病患者镜下见跳跃式分布的纵形或匐行性深溃疡，附近常有多发大小不等的炎性息肉，周围黏膜正常或呈鹅卵石样增生，肠壁明显增厚，肠腔明显狭窄。

第三节　纤维支气管镜检查

一、适应证

1. 不明原因咯血。

2. X 线片示块影、肺不张、阻塞性肺炎，疑为肺癌者。

3. X 线片阴性，但痰细胞学阳性的"隐性肺癌"者。

4. 性质不明的弥漫性病变、孤立性结节或肿块，需钳取或针吸肺组织做病理切片或细胞学检查者。

5. 原因不明的肺不张或胸腔积液者。

6. 原因不明的喉返神经麻痹和膈神经麻痹者。

7. 不明原因的干咳或局限性喘鸣者。

8. 吸收缓慢或反复发作性肺炎。

9. 需用双套管吸取或刷取肺深部细支气管的分泌物作病原学培养，以避免口腔污染。

10. 用于治疗：如取支气管异物等。

二、禁忌证

1. 对麻醉药过敏者以及不能配合检查的受检者。

2. 有严重心肺功能不全、严重心律失常、频发心绞痛者。

3. 全身状况极度衰弱不能耐受检查者。

4. 凝血功能严重障碍以致无法控制的出血倾向者。

5. 主动脉瘤有破裂危险者。

6. 新近有上呼吸道感染或高热、哮喘发作、大咯血者需待症状控制后再考虑做纤维支气管镜检查。

三、检查方法

1. 术前准备　术前受检者禁食 4 小时。术前半小时肌内注射阿托品和地西泮。

2. 局部麻醉　常用 2% 利多卡因溶液。

3. 操作步骤

（1）患者一般取平卧位，不能平卧者可取坐位。

（2）经鼻或口腔插入，找到会厌与声门。当声门张开时，将镜快速送入气管，在直视下边向前推进边观察气管内腔，达到隆突后观察隆突形态。

（3）见到两侧主支气管开口后，先进入健侧再进入患侧，依次插入各段支气管，分别观察。

（4）对直视下的可见病变，先活检，再用毛刷刷取涂片或进行支气管灌洗做细胞学或病原学检查。

四、临床应用

1. 协助疾病诊断　肺癌、肺不张、胸片正常的咯血患者、肺部感染性病变、弥漫性肺间质性疾病和胸膜疾病的诊断。

2. 协助疾病的治疗　呼吸衰竭、胸外伤及胸腹手术后并发症等的治疗。

五、并发症

喉痉挛、低氧血症、术中出血、术后出血、气胸和术后发热。

小结速览

内镜检查
├─ 上消化道内镜检查
│　├─ 适应证：上消化道症状，原因不明者；不明原因的上消化道出血等
│　├─ 禁忌证：严重心肺疾病、休克、昏迷等危重状态等
│　└─ 并发症：喉头痉挛、心脏骤停等
├─ 下消化道内镜检查
│　├─ 适应证：不明原因的便血，大便习惯改变等
│　├─ 禁忌证：肛门、直肠严重狭窄；妊娠期等
│　└─ 术前用药：肌注阿托品或山莨菪碱，减少肠蠕动。情绪紧张者可肌注地西泮或哌替啶
└─ 纤维支气管镜检查
　├─ 适应证：不明原因咯血；用于治疗等
　└─ 禁忌证：有严重心肺功能不全、严重心律失常、频发心绞痛者等

第六篇

病历书写

- ● **重点** 门（急）诊病历的内容。
- ○ **难点** 住院病历的内容。
- ★ **考点** 病历书写的基本要求。

第一章 病历书写的基本要求

1. 内容真实，书写及时。

2. 格式规范，项目完整。

3. 表述准确，用词恰当

要运用规范的汉语和汉字书写病历，要使用通用的医学词汇和术语。

4. 字迹工整，签名清晰

病历书写应当使用蓝黑墨水或碳素墨水；各项记录书写结束时应在右下角签全名。

5. 审阅严格，修改规范。

6. 法律意识，尊重权利。

第二章 病历书写格式及内容

第一节 住院病历

住院病历内容包括住院病案首页、入院记录、病程记录、手术同意书、麻醉同意书、输血治疗知情同意书、特殊检查（特殊治疗）同意书、病危（重）通知书、医嘱单、辅助检查报告单、体温单、医学影像检查资料、病理资料等。

一、入院记录的内容和格式

（一）入院记录

内容包括一般项目、主诉、现病史、既往史、系统回顾、个人史、婚育史、女性患者的月经史、家族史、体格检查、专科情况、辅助检查、病历摘要、诊断、初步诊断、医师签名等。

（二）再次或多次入院记录

再次或多次入院记录是指患者因同一种疾病再次或多次住入同一医疗机构时书写的记录。要求及内容基本同入院记录。现病史中要求首先对本次住院前历次有关住院诊疗经过进行小结，然后再书写本次入院的现病史。

（三）24小时内入出院记录或24小时内入院死亡记录

1. 患者入院不足24小时出院的，可书写24小时内入出院记录。内容包括患者姓名、性别、年龄、职业、入院时间、主诉、入院情况、入院诊断、诊疗经过、出院情况、出院诊断、出院医嘱、医师签全名。

2. 患者入院不足 24 小时内死亡的，可写 24 小时内入院死亡记录。内容和 24 小时内入出院记录基本相同，只是将出院诊断项改为死亡原因，死亡诊断。

二、病程记录

病程记录的要求及内容如下。

1. 首次病程记录 是指患者入院后由经治医师或值班医师书写的第一次病程记录，应当在患者入院 8 小时内完成。首次病程记录的内容包括病例特点、拟诊讨论、诊疗计划等。

2. 日常病程记录 是指对患者住院期间诊疗过程的经常性、连续性记录。对病危患者应当根据病情变化随时书写病程记录，每天至少一次，记录时间应当具体到分钟。对病重患者，至少 2 天记录一次病程记录。对病情稳定的患者，至少 3 天记录一次病程记录。

3. 上级医师查房记录 是指上级医师查房时对患者病情、诊断、鉴别诊断、当前治疗措施疗效的分析及下一步诊疗意见的记录。主治医师首次查房记录应当于患者入院 48 小时内完成。

4. 疑难病例讨论记录 是指由科主任或具有副主任医师以上专业技术任职资格的医师主持、召集有关医务人员对确诊困难或疗效不确切病例的讨论的记录。内容包括讨论日期、主持人、参加人员姓名及专业技术职务、具体讨论意见及主持人小结意见等。

5. 交（接）班记录 是指患者经治医师发生变更之际，交班医师和接班医师分别对患者病情及诊疗情况进行简要总结的记录。交班记录应当在交班前由交班医师书写完成；接班记录应当由接班医师于接班后 24 小时内完成。

6. 转科记录 是指患者住院期间需要转科时，经转入科室医师会诊并同意接收后，由转出科室和转入科室医师分别书写的记录。包括转出记录和转入记录。转出记录由转出科室医师在患者转出科室前书写完成（紧急情况除外）；转入记录由转入科室医师于患者转入后24小时内完成。转科记录内容包括入院日期、转出或转入日期、转出、转入科室、患者姓名、性别、年龄、主诉、入院情况、入院诊断、诊疗经过、目前情况、目前诊断、转科目的及注意事项或转入诊疗计划、医师签名等。

7. 阶段小结 是指患者住院时间较长，由经治医师每月所作病情及诊疗情况总结。阶段小结的内容包括入院日期、小结日期、患者姓名、性别、年龄、主诉、入院情况、入院诊断、诊疗经过、目前情况、目前诊断、诊疗计划、医师签名等。

8. 抢救记录 是指患者病情危重，采取抢救措施时所做的记录。内容包括病情变化情况、抢救时间及措施、参加抢救的医务人员姓名及专业技术职称等。记录抢救时间应当具体到分钟。

9. 会议记录（含会诊意见） 是指患者在住院期间需要其他科室或者其他医疗机构协助诊疗时，分别由申请医师和会诊医师书写的记录。会诊记录内容包括会诊意见、会诊医师所在的科别或者医疗机构名称、会诊时间及会诊医师签名等。

10. 术前小结 是指在患者手术前，由经治医师对患者病情所做的总结。内容包括简要病情、术前诊断、手术指征、拟施手术名称和方式、拟施麻醉方式、注意事项等。

11. 术前讨论记录 是指因患者病情较重或手术难度较大，手术前在科主任或具有副主任医师以上专业技术任职资格的医师主持下，对拟施手术方式和术中可能出现的问题及应对措施所做的讨论。讨论内容包括术前准备情况、手术指征、手术方案、可能出现的意外及防范措施、参加讨论者的姓名及专业技术职务、具体讨论意见及主持人小结意见、讨论日期、记录者签名等。

12. 麻醉记录 是指麻醉医师在麻醉实施中书写的麻醉经过及处理措施的记录。麻醉记录应当另页书写，内容包括患者一般情况、麻醉前用药、术前诊断、术中诊断、麻醉方式、麻醉期间用药及处理、手术起止时间、麻醉医师签名等。

13. 手术记录 是指手术者书写的反映手术一般情况、手术经过、术中发现及处理等情况的特殊记录，应当在术后 24 小时内完成。特殊情况下由第一助手书写时，应有手术者签名。手术记录当另页书写，内容包括一般项目（患者姓名、性别、科别、病房、床位号、住院病例号或病案号）、手术日期、术前诊断、术中诊断、手术名称、手术者及助手姓名、麻醉方法、手术经过、术中出现的情况及处理等。

14. 术后（首次）病程记录 是指手术者或第一助手医师在患者术后即时完成的病程记录。内容包括手术时间、术中诊断、麻醉方式、手术方式、手术简要经过、术后处理措施、术后应当特别注意观察的事项等。

15. 出院记录 是指经治医师对患者此次住院期间诊疗情况的总结，应当在患者出院后 24 小时内完成。内容主要包括入院日期、出院日期、入院情况、入院诊断、诊疗经过、出院诊断、出院情况、出院医嘱、医师签名等。

16. 死亡记录 是指经治医师对死亡患者住院期间诊疗和抢救经过的记录，应当在患者死亡后 24 小时内完成。内容包括入院日期、死亡时间、入院情况、入院诊断、诊疗经过（重点记录病情演变、抢救经过）、死亡原因、死亡诊断等。记录死亡时间应当具体到分钟。

17. 死亡病例讨论记录 是指在患者死亡一周内，由科主任或具有副主任医师以上专业技术职务任职资格的医师主持，对死亡病例进行讨论、分析的记录。内容包括讨论日期、主持人及参加人员姓名、专业技术职务、讨论意见等。

三、同意书

1. 手术同意书 手术同意书是指手术前，经治医师向患者告知拟施手术的相关情况，并由患者签署是否同意手术的医学文书。内容包括术前诊断、手术名称、术中或术后可能出现的并发症、手术风险、患者签署意见并签名、经治医师和术者签名等。

2. 特殊检查、特殊治疗同意书 特殊检查、特殊治疗同意书是指在实施特殊检查、特殊治疗前，经治医师向患者告知特殊检查、特殊治疗的相关情况，并由患者签署是否同意检查、治疗的医学文书。内容包括特殊检查、特殊治疗项目名称、目的、可能出现的并发症及风险、患者签名、医师签名等。

四、住院病历中其他记录和文件

1. 病危（重）通知书 是指因患者病情危、重时，由经治医师或值班医师向患者家属告知病情，并由患方签名的医疗文书。内容包括患者姓名、性别、年龄、科别，目前诊断及病情危重情况，患方签名、医师签名并填写日期。一式两份。

2. 医嘱单 是指医师在医疗活动中下达的医学指令。

（1）医嘱单分为长期医嘱单和临时医嘱单。

（2）医嘱不得涂改。需要取消时，应当使用红色墨水标注"取消"字样并签名。

（3）一般情况下，医师不得下达口头医嘱。因抢救急危患者需下达口头医嘱时，护士应当复诵一遍。抢救结束后，医师应当即刻据实补记医嘱。

3. 辅助检查报告单 是指患者住院期间所做各项检验、检查结果的记录。内容包括患者姓名、性别、年龄、住院病历号

（或病案号）、检查项目、检查结果、报告日期、报告人员签名或者印章等。

4. 体温单 体温单为表格式，以护士填写为主。

五、住院病案首页

1. 内容包括患者基本信息、住院过程信息、诊疗信息、费用信息等。

2. 住院病案首页由经治医师于患者出院或死亡后 24 小时内完成。

3. 住院病案首页填写要求客观、真实、及时、规范、完整。

4. 住院病案首页应当使用规范的疾病诊断和手术操作名称。

第二节　门（急）诊病历

1. 门（急）诊病历首页（封面）应设有姓名、性别、出生年月、民族、婚姻、职业、住址、工作单位、药物过敏史、身份证号及门（急）诊病历编号等栏目。

2. 门（急）诊病历记录分为初诊病历记录和复诊病历记录。

（1）初诊病历记录：应当包括就诊时间、科别、主诉、现病史、既往史、阳性体征、必要的阴性体征、辅助检查结果、诊断、治疗处理意见和医师签名等。

（2）复诊病历记录：应当包括就诊时间、科别、主诉、病史、必要的体格检查和辅助检查结果、诊断、治疗处理意见和医师签名等。

第三节　表格式住院病历

　　表格住院病历主要对主诉和现病史以外的内容进行表格化书写，项目内容完整且省时，有利于资料储存和病历的规范化管理。

第三章　电子病历

电子病历系统是指医疗机构内部支持电子病历信息的采集、存储、访问和在线帮助，并围绕提高医疗质量、保障医疗安全、提高医疗效率而提供信息处理和智能化服务功能的计算机信息系统。

小结速览

病历书写
- 病历书写的基本要求
  - 内容真实，书写及时
  - 格式规范，项目完整
  - 表述准确，用词恰当
  - 字迹工整，签名清晰
  - 审阅严格，修改规范
  - 法律意识，尊重权利
- 病历书写格式及内容
  - 住院病历：包括住院病案首页、入院记录、手术同意书、医嘱单等
  - 门（急）诊病历：分为初诊病历记录和复诊病历记录

第七篇

诊断疾病的步骤和临床思维方法

> ● **重点** 诊断基本的步骤。
> ○ **难点** 诊断基本的内容和基本要求。
> ★ **考点** 诊断思维的基本原则。

第一章 诊断疾病的步骤

一、搜集临床资料

1. 病史采集 病史的主体是症状，症状的特点及其发生发展与演变情况，对于形成诊断起重要作用。

2. 体格检查 在病史采集的基础上，对患者进行全面、规范和正确的体格检查，所发现的阳性体征和阴性表现，都可以成为诊断疾病的重要依据。

3. 实验室及辅助检查 在选择检查时应考虑：①检查的意义；②检查的时机；③检查的敏感性、准确性和特异性；④安全性；⑤成本与效果分析等。

二、分析、综合、评价资料

对病史、体格检查、实验室检查和辅助检查所获得的各种临床资料进行综合分析和评价，是非常重要但又是常被忽视的一个环节。一两次阳性或阴性结果有可能不足以证实或排除疾病的存在。

在利用检查结果时必须考虑：①假阴性和假阳性问题；②准确性，误差大小；③稳定性，有无影响检查结果的因素；④真实性，结果与其他临床资料是否相符，如何解释等。

三、提出初步诊断

在对各种临床资料进行分析、评价和综合以后，结合医生掌握的医学知识和临床经验，将可能性较大的疾病排列出来，做出诊断假设。初步诊断只能为疾病进行必要的治疗提供依据，为验证和修正诊断奠定基础。

四、验证和修正诊断

提出初步诊断之后给予必要的治疗；客观细致的病情观察；某些检查项目的复查以及选择一些必要的特殊检查等，都将为验证诊断或修正诊断提供可靠依据。

第二章 临床思维方法

一、临床思维的两大要素及应注意的问题

1. 临床思维的两大要素 临床实践和科学思维。

2. 诊断思维中应注意的问题 现象与本质、主要与次要、局部与整体和典型与不典型。

二、临床思维的基本方法

1. 推理 医师获取临床资料或诊断信息之后到形成结论的中间思维过程。

（1）演绎推理：从一般性原理即带有共性或普遍性的原理出发，推论出对个别事物的认识，得出新结论的思维方法。

（2）归纳推理：从个别性或特殊的临床资料推导出一般性或普遍性结论的推理。

（3）类比推理：根据两个或两个以上疾病在临床表现上有某些相同或相似，而其中一个或两个疾病还有另外某些表现或病理改变，由此而推出其诊断的推理方法。

2. 横向列举 根据疾病临床表现应考虑哪些可能，逐一列举，再进一步根据其他临床特征包括实验室检验结果，逐渐查找其诊断依据或选择实验检查或其他检查，逐步将思维导航到正确的方向，或者逐步缩小诊断范围，最后得到最可能的诊断、次可能的诊断，或还有更次的可能诊断。

3. 模式识别 临床医生见到经长期临床实践反复验证的某些"典型描述"、特定的"症状组合"，可以帮助医生迅速建立起初步诊断。

三、诊断思维的基本原则

1. 首先考虑常见病、多发病。
2. 首先考虑器质性疾病的存在。
3. 首先考虑可治性疾病的诊断。
4. 应考虑当地流行和发生的传染病与地方病。
5. 尽可能以一种疾病去解释多种临床表现。
6. 实事求是原则。
7. 以患者为整体的原则。

四、循证医学在临床诊断思维中的应用

循证医学的核心思想是将临床证据、医师经验与患者意愿三者相结合来制订医疗决策，包括诊断方法和治疗方案。

五、临床诊断思维的特点与常见诊断失误的原因

1. 临床诊断思维的特点

（1）对象的复杂性。

（2）时间的紧迫性。

（3）资料的不完备性。

（4）诊断的概然性。

（5）诊断的动态性。

2. 常见诊断失误的原因

（1）病史资料不完整、不确切。

（2）观察不细致或检查结果误差较大。

（3）医学知识不足，缺乏临床经验。

（4）其他如病情表现不典型，诊断条件不具备以及复杂的社会原因等。

第三章　临床诊断的内容

一、诊断的内容与格式

1. 诊断内容包括

（1）<u>病因诊断</u>。

（2）<u>病理解剖诊断</u>。

（3）<u>病理生理诊断</u>。

（4）<u>疾病的分型与分期</u>。

（5）<u>并发症的诊断</u>。

（6）<u>伴发疾病诊断</u>。

（7）<u>症状或体征原因待诊诊断</u>。
<u>诊断之后要有医生签名，以示负责</u>。

2. 临床综合诊断内容和格式举例　风湿性心瓣膜病（病因诊断）；主动脉瓣关闭不全（病理形态诊断）；左心功能不全，心功能Ⅲ级（病理生理诊断）；亚急性感染性心内膜炎（并发症）；肠蛔虫症（伴发疾病）。

二、诊断书写要求

1. 疾病诊断名称的书写要符合国际疾病分类的基本原则。

2. 如初步诊断为多项时，应当主次分明　一般是主要的、急性的、原发的、本科的疾病写在前面；次要的、慢性的、继发的、他科的疾病写在后面。

3. 病案首页选择好第一诊断。

4. 不要遗漏那些不常见的疾病和其他疾病的诊断。

小结速览

诊断疾病的步骤和临床思维方法
- 诊断疾病的步骤
  - 搜集临床资料
  - 分析、综合、评价资料
  - 提出初步诊断
  - 验证和修正诊断
- 临床思维方法
  - 临床思维的基本方法：推理、横向列举、模式识别等
  - 诊断思维的基本原则
    - 首先考虑常见病、多发病
    - 首先考虑器质性疾病的存在
    - 首先考虑可治性疾病的诊断
    - 应考虑当地流行和发生的传染病与地方病
    - 尽可能以一种疾病去解释多种临床表现
    - 实事求是原则
    - 以患者为整体的原则
- 临床诊断
  - 诊断内容：病因、病理解剖、病理生理、疾病的分型与分期、并发症、伴发疾病等
  - 书写要求：主要的、急性的、原发的、本科的疾病写在前面

临床常用诊断技术

第八篇

● **重点**　腰椎穿刺术的进针深度。

○ **难点**　临床常用诊断技术操作中的注意要点。

★ **考点**　PPD 皮肤试验判断标准。

第一章　导　尿　术

1. 术前准备　治疗盘，皮肤黏膜消毒液，导尿包，保留导尿时必须备有输液管夹、胶布、外接盛尿塑料袋。

2. 清洁外阴部　患者仰卧，两腿屈膝外展，臀下垫油布或塑料布。患者先用肥皂液清洗外阴，男患者翻开包皮清洗。

3. 消毒尿道口

（1）女性由内向外、自上而下消毒外阴，每个棉球只用一次，然后外阴部盖无菌孔巾。

（2）男性用消毒液自尿道口向外消毒阴茎前部，然后用无菌巾裹住阴茎，露出尿道口。

4. 插入导尿管

（1）以左手拇、示二指挟持阴茎，用黏膜消毒剂，自尿道口向外旋转擦拭消毒数次。女性则分开小阴唇露出尿道口，再次用新洁尔灭棉球，自上而下消毒尿道口与小阴唇。

（2）将男性阴茎提起使其与腹壁成钝角，右手将涂有无菌润滑油的导尿管慢慢插入尿道，导尿管外端用止血钳夹闭，将其开口置于消毒弯盘中，男性进入 15～20cm。女性则分开小阴唇后从尿道口插入 6～8cm，松开止血钳，尿液即可流出。

（3）需做细菌培养或做尿液镜检者，留取中段尿于无菌试管中送检。

5. 拔出导尿管　将导尿管夹闭后再徐徐拔出。

第二章 胸膜腔穿刺术和经皮 胸膜、肺穿刺活体组织检查术

第一节 胸膜腔穿刺术

1. 患者取坐位面向背椅，两前臂置于椅背上，前额伏于前臂上。

2. 穿刺点应选择在胸部叩诊实音（或鼓音）最明显部位进行穿刺。抽取胸腔积液时常选择肩胛线或腋后线第7、8肋间隙。

3. 将胸穿针与注射器连接，并关闭两者之间的开关，保证闭合紧密不漏气。术者以左手示指与中指固定穿刺部位皮肤，右手持穿刺针沿麻醉处缓缓刺入，当针锋抵抗感突然消失时，打开开关使其与胸腔相通，进行抽吸。助手用止血钳（或胸穿包的备用钳）协助固定穿刺针，以防刺入过深损伤肺组织。注射器抽满后，关闭开关排出液体至引流袋内，记录抽液（气）量。

第二节 经皮胸膜、肺穿刺活体组织检查术

一、胸膜活检

1. 麻醉满意后换用胸膜活检针进行穿刺。

2. 用 Cope 针于穿刺点将套针与穿刺针同时刺入胸壁，抵达胸膜腔后拔出针芯，先抽胸腔积液，然后将套针后退至胸膜

壁层，即刚好未见胸腔积液流出处，固定位置不动。

3. 将钝头钩针插入套管并向内推进达到壁层胸膜，调整钩针方向，使其切口朝下，针体与肋骨成 30°；左手固定套管针，右手旋转钩针后向外拉，即可切下小块胸膜壁层组织。

4. 重复切取 3 - 4 次。将切取组织放入 10% 甲醛固定送检。

5. 活检完毕后，拔除套管针，迅速用无菌纱布压迫穿刺部位，用弹力胶布固定，一般不必缝合切口。

二、肺活检

1. 术前根据胸部 CT 扫描确定肺内病变位置，选择距离肺内病灶最短并避开骨骼的胸壁部位为穿刺点予以标记。

2. 术时通常采用仰卧位或俯卧位，尽量避免斜位或侧卧位。

3. 常规消毒，用 2% 利多卡因 5ml 做局部浸润麻醉。

4. 将带针芯的穿刺针在 X 线透视下或在 B 超或用 CT 引导下向病灶部位穿刺，先进入胸壁，当要越过胸膜时，嘱患者屏气，迅速将穿刺针穿过胸膜刺入肺实质。

5. 在影像引导下，确定针已达病变部位，移去针芯，接上 50ml 空针筒，在持续负压抽吸下将针头在病灶内来回戳刺 2 ~ 3 次。

6. 拔针后即刻将穿刺物涂片、固定、染色进行细胞学检查，或送培养做病原体检查。

7. 术后应做胸部透视或 CT 扫描观察，若无气胸，则在术后 4 ~ 24 小时做胸部透视一次。

第三章　心包腔穿刺术

1. 患者取坐位或半卧位，以清洁布巾盖住面部。

2. 仔细叩出心浊音界，选好穿刺点。通常采用的穿刺点为剑突与左肋弓缘夹角处或心尖部内侧。

3. 常规消毒局部皮肤，术者及助手均戴无菌手套、铺洞巾。根据选择的穿刺点和穿刺方向，自皮肤至心包壁层以 2% 利多卡因做逐层局部麻醉。

4. 术者持穿刺针穿刺。一般选择剑突下穿刺点，进针时应使针体与腹壁成 30°~40°，向上、向后并稍向左刺入心包腔后下部。

5. 术者确认穿刺针进入心包腔后，助手立即用血管钳夹住针体并固定其深度，并沿穿刺针腔送入导丝，退出穿刺针，尖刀稍微切开穿刺点皮肤。沿导丝置入扩张管，捻转前进，扩张穿刺部位皮肤及皮下组织后，退出扩张管。沿导丝置入引流管，退出导丝，根据引流效果，适当调整引流管角度及深度，以保证引流通畅。

第四章　腹膜腔穿刺术

1. 术前行腹部体格检查，叩诊移动性浊音，确认有腹腔积液。

2. 平卧、半卧、稍左侧卧位或扶患者坐在靠椅上。

3. 结合腹部叩诊浊音最明显区域和超声探查结果选择适宜穿刺点，一般常选于左下腹部脐与左髂前上棘连线中外 1/3 交点处。

4. 将穿刺部位常规消毒，消毒 2 次，范围为以穿刺点为中心直径 15cm，第二次的消毒范围不要超越第一次的范围。戴无菌手套，铺消毒洞巾。

5. 自皮肤至腹膜壁层用 2% 利多卡因逐层做局部浸润麻醉。

6. 医生左手固定穿刺处皮肤，右手持针经麻醉处逐步刺入腹壁，待感到针尖抵抗感突然消失时，表示针尖已穿过腹膜壁层，即可抽取和引流腹腔积液，助手用消毒血管钳固定针头，并夹持橡皮管，用输液夹子调整放液速度，将腹腔积液引流入容器中计量或送检。

第五章　肝脏穿刺活体组织检查术及肝脏穿刺抽脓术

第一节　肝脏穿刺活体组织检查术

1. 术前应先行血小板计数、出血时间、凝血酶原时间测定，如有异常，应肌注维生素 K_1 10mg，每日 1 次，3 天后复查，如仍不正常，不应强行穿刺。

2. 穿刺时，常取仰卧位，患者身体右侧靠床沿，并将右臂上举于脑后，左背垫一薄枕。

3. 穿刺点一般取右侧腋前线第 8、9 肋间，腋中线第 9、10 肋间肝实音处穿刺。疑诊肝肿瘤者，宜选较突出的结节处，再用超声定位下穿刺。

4. 用 2% 碘酊常规消毒局部皮肤，铺巾，用 0.5% 利多卡因进行局部浸润麻醉。

5. 备好肝脏快速穿刺针（针长 7.0cm，针径 1.2mm 或 1.6mm），针内装有长 2～3cm 实心带小针帽的钢针芯活塞。将穿刺针连接于 10ml 注射器，吸入无菌生理盐水 3～5ml。

6. 医生先用皮肤穿刺锥在穿刺点皮肤上刺孔，再持穿刺针由此孔进入，并沿肋骨上缘与胸壁垂直方向刺入 0.5～1.0cm，然后将注射器内生理盐水推出 0.5～1.0ml，以冲出针内可能存留的皮肤与皮下组织，防止针头堵塞。

7. 在穿入肝脏前，将注射器抽成 5～6ml 空气负压，并嘱患者于深呼气末屏气。在患者屏气同时，医生双手持针按超声所定方向和深度将穿刺针迅速刺入肝内并立即拔出（1 秒左右完成），深度不超过 6.0cm。

8. 拔针后盖上无菌纱布，立即用手按压创面 5 ~ 10 分钟，待无出血后用 2% 碘酊消毒，无菌纱布覆盖，再以胶布固定，用小沙袋压迫，并以多头腹带束紧。

9. 推动注射器用生理盐水从针内冲出肝组织条于弯盘中，用针尖挑出肝组织置于 4% 甲醛小瓶中固定送病理检查。

10. 穿刺后每隔 15 ~ 30 分钟测呼吸、血压、脉搏一次，连续观察 4 小时，无出血可去除沙袋，再每隔 1 ~ 2 小时测呼吸、血压、脉搏一次，观察 4 小时，卧床休息 24 小时。

第二节　肝脏穿刺抽脓术

1. 术前准备同肝脏穿刺活体组织检查术。

2. 穿刺部位同前。如有明显压痛点，可在压痛点明显处穿刺。

3. 常规消毒局部皮肤，铺无菌洞巾，局部浸润麻醉要深达肝包膜。

4. 先将连接肝穿刺针的橡皮管夹住，然后将穿刺针刺入皮肤，嘱患者在深呼气末屏气，迅速将针头刺入肝内并继续徐徐前进，如有抵抗感突然消失提示穿刺针已进入脓腔。

5. 将 50ml 注射器接于穿刺针尾的橡皮管上，松开钳夹的橡皮管进行抽吸。当注射器抽满脓液时，应先钳夹橡皮管，再拔下注射器，排出脓液，再将空注射器与橡皮管连接，再松开钳夹的橡皮管进行抽脓。

第六章　肾穿刺活体组织检查术

1. 超声探头应提前用 75% 医用酒精消毒。

2. 患者一般取俯卧位（移植肾穿刺取仰卧位），腹部肾区相应位置垫 10~16cm 长布垫。

3. 常规消毒局部皮肤，术者戴无菌手套。铺无菌洞巾，2% 利多卡因做穿刺点局部麻醉。

4. 超声选择好穿刺的肾脏和进针点，并测量皮肤表面至肾包膜表面的距离。

5. 在 B 超引导下缓慢进针，当看到针尖部分已经快要接触到肾包膜表面时，嘱患者在呼吸的配合下穿刺取材。

6. 穿刺取出的组织最好先在显微镜下观察判断有无肾小球。一般来讲，Tru-Cut 穿刺针能允许的穿刺次数不超过 6 次。切忌一侧肾脏取材不满意后立即改穿另一侧肾脏。

7. 穿刺完毕，局部加压、消毒包扎并仰卧休息。

第七章 骨髓穿刺术及骨髓活体组织检查术

一、骨髓穿刺术

1. 操作者左手拇指和示指固定穿刺部位，右手持骨髓穿刺针与骨面垂直刺入，若为胸骨穿刺则应与骨面成30°~40°刺入。当穿刺针针尖接触骨质后，沿穿刺针的针体长轴左右旋转穿刺针，并向前推进，缓缓刺入骨质。

2. 髂骨穿刺约1.5cm，胸骨穿刺约1.0cm。

3. 抽取骨髓液后涂片，进行加压固定。

二、骨髓活组织检查术

1. 骨髓活组织检查多选择髂前上棘或髂后上棘。

2. 采用髂前上棘检查时，患者取仰卧位；采用髂后上棘检查时，患者取侧卧位。

3. 常规消毒局部皮肤，操作者戴无菌手套，铺无菌洞巾，然后行皮肤、皮下和骨膜麻醉。

4. 将骨髓活组织检查穿刺针的针管套在手柄上。操作者左手拇指和示指将穿刺部位皮肤压紧固定，右手持穿刺针手柄以顺时针方向进针至骨质一定的深度后，拔出针芯，在针座后端连接上接柱（接柱可为1.5cm或2.0cm），再插入针芯，继续按顺时针方向进针，其深度达1.0cm左右，再转动针管360°，针管前端的沟槽即可将骨髓组织离断。

5. 按顺时针方向退出穿刺针，取出骨髓组织，立即置于95%酒精或10%甲醛中固定，并及时送检。

6. 以2%碘酊棉球涂布轻压穿刺部位后，再用干棉球压迫创口，敷以消毒纱布并固定。

第八章　淋巴结穿刺术及淋巴结活体组织检查术

一、淋巴结穿刺术

操作者以左手拇指和示指固定淋巴结，右手持 10ml 干燥注射器（针头为 18～19 号），沿淋巴结长轴刺入淋巴结内（刺入的深度因淋巴结的大小而定），然后边拔针边用力抽吸，利用负压吸出淋巴结内的液体和细胞成分。

二、淋巴结活组织检查术

1. 一般选择明显肿大且操作方便的淋巴结。

2. 常规消毒局部皮肤，操作者戴无菌手套，铺无菌洞巾，然后做局部麻醉。

3. 常规方法摘取淋巴结。

4. 摘取淋巴结后，立即置于 10% 甲醛或 95% 酒精中固定，并及时送检。

5. 根据切口大小适当缝合数针后，以 2% 碘酊棉球消毒后，敷以无菌纱布，并用胶布固定。

第九章　腰椎穿刺术

1. 患者侧卧于硬板床上，背部与床面垂直，头部尽量向前胸屈曲，两手抱膝紧贴腹部，使躯干尽可能弯曲呈弓形。

2. 确定穿刺点，通常以双侧髂嵴最高点连线与后正中线的交会处为穿刺点，相当于 3~4 腰椎棘突间隙。

3. 常规消毒皮肤后戴无菌手套、盖洞巾，用 2% 利多卡因局部麻醉。

4. 成人进针深度 4~6cm，儿童 2~4cm。当针头穿过韧带与硬脑膜时，有阻力突然消失落空感。此时可将针芯慢慢抽出，可见脑脊液流出。

5. 放液前先接上测压管测量压力。

6. 撤去测压管，收集脑脊液 2~5ml 送检；如需做培养时，应用无菌试管留标本。

7. 术毕，将针芯插入后一起拔出穿刺针，覆盖消毒纱布，用胶布固定。

8. 去枕平卧 4~6 小时，以免引起术后低颅压头痛。

第十章 中心静脉压测定

1. 患者仰卧，选好静脉插管部位，常规消毒皮肤，铺无菌洞巾。

2. 局部麻醉，通常用2%利多卡因进行局部浸润麻醉。

3. 静脉插管方法：右侧颈内静脉穿刺插管法、右侧颈外静脉穿刺插管法、锁骨下静脉穿刺插管法、大隐静脉插管法。

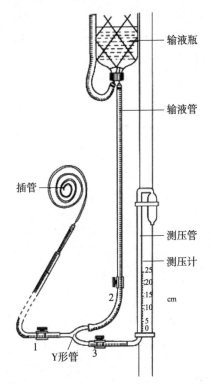

4. 测压 将测压计的零点调到右心房水平，如体位有变动则随时调整。操作时先把 1 处夹子扭紧，2、3 处夹子放松，使输液瓶内液体充满测压管到高于预计的静脉压之上。再把 2 处夹子扭紧，放松 1 处夹子，使测压管与静脉导管相通，则测压管内的液体迅速下降，到一定水平不再下降时，观察液面在量尺上的相应刻度数，即为 CVP 的高度。

第十一章 眼底检查法

1. <u>检查宜在暗室中进行</u>，患者多取坐位，检查者一般取站立位。

2. 正式检查眼底前，先用透照法检查眼的屈光间质是否浑浊。

3. 检查眼底 嘱患者向正前方直视，一手握持检眼镜，另一手放置在患者头部前面，并用拇指轻轻地固定被检眼的上睑。检查时先查视乳头，再按视网膜动、静脉分支，分别检查各象限，最后检查黄斑部。

第十二章 PPD 皮肤试验

1. 以结核菌素纯蛋白衍生物 0.1ml（5U）于左或右前臂内侧行皮内注射。

2. 于皮试后 48~72 小时测量和记录皮试处周围皮肤红晕、硬结反应面积。

3. 我国规定以皮肤硬结作为皮肤局部反应的判断标准 硬结直径≤5mm 为阴性/（-），5~9mm 为一般阳性/（+），10~19mm 为中度阳性/（++），≥20mm 或虽不足 20mm，但有水疱、坏死、淋巴管炎和双圈反应为强阳性/（+++）。

小结速览

临床常用诊断技术

- 导尿术
  - 女性由内向外、自上而下消毒外阴
  - 插入导尿管：男性进入 15～20cm；女性从尿道口插入 6～8cm

- 胸膜腔穿刺术
  - 患者取坐位面向背椅
  - 抽取胸腔积液时常选择肩胛线或腋后线第7、8 肋间隙

- 心包腔穿刺术：一般选择剑突下穿刺点

- 肝脏穿刺活检
  - 拔针后，用小沙袋压迫，并以多头腹带束紧
  - 置于 4% 甲醛小瓶中固定送病理检查

- 骨髓活检
  - 采用髂前上棘检查时，患者取仰卧位；采用髂后上棘检查时，患者取侧卧位
  - 置于 95% 酒精或 10% 甲醛中固定，并及时送检

- 腰椎穿刺术
  - 成人进针深度 4～6cm，儿童 2～4cm
  - 去枕平卧 4～6 小时，以免引起术后低颅压头痛

- PPD 皮肤试验
  - 硬结直径≤5mm 为阴性
  - 5～9mm 为一般阳性
  - 10～19mm 为中度阳性
  - ≥20mm 或虽不足 20mm，但有水疱、坏死、淋巴管炎和双圈反应为强阳性